Thomas H. Ogden

Frühe Formen
des Erlebens

Zweite Auflage

Übersetzt von
Horst Friessner
und Eva.-M. Wolfram

SpringerWienNewYork

Thomas H. Ogden, M. D.
San Francisco, CA, USA

Titel der amerikanischen Originalausgabe:
„The Primitive Edge of Experience"
Copyright © 1989 by Thomas H. Ogden, M. D.
by arrangement with Mark Paterson and
Jason Aronson Inc.

Das Werk ist urheberrechtlich geschützt.
Die dadurch begründeten Rechte, insbesondere die der Übersetzung, des Nachdruckes,
der Entnahme von Abbildungen, der Funksendung, der Wiedergabe auf
photomechanischem oder ähnlichem Wege und der Speicherung in
Datenverarbeitungsanlagen, bleiben,
auch bei nur auszugsweiser Verwertung, vorbehalten.

© 1995, 2000 Springer-Verlag/Wien
Printed in Austria

Umschlagbild: Peter Pongratz, „Versteckspiel 1995",
Reproduktion mit freundlicher Genehmigung

Datenkonvertierung:
Vogel Medien GmbH, A-2100 Korneuburg

Druck und Bindearbeit:
Manz Crossmedia, A-1051 Wien

Gedruckt auf säurefreiem, chlorfrei gebleichtem Papier – TCF

SPIN: 10778752

Ein Titeldatensatz dieser Publikation ist bei
Der Deutschen Bibliothek erhältlich

ISBN 3-211-83551-2 Springer-Verlag Wien New York
ISBN 3-211-82679-3 1. Aufl. Springer-Verlag Wien New York

*Meinen Söhnen
Pete und Ben
in Liebe gewidmet*

Geleitwort

Es ist erfreulich, daß dieses so wichtige Buch eines im englischen Sprachraum sehr bekannten Autors nun auch ins Deutsche übersetzt wurde. Ogden beschäftigt sich darin mit vielen grundlegenden Aspekten der menschlichen Erfahrung, des menschlichen Erlebens und der menschlichen Entwicklung. Ich möchte hier nur kurz auf jene Aspekte eingehen, die entscheidend dazu beigetragen haben, den analytischen Prozeß von einer neuen erweiterten Perspektive aus zu betrachten. Ogden hat dadurch zu einer Bereicherung der klinisch-therapeutischen Arbeit, ganz besonders im Umgang mit jenen Patienten beigetragen, die an Borderline-Störungen oder an Psychosen leiden. Gedanken, die auf Klein, Bion, Winnicott, Bick und Tustin zurückgehen, werden dadurch in einer neuen Form integriert.

Eine seiner entscheidenden Erweiterungen besteht darin, daß er der paranoid-schizoiden Position und der depressiven Position eine weitere vorangestellt hat, nämlich jene der „autistisch-berührenden".

Er unterscheidet drei Strukturen von Erfahrung, die in einer Entwicklungssequenz aufeinander aufbauen. Dabei folgen die Erfahrungsstrukturen nicht nur ontogenetisch aufeinander, sondern die eine benötigt die andere, um auf ihr aufzubauen. Der früheste Erfahrungsmodus ist die autistisch-berührende Position. Sie bildet die Basis für vorsymbolische Erfahrungen. Man fühlt, was sich an der Oberfläche der Haut abspielt, erlebt den Unterschied zwischen Begrenzungen und ihrer Auflösung. Berührt wird man nicht nur durch Vorgänge im Raum, sondern auch in der Zeit: man bekommt ein Gefühl für rhythmische Vorgänge, gehalten und gewiegt, gestillt werden, für Worte und Klänge. Dabei ordnen sich die Vorgänge zu Regelmäßigkeiten, die einem das Gefühl von Kontinuität geben. Der Verlust des Gefühls für die Grenzen des eigenen Körpers und der Zusammenbruch der Kontinuität des Weiterexistierens führen zur Panik sich aufzulösen, die in der klinischen Arbeit mit Patienten häufig zu sehen ist. Auf die autistisch-berührende folgt die paranoid-schizoide Position. Wir inszenieren Beziehungen zu anderen, stellen sie dar als Quellen von Lust oder Leid, Bedrohung oder Schutz. Aber in dieser Position haben wir noch ein unreflektiertes Verhältnis zu Objekten. Wir fassen sie wie Gegenstände auf, die einerseits in ihrer Materialität feststehen, die man andererseits auf verschiedene Weise manipulieren kann. Man muß sich Gedanken wörtlich aus dem Kopf schlagen, um sie los zu werden. Wir deponieren negative Erfahrungen bei anderen, entleeren uns von ihnen auf diese Weise. Wir spalten Beziehungen in gute und schlechte, so daß wir jeweils nur mit einem Bezug zu anderen konfrontiert werden. Ogden zeigt durch klinische Vignetten, wie die Perspektive auf andere in der Spaltung oszilliert, ohne daß diese Sprünge reflektiert werden. Die jeweils zuletzt eingenommene Position wird als die einzige Wahrheit angenommen. Auf Ambivalenzen, daß man jemanden zugleich haßt und liebt, reagieren Individuen in dieser Position mit Panik. Spaltung und magische Manipulation mit Gedanken, die wie Gegenstände behandelt werden, sind ein Versuch sich von negativen Gedanken zu befreien. Dagegen können wir in der darauf aufbauenden Erfahrungsstruktur, der depressiven Position, Ambivalenzen aushalten. Wir lernen uns und andere als Menschen mit vielen Seiten kennen, die aus unterschiedlichen Perspektiven betrachtet werden können. Die Perspektiven werden nicht mehr als wie Gegenstände gegeben betrachtet, sondern als subjektiv hervorgebracht. Man weiß um ihre bloß relative Gültigkeit, ihre Einseitigkeit und die Möglichkeit, die Dinge auch anders sehen zu können. In der depressiven Position wird Lebensgeschichte nicht nur gemacht, sondern erzählt, umgeschrieben und erweitert. Zwischen uns und anderen ist Raum, einander zu verstehen und uns aufeinander im Kontext einer gemeinsamen Geschichte zu beziehen. Das ermöglicht ein Verstehen von Schuld aber auch von Wiedergutmachung und Versöhnung.

In dieser Darstellung könnte fälschlicherweise der Eindruck einer Fortschrittsgeschichte entstehen. Eine primitivere Stufe von Erfahrungsstruktur wird durch eine neue ersetzt. Aber dies ist nicht das Bild, das Ogden zeichnet. Für ihn ist die primitivere Stufe nicht nur ein Trittbrett, um zu einer höheren zu gelangen, sondern sie ist wie das Fundament eines Hauses, dessen höhere Regionen, wenn man es abreißt, zusammenfallen würden. Die psychologische Basis für ein gelingendes Leben ist nicht nur die Erhaltung der verschiedenen Erfahrungsmodi, sondern auch ihre Koordination. Erst das massive Überwiegen einer einzigen Position führt zu einem pathologischen Erscheinungsbild. Daß die vorsymbolische Ebene nicht einfach überwunden werden darf, wenn man nicht Sinnlichkeit im weiten Sinne opfern möchte, versteht sich von selbst. Aber Ogden zeigt auch gegen die kleinianische Tradition, daß auch die paranoid-schizoide Position nicht überwunden werden darf, birgt sie doch die Chance, starke Gefühle zu erleben und Erfahrungen zu machen, die überraschend sind. Die Fähigkeit, das eigene Selbstverständnis durch solche Erfahrungen in Frage zu stellen und diese zu integrieren (depressive Position), macht aus Spaltungen lebensgeschichtliche Lernprozesse.

Ogden gelingt es, komplexe psychische Prozesse interessant zu systematisieren und erfahrungsnah darzustellen. Niemals verliert er den Bezug zu klinischen Erfahrungen. Das Leiden am Zerbrechen von Strukturen und die Arbeit an ihrer (Wieder)Herstellung sind der Ausgangspunkt für seine originellen theoretischen Gedanken. Diese entfernen den Leser nicht von der Ebene der Phänomene, sondern helfen, sie besser zu verstehen.

Ich kenne Thomas Ogden seit vielen Jahren, in denen ich das Glück und die Chance hatte, mit ihm über meine klinischen Erfahrungen zu sprechen und in diesem Kontext auch über theoretische Aspekte zu diskutieren. Vor allem seine so neugierige und offene Art zuzuhören, haben mich tief beeindruckt. Es war so, als ob er immer wieder etwas Neues entdeckt oder eine neue Perspektive in den Raum stellte, die sich für den Fortgang der Therapie als fruchtbar und entscheidend erwies. Dafür bin ich ihm ebenso dankbar, wie dafür, daß er Bücher schreibt, die sowohl theoretisch als auch klinisch für alle jene, die mit Patienten arbeiten, von größter Relevanz sind.

Dr. Catherine Schmidt-Löw-Beer
Universitätsklinik für Tiefenpsychologie und Psychotherapie
Universität Wien

Inhaltsverzeichnis

1. **Einleitung** 1

2. **Die Struktur der Erfahrung** 9
   Erleben im depressiven Modus 11
   Erleben im paranoid-schizoiden Modus 18
   Der autistisch-berührende Modus der Erfahrungsbildung 30

3. **Die autistisch-berührende Position** 49
   Die primitive Organisation der Erfahrung 51
   Das Wesen empfindungsdominierter Erfahrung 54
   Autistisch-berührende Erfahrung und pathologischer Autismus ... 61
   Das Wesen der Angst im autistisch-berührenden Modus 70
   Abwehrmechanismen im autistisch-berührenden Modus 72
   Internalisierung in der autistisch-berührenden Position 76
   Angst im autistisch-berührenden Modus und die bindende Kraft
      von Symbolen 80

4. **Die schizoide Position** 85
   Schizoide Phänomene 86
   Die Beiträge von Winnicott und Guntrip 89
      Winnicott 90
      Guntrip 91
   Veranschaulichung durch ein Beispiel aus der klinischen Praxis:
      Wenn im Wald ein Baum umstürzt 93

5. Die ödipale Übergangsbeziehung in der Entwicklung der Frau 111

Der ödipale Roman der Frau 112
Der entwicklungsmäßige Zusammenhang 117
Die Übergangsbeziehung 119
Psychopathologie und die ödipale Übergangsbeziehung 124
Eine Neueinschätzung der Freudschen Darstellung
des ödipalen Romans der Frau 132
Implikationen bei Übertragung und Gegenübertragung 135
Implikationen für die Entwicklung der Geschlechtsidentität 139

6. Die Schwelle des männlichen Ödipuskomplexes 143

Die Perspektive Freuds 145
Skylla und Charybdis an der Schwelle des männlichen
Ödipuskomplexes 148
Die Organisation von sexueller Bedeutung 150
Beziehungen zum ödipalen Übergangsobjekt 154
Klinische Illustration 157
Die Abwesenheit eines Dritten 167

7. Das psychoanalytische Erstgespräch 171

Die Schaffung analytischer Bedeutung 172
Die Aufrechterhaltung psychischer Spannung
im Rahmen des analytischen Gesprächs 177
Umschriebene Warnung (Cautionary Tales) 183
Die zeitliche Abstimmung von Übertragungsinterpretationen 187
Der analytische Raum 190
Ängstliches Fragen 192
Das Entstehen einer Geschichte 194
Abschließende Bemerkungen 196

8. Verkennung und die Angst vor dem Nicht-Wissen 199

Einige Anmerkungen zur Theorie 200
Eine Entwicklungsperspektive 205
Die Strukturalisierung der Verkennung 207
Affektverkennung: Eine klinische Illustration 214
Verkennung als Dimension von Eßstörungen 217
Psychischer Wandel im Bereich von Erkennen und Verkennen 219

Literaturverzeichnis 227

Index 237

Copyrightvermerk (der amerikanischen Originalausgabe) 245

1
Einleitung

Dieses Buch ist durch den Prozeß des Niederschreibens Teil des *Gegebenen* geworden. Aufgabe der Leser (und des Autors) wird es nun sein, rezipierend die Arbeit zu Ende zu führen. Das Buch selbst ist statisch, unveränderlich. Sein Potential liegt in den Möglichkeiten, die es für den Leser bereithält, interpretierend das Gegebene, von dem es nun selbst ein Teil ist, in neuer, fruchtbringenderer Weise zu bewältigen.

Als Analytiker versuchen wir den Analysanden bei seinem Bemühen zu unterstützen, von den Formen organisierter Erfahrung freizukommen, das heißt von seiner bewußten und unbewußten Selbst-„Kenntnis", die ihn gefangenhält und ihn daran hindert, die Erfahrung seines Nichtwissens zu tolerieren, um so ein anderes Selbstverständnis zu ermöglichen. Wenn wir neue Wege zum Verstehen freilegen, kann das nicht nur das Selbstverständnis fördern, sondern – was nicht weniger wichtig ist – auch eine größere Vielfalt von Gedanken, Gefühlen und Empfindungen hervorbringen. Gleichwohl enthält jede Einsicht, wie wertvoll sie auch sein mag, in sich prompt den nächsten Widerstand: Das neue Wissen ist bereits Teil des (statischen Fundus des) Bekannten und muß in einem erneuten Erkenntnisprozeß bewältigt werden.

Es ist unabdingbar, daß sowohl der analytische Diskurs unter Analytikern als auch der analytische Dialog zwischen

Analytiker und Analysand als *Container*[1] der Erfahrung von Konfusion und Nichtwissen dienen. Wenn der analytische Prozeß den gewünschten Verlauf nimmt, wird sich der Analysand zwangsläufig darüber beklagen, daß er zunehmend weniger versteht – sogar weniger als zu Beginn der Analyse. (Genaugenommen versteht er jetzt weniger als er zu Beginn der Analyse zu verstehen *glaubte*, und er lernt gerade, sich das Nichtwissen einzugestehen.)

Ähnlich wie dem Analysanden ergeht es einem Leser, der jedesmal, wenn er mit der Lektüre eines neuen Textes beginnt, das verunsichernde Gefühl des Nichtwissens riskiert. Wir geben uns regelmäßig einer selbstbeschwichtigenden Illusion hin, wenn wir meinen, daß wir durch die Leseerfahrung nichts verlieren können, sondern nur zu gewinnen haben. Diese Rationalisierung ist für die Wunde, die wir bei Beginn eines Lernprozesses öffnen, nur ein unzulängliches Linderungsmittel. Dadurch, daß wir versuchen zu lernen, setzen wir uns auf ganz spezifische Weise der Spannung aus, uns von Gedankenmustern, auf die wir uns bisher verlassen haben, loszusagen. Was wir zu wissen glauben, hilft uns, ausfindig zu machen, wer wir sind (oder genauer: wer wir zu sein glauben).

Die Lektüre eines Buches mit psychoanalytischer Thematik ist insofern ein besonders schwieriges Unterfangen, als der Leser sich dabei für den Versuch entschieden hat, einen Gedankenkomplex (und einen therapeutischen Prozeß) zu ergründen, dessen Hauptaugenmerk auf etwas gerichtet ist, das sich dem Wissen entzieht: das Unbewußte. Das Unbewußte ist *per definitionem* nicht „wißbar": Sobald jemandem ein Gedanke, ein Gefühl, ein Phantasiegebilde, eine Empfindung oder ähnliches bewußt wird, geht der Aspekt des Unbewußten verloren. Folglich ist der Psychoanalytiker in der unglück-

---

[1] Die Begriffe *Container* („Behälter") und *Containment* (etwa: das „In-sich-Halten", „Beinhalten") sind bei Ogden im Sinne des von Bion in Anlehnung an die projektive Identifikation entwickelten Konzepts des *„container/contained"* zu verstehen. (Anm. d. Ü.)

lichen Position eines Lernenden, dessen Lerngegenstand gar nicht verstandesmäßig erfaßbar sein kann. Wen wundert es, daß wir uns an unsere Ideologien, unsere Patriarchen und Matriarchen klammern, an die Größen auf dem Gebiet der Psychoanalyse, seien sie nun Repräsentanten der großen Schulen oder Häretiker: All das unterstützt uns in unserem Bemühen zu vermeiden, unserer Konfusion gewahr zu werden.

Der Ödipus-Mythos, für die psychoanalytische Konzeption des menschlichen Dilemmas von so grundlegender Bedeutung, erscheint wie ein in unaufhörlicher Drehung begriffenes Labyrinth, das um die Frage kreist, ob es besser ist, zu wissen oder nicht zu wissen, erkannt zu werden oder unerkannt zu bleiben. Wenn Ödipus gewußt hätte, daß der Mann, mit dem er, von Delphi kommend, auf der Straße sich zu kämpfen anschickte, sein leiblicher Vater war, hätte er anders gehandelt? Natürlich ist das nur eine rhetorische Frage – das Geschehen hätte nicht anders ablaufen können. Es ist unmöglich, diese Dinge zu wissen; die Vorstellung, daß es möglich wäre, ist pure Selbsttäuschung. Als sich Ödipus letztlich seines zweifachen Verbrechens bewußt wurde, setzte er einen Bußakt von erhabener Größe. Wäre es besser gewesen, ihm wäre das Wissen erspart geblieben? Selbst als er die Wahrheit der Worte Teiresias' erkannt hatte, *wußte* Ödipus, konnte jedoch, was er wußte (sah), nicht ertragen.

Wenn wir nicht wissen, versagen wir uns die Möglichkeit der Selbstkenntnis. Wissen wir aber, dann sehen wir, was wir nicht ertragen können. Der Analysand pendelt verzweifelt zwischen dem Wunsch zu wissen und dem Wunsch, nicht zu wissen. Ähnlich führt uns das Bedürfnis zu wissen zur Lektüre; und gleichzeitig schreckt uns unser „unbewußtes Wissen" darüber, daß das Buch, das wir im Begriffe sind zu lesen, uns (sofern es lesenswert ist) die Erfahrung des Gefühls, weniger zu wissen als wir dachten und uns selbst weniger zu kennen, als wir geglaubt hatten, nicht ersparen wird.

Das vorliegende Buch befaßt sich in der Hauptsache mit

der frühesten Form menschlichen Erlebens, den „. . . Grenzen des Bewußtseins, jenseits derer Worte versagen, obwohl Bedeutungen da sind" (T. S. Eliot, 1950).

Die Geschichte der Entwicklung der letzten zwanzig Jahre der britischen Objektbeziehungstheorie kann unter dem Aspekt des Beginns der Erforschung eines Gebietes menschlicher Erfahrung gesehen werden, das jenseits der psychischen Zustände liegt, an die sich Kleins Konzeptionen der paranoid-schizoiden und der depressiven Position wenden, wie auch Fairbairns Konzeption der Welt unbewußter innerer Objektbeziehungen, Bions Konzeption der projektiven Identifikation als einer Form von Objektbeziehung und Kommunikation oder Winnicotts Konzeption der frühen Mutter-Kind-Einheit. Um die primitivste psychische Organisation, durch die der sensorische Boden für die Erfahrung des Selbst gelegt wird, systematisch erfassen zu können, werde ich hier ein Konzept einführen, das ich autistisch-berührende Position nenne.

Darunter verstehe ich einen sensorisch dominierten, vor-symbolischen Erlebnisbereich, in dem die primitivste Form von Bedeutung auf der Grundlage der Organisation von Sinneseindrücken, besonders auf der Hautoberfläche, erzeugt wird. In diesem psychischen Bereich stellt sich eine Form von Angst ohnegleichen ein: die Panik bei dem Gedanken an die Möglichkeit, die Begrenzung der eigenen sensorischen Oberfläche könne aufgelöst werden, was ein Gefühl des Leckens, des Tropfens, des Fallens in einen grenzen- und formlosen Raum zur Folge hätte.

Ich untersuche in diesem Buch die Vorstellung, daß menschliche Erfahrung das Produkt eines dialektischen Zusammenspiels dreier Arten der Erfahrungsbildung ist: der depressiven, der paranoid-schizoiden und der autistisch-berührenden. Jeder dieser Modi erschafft und erhält die beiden anderen, negiert sie jedoch auch. Genauso wie die Vorstellung des Bewußten, losgelöst von einer Vorstellung des Unbewußten, keinerlei Bedeutung hat, gibt es keinen alleinigen Modus der Erfahrungsbildung, der unabhängig von den anderen existiert. Jeder Modus stellt für die anderen einen ausschließenden Kontext dar.

Aus dieser Perspektive wird die Psychopathologie als Zusammenbruch der Dialektik in Richtung des einen oder anderen erfahrungsbildenden Modus konzeptualisiert. Das Ergebnis eines solchen Zusammenbruchs kann ein tyrannisierendes Gefangensein in starren, nichtsymbolischen Formierungen von Sinneseindrücken sein (Zusammenbruch in Richtung des autistisch-berührenden Modus); oder ein Gefangensein in einer Welt omnipotenter innerer Objekte, in der Gedanken und Gefühle als Dinge und Kräfte erlebt werden (Zusammenbruch in Richtung des paranoid-schizoiden Modus); oder die Isolation des Selbst von der Unmittelbarkeit gelebter Erfahrung und der Lebendigkeit körperlicher Empfindungen (Zusammenbruch in Richtung des depressiven Modus).

Auf der Grundlage solcherart zusammengefaßter Ideen, ziehe ich den Schluß, daß eine Revision der Konzeption der schizoiden Position notwendig ist. Es erscheint nicht mehr angemessen, ein Verständnis schizoider Phänomene unter dem Gesichtspunkt herzustellen, daß die paranoid-schizoide Position Kleins oder Fairbairns Welt der inneren Objekte die primitivsten psychischen Organisationen repräsentieren. Vielmehr muß die autistisch-berührende Position als tiefliegendste Schicht oder früheste Form der schizoiden Persönlichkeitsorganisation gesehen werden. Ich möchte es so formulieren, daß das schizoide Erleben in einem Raum entsteht, der zwischen dem Bereich unterdrückter innerer Objektbeziehungen und dem Bereich tyrannisierender nichtsymbolischer Formen der Sinneswahrnehmung entsteht. Durch die Diskussion gewisser Aspekte der Analyse eines schizoiden Patienten versuche ich die Art und Weise zu veranschaulichen, in der sich die analytische Theorie und Technik ein Verständnis für die Natur des Zusammenspiels des autistisch-berührenden, des paranoid-schizoiden und des depressiven Modus der Erfahrungsbildung einverleiben muß.

In den Kapiteln 5 und 6 verlagert sich der Angelpunkt der Diskussion auf eine Untersuchung des Übergangs in den Ödipuskomplex in der Entwicklung sowohl der Frau als auch des Mannes. Da nicht angenommen wird, daß die Entwicklung des Mannes und die Entwicklung der Frau symmetrisch verlaufen, werden die Übergänge in den männlichen und den weiblichen Ödipuskomplex getrennt behandelt.

Obwohl der Ödipuskomplex von Anfang an einer der Eckpfeiler des psychologischen Lehrgebäudes war, sind die psychisch-interpersonellen Prozesse, die die den Übergang in den Ödipuskomplex einleiten, unklar geblieben. Zum Teil spiegelt sich hier die Tatsache, daß die analytische Theorie bis vor relativ kurzer Zeit nicht in der Lage war, den Unterschied zwischen präödipalen und ödipalen Objektbeziehungen angemessen in systematischer Weise begrifflich zu fassen. Überdies herrschte ein Mangel an analytischen Konzepten, die die Frage des Zusammenspiels intrapsychischer und interpersonaler Erfahrungsbereiche in Angriff nahmen.

Als eine Möglichkeit, die psychisch-interpersonellen Prozesse zu verstehen, die den Eintritt in den weiblichen Ödipuskomplex einleiten, wird das Konzept einer ödipalen Übergangsbeziehung vorgeschlagen. Wie bei anderen Übergangsphänomenen dient auch diese Übergangsbeziehung der Entdeckung der Andersartigkeit in einer Form, die gleichzeitig sowohl als *Ich* wie auch als *Nicht-Ich* erfahren wird. Im Kontext der von Mutter und Tochter geschaffenen Übergangsbeziehung an der Schwelle des Ödipuskomplexes verliebt sich das kleine Mädchen in die Mutter, die unbewußt mit dem ödipalen Vater (=inneres Objekt) identifiziert wird. Die Frage, ob das kleine Mädchen in ihre Mutter oder ihren Vater verliebt ist (in ein inneres oder ein äußeres Objekt), stellt sich gar nicht.

Mit Hilfe dieser Übergangsbeziehung entdeckt das kleine Mädchen im Kontext der Sicherheit einer dyadischen Beziehung mit der präödipalen Mutter untraumatisch die Äußerlichkeit eines ödipalen Vaters (und einer ödipalen Mutter). Daraus ergibt sich paradoxerweise, daß sich die erste heterosexuelle Liebesbeziehung im Rahmen einer Beziehung zwischen zwei weiblichen Personen entwickelt; die anfängliche Triangulation von Objektbeziehungen tritt also innerhalb einer dyadischen Beziehung auf.

Es ist notwendig, ein eigenes, für die Entwicklung des Mannes spezifisches Verständnis vom Übergang in den Ödipuskomplex zu finden, und wäre nicht zielführend, kurzerhand auf das entsprechende Konzept vom Eingang in den weiblichen Ödipuskomplex zurückzugreifen. Der Übergang in den männlichen Ödipuskomplex unterscheidet sich vom Übergang in den weiblichen Ödipuskomplex dadurch, daß es dabei für die männliche Person keinen „Objektwechsel" gibt. Das heißt, für den Knaben ist die Mutter sowohl das Objekt präödipaler Zuneigung zu einem omnipotenten inneren Objekt als auch ödipaler Begierde für ein ganzes äußeres Objekt.

Die psychisch-interpersonelle Bewegung zur triangulierten ödipalen Objektbeziehung des Knaben wird meiner Meinung nach durch ausgearbeitete, reife Formen der Phantasien über die Urszene eingeleitet, die mit einer für die männliche Entwicklung kennzeichnenden Veränderung zur ödipalen Übergangsbeziehung mit der Mutter verbunden sind. In der Entwicklung der männlichen ödipalen Übergangsbeziehung ist die Mutter sowohl das innere Objekt Mutter als auch das äußere Objekt Vater (durch den der Knabe die Macht des Phallus erhält). Der tatsächliche Vater ist erst in zweiter Linie der Träger des Phallus.

Im Kapitel 7 wende ich mich dann der Diskussion früher Erfahrung einer anderen Art zu, nämlich den Anfängen der analytischen Erfahrung. Der Analytiker muß es zulassen, sich von den für ihn selbstverständlichsten Vorstellungen und Phänomenen stets von neuem überraschen zu lassen. In diesem Kapitel versuche ich einen neuen Zugang zum Erstgespräch zu finden.

Ich betrachte in dieser Diskussion das erste von Angesicht zu Angesicht stattfindende Treffen und Gespräch nicht einfach als eine Vorbereitung für die Analyse, sondern als den eigentlichen Beginn der Analyse. Meine Anregung geht dahin, daß der Analytiker bei diesem Treffen seine Aufmerksamkeit auf die „cautionary tales" des Patienten richtet, das heißt auf die an den Analytiker und an sich selbst gerichteten unbewußten Warnungen hinsichtlich seiner Gründe, daß er die Analyse als gefährliches und zum Scheitern verurteiltes Unternehmen empfindet. Worin auch immer die Schwierigkeiten des Patienten bestehen mögen, er wird seiner unbewußten Angst unter dem Aspekt einer Gefahr, die er in Hinblick auf die beginnende Analyse verspürt, Ausdruck verleihen. Der Analytiker versucht sich über die Natur dieser Übertragungsängste klar zu werden und dem Analysanden zu helfen, seine Ängste in Worte zu fassen.

Im Schlußkapitel diskutiere ich eine spezifische Form primitiver Angst: die unbewußte Angst des Nicht-Wissens. Dem Individuum ist es nicht möglich, zu wissen, was es empfindet, und deshalb stellt sich ihm die Frage „wer bin ich?" – falls ich überhaupt jemand bin. Die mit diesem Typus des Nicht-Wissens verbundene schreckliche Angst wird mit Hilfe von Ersatzbildungen (falschen Benennungen und Verkennungen) abgewehrt, die für das Individuum die Illusion zu wissen und zu sein erzeugen. Ein defensives Verlassen auf Ersatzbildungen verstärkt die Selbstentfremdung des Individuums und füllt den potentiellen Raum in welchem andernfalls subjektive Bedeutung und Begehren entstehen hätten können.

Diese Art der Angst des Nicht-Wissens, ist keineswegs auf eine kleine Gruppe von alexithymischen oder schizoiden Patienten beschränkt. Es handelt sich dabei um ein allgemeines Phänomen, auf das wir bis zu einem gewissen Grad immer wieder stoßen; wir erfahren es zum Beispiel jedes Mal, wenn wir uns den Zufällen des Lernens aussetzen.

2

Die Struktur der Erfahrung

*Der andere, den man Borges nennt, ist der,
dem Dinge passieren . . .
Ich weiß, daß es ihn gibt, da ich Post von ihm bekomme . . .
Wenn ich sagte, wir seien verfeindet, so wäre das wohl übertrieben; ich lebe die Beziehung mit ihm, lasse meinem Leben seinen
Lauf; so gelingt Borges seine Literatur und diese Literatur
rechtfertigt mich.*
J. L. Borges, „Borges und ich"

Auf subtile Weise unternimmt Borges' Prosagedicht „Borges und ich" (1960) eine Aufgliederung dessen, was wir in unserer Illusion als Einheit erfahren. Ich, dem es an solch sprachlicher Eleganz mangelt, möchte, weniger kunstvoll, einen psychoanalytischen Rahmen vorschlagen, innerhalb dessen über die Komponenten des dialektischen Prozesses menschlicher Erfahrungsbildung reflektiert werden kann. Ich werde in diesem Kapitel die Vorstellung untersuchen, daß menschliche Erfahrung das Resultat eines dialektischen Zusammenspiels dreier unterschiedlicher erfahrungsbildender Modi ist: des depressiven, des paranoid-schizoiden und des autistisch-berührenden. Das Konzept der beiden erstgenannten Modi hat Melanie Klein eingeführt;[1] der dritte stellt

---

[1] Obwohl ich selbst nicht der Kleinschen Schule angehöre, kam ich

meine eigene Synthese, Klärung und Weiterentwicklung von Vorstellungen dar, die in erster Linie von Frances Tustin, Esther Bick und Donald Meltzer eingeführt wurden. Jeder dieser erfahrungsbildenden Modi ist durch eine ihm eigene Form von Symbolbildung, einen spezifischen Abwehrmechanismus, eine spezifische Form der Objektbeziehung sowie durch den Grad seiner Subjektivität gekennzeichnet. Die drei Modi stehen zueinander in einer dialektischen Beziehung, wobei jeder von ihnen die beiden anderen erschafft, erhält und negiert. Die Vorstellung, daß ein einzelner Modus isoliert von den beiden anderen funktioniert, gibt so wenig Sinn wie ein Konzept des Bewußten, das nicht in Relation zu einem Konzept des Unbewußten steht; ein Modus für sich ist unvollständig; er verlangt nach den anderen dialektischen Polen.

Ich werde diese drei Arten der Erfahrungsbildung beschreiben, indem ich vor allen Dingen auf meine analytische Erfahrung Bezug nehme. Ich hoffe, daß dabei augenscheinlich wird, daß jedes psychische Ereignis überdeterminiert ist, nicht nur in der Form von Schichten unbewußter Inhalte, sondern auch in bezug auf Erfahrungsmodalitäten, die die psychische Matrix herstellen, innerhalb der ein Bewußtseinsinhalt existiert. Psychische Veränderungen („strukturelle Veränderungen") werden als Verlagerungen in der Natur des dialektischen Zusammenspiels der erfahrungsbildenden Modi diskutiert.

Dabei werden die einzelnen Elemente, die in einem synchron ablaufenden Prozeß gemeinsam erfahrungsbildend

---

zu dem Schluß, daß zahlreiche von Melanie Kleins Vorstellungen – wenn man sie unabhängig von ihrer Entwicklungsgeschichte, ihrem Konzept des Todestriebes und ihrer Theorie der Technik betrachtet – eine Schlüsselstelle in der Entwicklung der psychoanalytischen Lehre einnehmen. Zwei ihrer wichtigsten Beiträge zur Psychoanalyse sind die Konzepte der paranoid-schizoiden und der depressiven Position. Keines der beiden Konzepte fand bisher allerdings Eingang in den „Mainstream" des amerikanischen psychoanalytischen Dialoges.

sind, in diesem Kapitel um der Klarheit willen einzeln hintereinander besprochen, auch wenn das paradox erscheinen mag.

Wie ein übender Jongleur, der sein Publikum um Geduld bitten muß, wenn er seinen ersten Kegel einzeln in die Zirkulation entläßt, appelliere ich an Nachsicht und Geduld des Lesers bei der Lektüre der ersten Abschnitte dieses Kapitels. Letztlich wird der Leser in die Rolle des Jongleurs schlüpfen müssen, um die Vielfältigkeit der Modi, die zur menschlichen Erfahrung führen, in produktiver Spannung zu halten.

Erleben im depressiven Modus

Das Konzept der *depressiven* Position geht auf Melanie Klein zurück (1935, 1948, 1958). Klein bezeichnet damit die reifste Form psychischer Organisation. Diese Organisation, die sich durch das ganze Leben hindurch weiterentwickelt, hat nach Klein ihren Ursprung in der zweiten Hälfte des ersten Lebensjahres.[2] Bion (1962) hat dieses Konzept modifiziert, wobei er nicht dessen Stellenwert in einer Entwicklungsabfolge betont, sondern in einer dynamischen Beziehung mit der paranoid-schizoiden Position. Im vorliegenden Kapitel betrachte ich den depressiven Modus nicht als Struktur oder Entwicklungsphase, sondern als einen Prozeß, durch den Wahrnehmung in einer bestimmten Art Bedeutung zugeschrieben wird. Das verstehe ich unter einem erfahrungsbildenden Modus. Die Qualitäten des Erlebens in den einzelnen Modi sind voneinander abhängig, wobei ein Modus jeweils den Kontext für den anderen vorgibt.

In der depressiven Position ist der Modus der Symbolbildung, für den Segal (1957) den Begriff *eigentliche Symbolbildung*

---

[2] Wie man sehen wird, verliert die Debatte über die Entwicklungsgeschichte Kleins viel von ihrem Belang, wenn man die Kleinschen „Positionen" nicht als Entwicklungsphasen, sondern als synchronische Dimensionen der Erfahrung sieht.

(symbol formation proper) verwendet, einer, in der das Symbol das Symbolisierte re-präsentiert und der als zu diesem unterschiedlich erfahren wird. Symbolische Bedeutung wird durch das Subjekt erzeugt, das zwischen dem Symbol und dem, was dieses repräsentiert, vermittelt. Man könnte das so artikulieren, daß im Raum zwischen Symbol und Symbolisiertem ein interpretierendes Subjekt entsteht. Und mit gleichem Recht könnte man es so sehen, daß die Entwicklung der Fähigkeit zur Subjektivität, die Erfahrung des „Ich-Seins", wie subtil und unspektakulär diese auch sein mag, es dem Individuum erst ermöglicht, zwischen Symbol und Symbolisiertem zu vermitteln. Beide Feststellungen sind richtig. Jede von ihnen schafft die für die andere notwendigen Voraussetzungen; keine von beiden „führt direkt" zur anderen oder „verursacht" diese im Sinne einer linearen Abfolge.

Die Leistung der eigentlichen Symbolbildung erlaubt es, sich als Person zu erleben, seine eigenen Gedanken zu denken und seine Gefühle zu fühlen. Auf diese Weise werden Gedanken und Gefühle in hohem Maße als persönliche Schöpfungen erlebt, die verstanden (interpretiert) werden können. So entwickelt man – wie immer sich das auswirken mag – ein Gefühl der Verantwortlichkeit für das eigene psychische Handeln (Gedanken, Gefühle und Verhalten).

In dem Maße, in dem man die Fähigkeit erlangt, sich selbst als Subjekt zu sehen, wird man gleichzeitig (via Projektion und Identifizierung) fähig, seine „Objekte" auch als Subjekte zu erleben. Das heißt, man erfährt, daß man eigene Gedanken und Gefühle hat und sieht nun, daß andere Menschen ebenso als Lebewesen in der Lage sind, zu denken und zu fühlen. Das ist die Welt der ganzen Objektbeziehungen, in der das Individuum im Grunde als dieselbe Person über den ganzen Zeitraum existiert, in Beziehung zu anderen Menschen, die auch trotz erheblicher Affektverschiebungen und Affektmischungen dieselben bleiben. Neue Erfahrungen kommen zu den alten hinzu, heben diese aber nicht auf; durch die neuen Erfahrungen wird die Vergangenheit nicht negiert. Die Kontinuität der

Erfahrung des Selbst und des anderen durch Gefühlszustände der Liebe und des Hasses stellt den Kontext her für die Entwicklung der Fähigkeit zur Ambivalenz.

Geschichtlichkeit entsteht im depressiven Modus, sobald das Individuum aufhört, sich auf omnipotente Abwehrmechanismen zu verlassen. Wenn sich im paranoid-schizoiden Modus jemand von einem Objekt enttäuscht fühlt oder ihm zürnt, erlebt er dieses nicht mehr als dasselbe, sondern als ein neues Objekt. Diese Erfahrung der Diskontinuität von Selbst und Objekt über einen Zeitraum schließt die Entstehung von Geschichtlichkeit aus. Statt dessen kommt es zu einer kontinuierlichen defensiven Modifizierung der Vergangenheit. Im depressiven Modus ist man in einer Geschichte verankert, die man schafft, indem man seine Vergangenheit neu interpretiert. Obwohl sich diese Interpretationen der eigenen Geschichte immer weiter entwickeln (und daher auch die Geschichte sich kontinuierlich entwickelt und verändert) betrachtet man die Geschichte für unveränderbar. Dieses Wissen führt zur traurigen Einsicht, daß die eigene Vergangenheit niemals so sein wird, wie man sich das gewünscht hatte. So werden etwa die frühen Beziehungen zu den Eltern niemals ganz so werden, wie man sich das erhofft hatte. Gleichzeitig verleiht diese Verankerung in der Zeit der eigenen Erfahrung des Selbst auch Tiefe und Stabilität. Die Beziehung zur eigenen Geschichte, die man sich interpretierend geschaffen hat, ist eine wichtige Dimension der Subjektivität, ohne die die eigene Erfahrung des „Ich-Seins" sich unzuverlässig, willkürlich und unwirklich anfühlte.

In einem psychischen Zustand, in dem andere Menschen als Subjekte und nicht nur als Objekte erlebt werden, ist man in der Lage, für diese wirkliche Anteilnahme aufzubringen und sie nicht nur zu schätzen, wie man etwa einen exquisiten Gegenstand oder selbst so essentielle Dinge wie Nahrung oder Luft schätzt. Objekte können beschädigt oder aufgebraucht werden; verletzen kann man aber nur ein Subjekt. Daher stellt sich eine Erfahrung von Schuld als potentielle menschliche

Erfahrung nur im Rahmen der Erfahrung von *subjektiven anderen* ein. Fehlt die Fähigkeit einem anderen Menschen als Subjekt Anteilnahme entgegenzubringen, dann hat Schuld keinerlei Bedeutung. Schuld ist ein ganz spezifischer Schmerz, den man *über einen gewissen Zeitraum* als Folge einer realen oder eingebildeten Verletzung fühlt, die man einem Menschen zugefügt hat, der einem nicht gleichgültig ist. Man kann versuchen, die Situation, die das Schuldgefühl ausgelöst hat, zu bereinigen; allerdings wird damit nicht ungeschehen gemacht, was man getan hat. Alles, was der einzelne tun kann, ist zu versuchen, das, was er angerichtet hat, in den zukünftigen Beziehungen mit anderen Menschen und mit sich selbst wieder auszubessern. In diesem Erfahrungsmodus ist Empathie möglich, da andere als Subjekte erlebt werden, deren Gefühle man verstehen kann, als ob sie die eigenen wären.

Sobald man den anderen sowohl als Subjekt als auch als Objekt erlebt, anerkennt man, daß sich das Leben des anderen außerhalb des Bereichs der eigenen Omnipotenz abspielt. In einer Welt von Subjekten, die man auf ambivalente Weise liebt und nicht zur Gänze kontrollieren kann, entsteht eine unverwechselbar neue Form von Angst (die in den primitiveren Erfahrungsmodalitäten nicht möglich ist): die Angst, daß man im Zorn die Person, die man liebt, vertrieben oder verletzt hat. Traurigkeit, die Erfahrung, jemanden zu vermissen, Einsamkeit und die Fähigkeit, um jemanden zu trauern, werden als Folge des Zusammenspiels der Erlebnisqualitäten des depressiven Modus, wie wir ihn oben beschrieben haben, zu Dimensionen menschlicher Erfahrung. Im paranoid-schizoiden Modus werden diese Erfahrungen durch eine magische Wiederherstellung des verlorenen Objekts umgangen. Es besteht weder eine Notwendigkeit, noch eine Möglichkeit, ein verlorenes Objekt zu vermissen oder zu betrauern, wenn dessen Abwesenheit geleugnet oder durch omnipotentes Denken aufgehoben werden kann.

Im depressiven Modus hat die Übertragung ihre eigenen charakteristischen Züge. Im paranoid-schizoiden Modus gründet die Übertragung auf dem Wunsch und der Überzeugung, daß man in der gegenwärtigen Objektbeziehung eine frühere gefühlsmäßig wiedererschaffen hat; im depressiven Modus repräsentiert die Übertragung einen unbewußten Versuch, in der gegenwärtigen Beziehung etwas aus der Erfahrung mit einem früheren Objekt noch einmal zu durchleben. Diese Form der Übertragung gründet auf der Traurigkeit, die sich aufgrund des Wissens einstellt, daß die Beziehung zu dem ursprünglichen Objekt ein für immer verlorener Abschnitt der Vergangenheit ist. Anderseits ist die Vergangenheit im depressiven Modus niemals zur Gänze verloren, insofern, als es möglich ist, etwas aus der Erfahrung mit dem ursprünglichen Objekt in einer Beziehung mit einem neuen Objekt zu wiederholen (Ogden, 1986). Dies ermöglicht zum Beispiel, unter normalen Umständen, den Untergang des Ödipuskomplexes. Das kleine Mädchen wird, wenn sie letztendlich die Tatsache annimmt, daß für sie die unbewußt gewünschte romantische und sexuelle Beziehung zu ihrem Vater nicht möglich ist, traurig sein. Der durch den Verzicht ausgelöste Schmerz wird teilweise dadurch erträglich, daß die Erfahrung mit dem Vater durch Übertragung in neuen Objektbeziehungen fortbesteht, ja zu einem Kernpunkt ihrer Liebesbeziehungen als reifer, erwachsener Mensch wird (vgl. Loewald, 1979; siehe auch Kapitel 5).

Der depressive Modus der Erfahrungsbildung, den wir schematisch beschrieben haben, stellt einen dialektischen Pol dar, der nur in Beziehung zum paranoid-schizoiden und zum autistisch-berührenden Pol existiert. Im niemals ganz erreichbaren Ideal des depressiven Modus gibt es einen analytischen Diskurs zwischen interpretierenden Subjekten, wobei jedes versucht, mit Worten zwischen sich selbst und der eigenen Erfahrung des anderen zu vermitteln.

Dieser Diskurs zwischen Subjekten wird häufig durch unbewußte Gedanken und Gefühle blockiert, deren Verbalisierung das Subjekt zu sehr beängstigend oder nicht akzeptabel findet. Ich beziehe mich hier nicht nur auf angstmachende und unakzeptable sexuelle und aggressive Wünsche, sondern auch auf andere Ängste wie beispielsweise die unbewußte Angst, daß Aspekte der eigenen Person so privat und der Gefährdung des eigenen Lebensgefühls so nahe sind, daß der bloße Akt der Kommunikation die Integrität des Selbst gefährden kann. Eine weitere Form der Angst, die den intersubjektiven Diskurs stört, ist die Angst, daß die lebenserhaltenden Bande zu den eigenen inneren Objekten durch jegliche Art von Diskurs gefährdet werden können, bei dem man die Kontrolle über die eigene innere Objektwelt dadurch aufgibt, daß man jemand anderen in das Wissen um sie einweiht (Ogden, 1983).

Analytiker und Analysand versuchen die „dominierende Form der Angst", die die wichtigste Quelle der Störung des intersubjektiven Diskurses zu einem gegebenen Zeitpunkt darstellt, zu verstehen. Im depressiven Modus ist diese Angst immer insofern objektbezogen, als die unbewußten Ursachen für Furcht-, Schuld-, Scham- und ähnliche Gefühle mit überdeterminierten unbewußten Phantasien zu tun haben, die innere und äußere Objekte einbeziehen. Die Reste dieser unbewußten objektbezogenen Phantasien bilden den Inhalt der analytischen Erfahrung von Übertragung und Gegenübertragung.

Der Analytiker kann den Patienten nicht anders verstehen als mittels seiner eigenen, emotional gefärbten Wahrnehmungen des Patienten und seiner Reaktionen auf ihn. Nur ein kleiner Teil dieser Wahrnehmungen und Reaktionen ist bewußt. Daher besteht eine vorrangige Notwendigkeit für den Analytiker, sein eigenes, sich im analytischen Diskurs immer veränderndes Unbewußtes zu entdecken, zu erkennen und richtig einzusetzen. Beispielsweise sprach ein Patient, Herr M., im Frühstadium seiner Analyse mit augenscheinlich großer Gefühlsintensität von der Zuneigung, die er für seine Frau empfand, von der Treue, die er ihr entgegenbrachte und von der Erfüllung, die er in der sexuellen Beziehung mit ihr fand. Ich hatte keinen bewußten Grund, an seiner Aufrichtigkeit zu zweifeln. Mir entging jedoch nicht ein momentaner eigener Gedanke, der so flüchtig war wie ein im Augenblick des Erwachens entschwindender Traum. In einer bewußten Bemühung, den Gedanken wieder einzufangen, stemmte ich mich mit aller Kraft gegen seine Unterdrückung. Ich hatte mich dabei ertappt, daß ich im Begriffe gewesen war, diesen Gedanken – nicht ganz frei von angenehmer Selbstgefälligkeit – in der dem Selbstschutz gegenüber dem Analysanden dienenden Privatsphäre des Analytikers verschwinden zu lassen. Ich fühlte mich in dieser besonderen Beziehung, in der ausschließlich die „Schmutzwäsche" des Patienten „gewaschen" wird, sicher. Meine Gedanken wandten sich dann der Frage zu, welcher Art die Schmutzwäsche sei, von der ich mich verdächtigte, daß ich vorgab, davon in diesem Augenblick frei zu sein.

Diese Fragen förderten meine Wachsamkeit der Möglichkeit gegenüber, daß der Patient zu diesem Zeitpunkt seine Angst in bezug auf die von ihm angesprochenen Vorstellungen verleugnete. Als Herr M. mit seinen Assoziationen fortfuhr, lieferte er mir einen versteckten Hinweis auf seine Ängste, die die Genitalien seiner Frau betrafen, als er über den Geschlechtsverkehr sprach, den er mit ihr in der vergangenen Nacht gehabt hatte. Er sagte, daß ihm der Liebesakt bei „völliger Dunkelheit" großes Vergnügen bereitet habe und erwähnte nebenbei, daß er nachher seinen Penis gewaschen hatte.

Diese Verwendung der intersubjektiven Resonanz unbewußter Prozesse, die bei Individuen auftreten, die einander als Subjekte erfahren, ist paradigmatisch für die unbewußt-vorbewußte Stufe der Empathie im depressiven Modus. Man kann sich diesen Prozeß als ein Einbeziehen der unbewußten Selbstprojektion des Analytikers in die unbewußte Selbsterfahrung des Patienten und der Erfahrung seiner inneren Objekte vorstellen; als unbewußte Identifizierung des Analytikers mit der unbewußten Selbsterfahrung des Patienten und seiner Erfahrung mit seinen inneren Objekten; sowie als Schaffung eines unbewußten intersubjektiven Dritten („des

Anderen" [Lacan, 1953]) zwischen dem Patienten und dem Analytiker. Wie immer man es beschreibt: Es handelt sich dabei um einen Prozeß, bei dem der Analytiker dem Patienten seine eigene unbewußte Kette symbolischer Bedeutungen zur Verfügung stellt. Der Analytiker versucht dadurch etwas zu erleben, das der unbewußten Erfahrung des Patienten ähnlich ist, jedoch auf eine weniger intensive, weniger konfliktträchtige und weniger stark durch Verdrängung oder Abspaltung bestimmte Weise.

Nach dieser Beschreibung einer Konzeption des depressiven Erlebensmodus müssen wir nochmals darauf hinweisen, daß eine solche Entität per se nicht existiert. Jede Facette menschlichen Erlebens ist das Ergebnis einer Dialektik, die ihre Wirkung durch das Zusammenspiel des depressiven, des paranoid-schizoiden und des autistisch-berührenden Modus entfaltet. Wie sich in einer späteren Diskussion zeigen wird, nimmt selbst die Symptomatologie, die aus Reaktionen auf Konflikte subjektiven Begehrens entsteht (z. B. unvereinbare ödipale Begehren, Befürchtungen und Loyalitätsgefühle), nur zum Teil im depressiven Modus Form an. Ich werde an dieser Stelle jeden der beiden anderen Pole der Dialektik des Erlebens in Grundzügen skizzieren. Wieder wird dies der Einfachheit und Klarheit halber so geschehen, als ob es möglich wäre, die Modi zu separieren und jeden in seiner reinsten Form zu betrachten.

Erleben im paranoid-schizoiden Modus

Die *paranoid-schizoide* Position ist Melanie Kleins (1946, 1952a, 1957, 1958) Konzeption einer psychischen Organisation, die primitiver ist als die depressive Position. Nach Kleins (1948) Vorstellung liegen die Anfänge der paranoid-schizoiden Position im ersten Viertel des ersten Lebensjahres. In diesem Kapitel wird sich der Akzent wieder von Kleins diachronischer Konzeption einer Sequenz von Strukturen oder Entwicklungsphasen weg und hin zu einer Betrachtung eines dialektischen Zusammenspiels synchroner Modi verlagern.

Der paranoid-schizoide Modus der Erfahrungsbildung basiert in hohem Maße auf Spaltung als Abwehrmechanismus und als einer Art der Erlebensorganisation. Während der depressive Modus überwiegend im Dienst eines *„Containments" („Beinhaltens")* von Erleben steht, das psychische Leiden einschließt, findet sich beim paranoid-schizoiden Modus eine ausgewogenere Aufteilung zwischen Bemühungen, mit psychischen Leiden fertig zu werden sowie Bemühungen, durch defensiven Einsatz omnipotenten Denkens Leiden durch Verleugnung und durch die Schaffung von Erfahrungsdiskontinuitäten auszuräumen.

Im paranoid-schizoiden Modus ruft die Erfahrung, daß dasselbe Objekt geliebt und gehaßt wird, eine unerträgliche Angst hervor, die das hauptsächliche psychische Dilemma darstellt. Im großen und ganzen geht man an dieses Problem so heran, daß man seine eigenen liebenden und hassenden Seiten von den liebenden und hassenden Seiten des Objekts trennt. Nur so kann das Individuum das Objekt sicher und unbehelligt lieben und gefahrlos hassen, ohne Angst haben zu müssen, das geliebte Objekt zu beschädigen.

Spaltung unterbricht in defensiver Weise die Kontinuität von objektbezogener Erfahrung einer gegebenen emotionalen Valenz (z. B. die Beziehung eines liebenden Selbst zu einem liebenden Objekt) und objektbezogener Erfahrung anderer Valenzen (z. B. der Beziehung eines hassenden Selbst zu einem hassenden Objekt). Jedesmal, wenn ein gutes Objekt Enttäuschung verursacht, wird es nicht mehr als gutes Objekt erfahren – und nicht einmal als *enttäuschendes* gutes Objekt – sondern als enttarntes schlechtes Objekt, das in der Maske eines guten aufgetreten war. Anstelle der Erfahrung von Ambivalenz ergibt sich eine Erfahrung der Wahrheitsfindung durch Entlarvung. Daraus resultiert ein kontinuierliches Umschreiben der Geschichte, wobei die gegenwärtige Objekterfahrung zeitlich rückwärts und vorwärts projiziert wird und dabei eine

Gegenwart ad infinitum herstellt, die nur eine oberflächliche Ähnlichkeit mit der Zeit aufweist, wie sie im depressiven Modus erlebt wird.

Der defensiven Anwendung von Erfahrungsdiskontinuität (Spaltung) begegnet man häufig bei der Arbeit mit Patienten, die an Borderline- und schizophrenen Störungen leiden. Wenn der Patient enttäuscht, verletzt, zornig, eifersüchtig etc. ist, meint er mit unmißverständlicher Klarheit zu erkennen, daß er vom Analytiker hinters Licht geführt worden sei und daß er jetzt die Situation real, wie sie ist, ja wie sie immer gewesen ist, vor Augen habe: „Tatsache ist, daß ich mich, was Sie betrifft, die längste Zeit getäuscht habe. Jetzt ist mir klar, daß ich Ihnen völlig gleichgültig bin, sonst würden Sie nicht Dinge vergessen, die für mich von grundlegender Bedeutung sind, wie den Namen meiner Freundin, den ich unzählige Male erwähnt habe."

Das Umschreiben der Geschichte führt zu einer Brüchigkeit und Instabilität der Objektbeziehungen, die sich permanent in einem Zustand der Aufhebung befinden. Es gibt keine stetige gemeinsame Erfahrung der Geschichte der Beziehung zwischen Patient und Analytiker, die der gegenwärtigen Erfahrung als Rahmen und *Container* dienen kann. Dieser Erfahrungsmodus ist im Hintergrund praktisch kontinuierlich von einer Angst begleitet, die sich davon herleitet, daß das Individuum sich unbewußt ständig in unerforschtem Gebiet, umgeben von unberechenbaren Fremden fühlt. Es wäre für die analytische Theorie gar nicht notwendig, sich auf das Konzept des Todestriebes zu berufen, wenn sie die Angst erklären will, die sich innerhalb eines solch brüchigen *Containers* für psychisches Erleben einstellt.

Im paranoid-schizoiden Modus gibt es im Grunde genommen keinen Raum zwischen Symbol und Symbolisiertem; beide sind gefühlsmäßig gleichwertig. Dieser Modus der Symbolbildung, den Segal (1957) *symbolische Gleichsetzung (symbolic equation)* nannte, stellt eine zweidimensionale Form von Erfahrung her, in der alles ist, was es ist. Es gibt hier praktisch kein interpretierendes Subjekt, das zwischen dem (inneren oder äußeren) Wahrnehmungsgegenstand und den eigenen Gedanken und Gefühlen über das, was man wahrnimmt, vermittelt. Der Patient, der in einem überwiegend paranoid-schizoiden Modus agiert, kann sagen: „Sie können mir nicht erzählen, daß ich nicht sehe, was ich sehe." In diesem Modus werden Gedanken und Gefühle nicht als persönliche Schöpfungen erlebt, sondern als Fakten, als Dinge per se, deren Existenz einfach gegeben ist. Wahrnehmung und Interpretation werden als ein und dasselbe erfahren. Der Patient ist im offenkundig Sichtbaren gefangen, da Oberfläche und Tiefe nicht als unterschiedlich erkennbar sind. Was man aus der Perspektive des depressiven Modus als Interpretation sehen würde, würde man im paranoid-schizoiden Modus als einen Versuch erleben, die „Tatsachen zu verdrehen", mit Hilfe „dieses psychologischen Quatsches" ablenken, zu täuschen und Verwirrung zu stiften.

Im paranoid-schizoiden Modus hat man Übertragung als *„wahnhafte"* (Little, 1958) oder *„psychotische"* (Searles, 1963) Übertragung bezeichnet. Der Analytiker wird nicht als *ähnlich* dem ursprünglichen Objekt der Kindheit erlebt, er *ist* das ursprüngliche Objekt. Als beispielsweise eine Patientin, Frau A., in einer Therapiestunde über ein körperliches Leiden sprach und ihr Therapeut dazu detaillierte Fragen stellte, empfand die Patientin diese Haltung des Therapeuten als zu aufdringlich und von zu großer Besorgnis um sie geprägt. Dies führte dazu, daß die Patientin erlebte, daß der Therapeut ihre Mutter *geworden war* (nicht nur, daß er ihrer Mutter ähnlich war). Am nächsten Tag suchte die Patientin ihren Internisten auf, der später bestürzt den Therapeuten anrief und ihm mitteilte, daß A. sich folgendermaßen vorgestellt hatte: „Ich bin A.s Mutter. Die Krankheit meiner Tochter beunruhigt mich sehr und ich möchte dazu einige Fragen an Sie richten." Die Patientin wurde also zu ihrer eigenen Therapeutin-Mutter und spielte in dieser Rolle deren Überängstlichkeit und Aufdringlichkeit.

Wenn dem Individuum die Fähigkeit fehlt, zwischen sich selbst und der eigenen Erfahrung zu vermitteln, wird nur eine sehr beschränkte Form von Subjektivität erzeugt. Im paranoid-schizoiden Modus ist das Selbst vorwiegend ein Selbst als Objekt, ein Selbst, das durch Gedanken, Gefühle, Wahrnehmungen getrieben wird, als ob dies äußere Kräfte oder physische Objekte wären, die einen besetzen oder bestürmen. Ein jugendlicher, schizophrener Patient schüttelte immer, wenn er einen quälenden Gedanken loswerden wollte, heftig seinen Kopf. Ein weiterer, ebenfalls schizophrener Patient verlangte eine Röntgenaufnahme, um sehen zu können, was in ihm war und ihn verrückt machte. Wieder ein anderer begab sich vor jeder Therapiestunde zu einer ausgiebigen „Sitzung" in die Warteraumtoilette, um den Therapeuten während der Therapie nicht negativen Auswirkungen durch allfällige toxische Residuen in seinem Körper auszusetzen.

Bei der Arbeit mit Patienten, deren Erleben überwiegend im paranoid-schizoiden Modus funktioniert, ist es notwendig, die eigenen Interventionen in einer Sprache zu formulieren, die die Konkretheit des Erlebens des Patienten reflektiert. Andernfalls bleibt sowohl dem Patienten als auch dem Analytiker die Erfahrung nicht erspart, daß sie auf eine Art und Weise sprechen, die – um es in den Worten eines solchen Patienten auszudrücken – den jeweils anderen völlig verfehlt. Man spricht nicht darüber, daß sich der Patient wie ein Roboter fühlt, sondern man bespricht mit dem Patienten, wie das Gefühl ist, ein Roboter zu sein; man spricht nicht mit dem Patienten über sein Gefühl, von einer Frau betört zu sein, man spricht mit ihm darüber, was er fühlt, wenn er glaubt, in eine Frau vernarrt zu sein; man spricht nicht über den Wunsch des Patienten, vom Therapeuten verstanden zu werden, man spricht über die Überzeugung des Patienten, daß der Therapeut – wenn er überhaupt dem Patienten irgend nützlich sein will – die Gedanken des Patienten denken und seine Gefühle fühlen muß.

Psychische Abwehr basiert im paranoid-schizoiden Modus im wesentlichen auf dem Prinzip, Sicherheit dadurch zu gewinnen, daß man das Gefährdete vom Gefährdenden (vgl. Grotstein, 1985) trennt. Alle Formen der Abwehr im paranoid-schizoiden Modus sind von diesem Prinzip abgeleitet; so ist die Projektion ein Versuch, einen gefährdenden (oder gefährdeten) Aspekt des Selbst oder des Objekts außerhalb des Selbst zu stellen, während der gefährdete (oder gefährdende) Aspekt des Selbst oder des Objekts im Inneren zurückbehalten wird. Die anderen Abwehrmechnismen in diesem Erlebensmodus – Introjektion, projektive Identifikation, Verleugnung und Idealisierung – können als Variationen betrachtet werden.

Der paranoid-schizoide Modus ist durch omnipotentes Denken charakterisiert, durch das die emotionale Komplexität des Liebens und Hassens wie durch ein Wunder „gelöst" oder – angemessener ausgedrückt – aus der psychischen Realität ausgeschlossen wird. In diesem Modus ist Schuld (wie es sie im depressiven Modus gibt) einfach nicht existent. Im Wortschatz der Gefühlsausdrücke dieses primitiveren Modus fehlt dieses Wort. Da in diesem Modus die eigenen Objekte wie auch das eigene Selbst eher als Objekte denn als Subjekte wahrgenommen werden, ist es nicht möglich, für sie Anteilnahme zu entwickeln.[3] Es bieten sich wenig Gelegenheiten zur Einfühlung an, da die eigenen Objekte nicht als Menschen mit Gedanken und Gefühlen erlebt werden, sondern vielmehr als geliebte, gehaßte oder gefürchtete Kräfte oder Dinge, die auf einen selbst einwirken bzw. übergreifen. Man kann andere

---

[3] Da der paranoid-schizoide Modus niemals isoliert vom depressiven Modus (und dem autistisch-berührenden Modus) existiert, ist das Konzept des Selbst-als-Objekt (vollständig abgehoben von der Erfahrung des Selbst als Subjekt) phänomenologisch ohne Bedeutung. Aufgrund der dialektischen Struktur der Erfahrung ist Selbsterfahrung niemals gänzlich bar eines Sinnes von „Ich-Sein" und die eigenen Objekte sind niemals einfach nur Objekte, die gänzlich von Subjektivität frei wären.

Menschen schätzen für das, was sie für einen tun können, aber man bringt ihnen kein *Mitgefühl* entgegen – genauso wenig, wie man ein solches für seine Besitztümer, selbst die wichtigsten unter ihnen, entwickelt. Wie wir weiter oben beschrieben haben, kann ein Objekt beschädigt oder aufgebraucht werden, verletzen kann man aber nur ein Subjekt.

Im paranoid-schizoiden Modus löst sich ein potentielles Schuldgefühl beispielsweise in kompensierenden omnipotenten Phantasien auf. Man leugnet die einem Objekt zugefügte Verletzung, indem man sich eines Zaubermittels bedient, das den Schaden, den man angerichtet hat, bereinigen und aus der Geschichte tilgen soll. Die Geschichte wird neu geschrieben, wobei das „Schuldbedürfnis" aus der Welt geschafft wird. Ein in hohem Maße im paranoid-schizoiden Modus agierender Patient begann häufig, nachdem er etwas äußerst Grausames zu seiner Frau gesagt hatte, zu lachen und erklärte, daß alles nur Spaß gewesen sei. Sobald er den Satz: „Weißt Du, ich hab' nur einen Spaß gemacht" ausgesprochen hatte, schien es ihm, als ob er den Schaden wiedergutgemacht hätte, indem er auf magische Weise die Aggression in etwas Humorvolles verwandelt hatte (einfach indem er das vorhin Gesagte so benannte). Wenn sich seine Frau weigerte, bei dieser magischen Umschreibung der Geschichte mitzumachen, verstärkte der Patient seine Bemühungen, jovial zu erscheinen und begann sie verächtlich zu behandeln, indem er ihr vorwarf, sie sei kindisch, wenn sie nicht imstande sei, das „zu schlucken".

Dieser Versuch, paranoid-schizoide Abwehrmechanismen anzuwenden (magische Wiedergutmachung, Verleugnung und Umschreibung der Geschichte), um depressive Angst abzuwehren (Schuld und die Angst vor dem Verlust des Objekts aufgrund der eigenen Destruktivität), stellt einen manischen Abwehrmechanismus dar. Loewald (1979) hat beschrieben, wie auf ähnliche Weise Gefühle, durch die ein Schulderlebnis droht, mittels Selbstbestrafung gebannt werden können. In diesem Fall verwendet man die omnipotente Phantasie, daß die Selbstbestrafung die vergangene und gegenwärtige Existenz des Verbrechens auslöscht und folglich kein Anlaß zu einem Schuldgefühl existiert.

Analog vermißt man im paranoid-schizoiden Modus auch nicht ein verlorenes oder abwesendes Objekt; man leugnet den Verlust, umgeht das Gefühl der Traurigkeit und ersetzt das Objekt (die Person) durch eine andere Person oder durch sich selbst. Da die neue Person oder der Aspekt des Selbst dem verlorenen Objekt gefühlsmäßig gleichwertig ist, hat sich nichts verändert; es besteht keine Notwendigkeit, etwas zu betrauern, das noch immer gegenwärtig ist (vgl. Searles, 1982). Zum Beispiel erklärte mir ein Patient, daß es sich herausgestellt hatte, daß mein Urlaub ein „versteckter Segen" war, da ihm dadurch klar geworden war, daß er bei weitem nicht so abhängig von mir war, wie ich es ihm hätte glauben machen wollen. In diesem Fall wurde ein Aspekt des Selbst verwendet, um das abwesende Objekt magisch zu ersetzen. Bei der Arbeit mit diesem Patienten folgte auf jede meiner Absenzen in schöner Regelmäßigkeit ein Einsatz manischer Abwehrmechanismen verschiedener Spielarten, wie z. B. die Androhung, die Behandlung (die er „nicht mehr nötig hätte") abzubrechen oder eine widerwillig gewährte Zustimmung, mit der Analyse fortzufahren, „wenn Sie glauben, daß das am ratsamsten ist."

Objektbezogenheit tritt im paranoid-schizoiden Modus vorwiegend in der Form der projektiven Identifikation auf (Grotstein, 1981; Klein, 1946; Ogden, 1979, 1982b). Dieser psychisch-interpersonelle Prozeß spiegelt viele der anderen bisher diskutierten Züge des paranoid-schizoiden Modus wider. Er basiert auf der omnipotenten Phantasie, daß ein Aspekt des Selbst (der entweder gefährdet oder gefährdend ist) so in eine andere Person verlegt werden kann, daß „der Empfänger" von innen kontrolliert wird (Klein, 1955). Auf diese Weise sichert man einen gefährdeten Aspekt des Selbst und versucht gleichzeitig eine Objektbeziehung omnipotent zu kontrollieren, indem man das Objekt als einen nur teilweise getrennten *Container* für Aspekte der eigenen Person behandelt. Diese

Phase des Prozesses der projektiven Identifikation beinhaltet eine Methode der Verlagerung von psychischer Spannung.

Bei der projektiven Identifikation führt der Projizierende – mittels tatsächlicher interpersoneller Interaktionen mit dem „Empfänger" – im Empfänger unbewußt Gefühlszustände herbei, die mit den ausgestoßenen Gefühlen genau übereinstimmen. Dieser Mechanismus dient der Abwehr, stellt aber auch eine fundamentale Form der Kommunikation und Objektbezogenheit dar. Manchmal kommt es vor, daß der Empfänger der projektiven Identifikation im nachhinein gewahr wird, daß er „in der Phantasie eines anderen ... eine Rolle spielt" (Bion, 1959a, S. 149). Projektive Identifikation ist insofern eine „direkte Kommunikation" (Winnicott, 1971c, S. 54) als es dabei keine Vermittlung durch interpretierende Subjekte gibt; statt dessen handelt es sich hier vorwiegend um eine Kommunikation zwischen dem Unbewußten einer Person und dem einer anderen. Aus diesem Grund fühlt sich der Empfänger oftmals „unter Zwang". Es gibt keinen Ausweg: Nicht nur fühlt man, daß man eine Rolle im inneren Drama eines anderen spielt, man sieht sich auch außerstande, diese Konstellation zu beenden. Der Empfänger fühlt sich von innen kontrolliert. Wenn es ihm gelingt, die induzierten Gefühle zu behalten, ohne sie kurzerhand wieder beim Projizierenden zu deponieren, kann es zu einer Verlagerung der Beziehung zwischen Projizierendem und Rezipienten kommen, die zu psychischem Wachstum führt. Die Verarbeitung einer projektiven Identifikation durch den Rezipienten besteht nicht nur schlicht im Zurückgeben modifizierter psychischer Inhalte an den Projizierenden. Es geht vielmehr darum, den intersubjektiven Modus des *Containments*, der von dem die Interaktion ausführenden Paar erzeugt wurde, zu ändern, um damit die alten psychischen Inhalte auf eine neue Art und Weise erfahren zu können. Es handelt sich nicht so sehr darum, daß psychische Inhalte modifiziert werden; modifiziert wird vor allem der intersubjektive Kontext dieser Inhalte.

Diese Konzeption psychischen Wandels beschränkt sich nicht auf das Verständnis der projektiven Identifikation. Unsere Diskussion hat uns vielmehr zu einem fundamentalen Prinzip jeglichen psychischen Wachstums geführt, einschließlich dem, das sich im analytischen Prozeß ergibt. Psychisches Wachstum stellt sich nicht einfach als eine Folge der Modifikation unbewußter psychischer Inhalte ein. Was sich noch ändert, ist der Kontext der Erfahrung (die Natur des *Containments* der psychischen Inhalte). Unbewußte Phantasien sind zeitlos und werden niemals zerstört (Freud, 1911a). Es ist daher irreführend, über die Vernichtung einer unbewußten Phantasie zu sprechen, da das implizieren würde, daß die alte Phantasie zerstört oder durch eine neue ersetzt wird. Nicht die unbewußte Phantasie wird zerstört oder ersetzt; vielmehr wird die Phantasie aufgrund einer Verlagerung in der psychischen Matrix, innerhalb der sie existiert, unterschiedlich erlebt.

Die Idee, daß es nicht nur der Inhalt, sondern der Kontext ist, der sich bei psychischem Wachstum verlagert, hat ein schizophrener Patient auf elegante Weise artikuliert, als man ihn fragte, ob ihn noch immer seine halluzinatorischen Stimmen verfolgten. Er erwiderte: „Ja doch, vorhanden sind sie noch immer, nur sprechen sie jetzt nicht mehr." Analog zerstört man im Verlauf einer Analyse nicht die Gedanken und Gefühle, die den Ödipuskomplex ausmachen (Loewald, 1979), sondern man erlebt die einzelnen objektbezogenen Gefühle auf eine andere Weise. Ein Patient, Herr K., sagte im Verlauf seines vierten Analysejahres nach und nach folgendes: „Ich bin mir noch immer bewußt, daß ich in der Gesellschaft von Lehrerinnen extreme Angstzustände bekommen könnte, wenn ich mir zugestehen würde (was schon geschehen ist), sie als Mütter zu sehen, denen gegenüber ich es nicht wage, sexuelle Gefühle und Phantasien zu haben. Es stehen mir aber jetzt in dieser Angelegenheit gewisse Möglichkeiten offen und ich bin mir im klaren darüber, daß es spannend und vergnüglich wäre, mir vorzustellen, daß ich etwas besonderes sein könnte (mehr als mein Vater und meine Brüder), sodaß es mir aufgrund dieser Besonderheit möglich wäre, meine Mutter dazu zu bringen, ihre Mutterrolle mir gegenüber abzulegen und meine Frau zu werden." Bei diesem Patienten hat nicht einfach ein Wandel im Inhalt seiner unbewußten Phantasie stattgefunden. Der Ödipuskomplex wurde nicht „zerstört" oder „bewältigt". Vielmehr hat sich der psychische Kontext für das Erleben seiner ödipalen Wünsche und Ängste gewandelt. Zuvor war die ganze Ansammlung von ödipalen Wünschen und Verboten durch äußerste Konkretheit und Unmittelbarkeit charakterisiert gewesen. Zu Beginn erklärte Herr K., er habe keine Ahnung, warum er von Angstattacken heimgesucht werde, wenn er mit Lehrerinnen sprach. „Das passiert mir einfach. Es gibt keinen Grund dafür. Ich weiß auch, daß das nicht wirklich gefährlich ist. Die Angst geht einfach durch mich hindurch, wie Elektrizität." Als Folge hatte der Patient zwanghafte Studiergewohnheiten entwickelt, um ein perfekter Student zu werden. Vor Prüfungen war er schrecklich aufgeregt, obwohl er sich so gründlich vorbereitet hatte, daß das, wie er selbst zugab, „schon übertrieben war".

Ödipale Gefühle und Phantasien werden immer zum Teil im depressiven Modus erzeugt. Das ödipale Dilemma wäre nicht so stark und gravierend, wenn es sich dabei nicht um das Problem eines Subjekts handelte (z. B. der Knabe), das denselben Vater haßt – ihn daher für immer los werden will – und liebt. In anderen Worten, es handelt sich dabei um ein Dilemma, das in Subjektivität, ganzen Objektbeziehungen, Ambivalenz und Geschichtlichkeit wurzelt. Wichtige Facetten dieses unbewußten Konflikts und der daraus resultierenden Symptomatologie (z. B. Angstanfälle) werden jedoch großenteils im paranoid-schizoiden Modus erfahren. Beispielsweise erlebte Herr K. seine Angstanfälle anfänglich nicht als eine Form seiner Gefühle oder furchtsamen Gedanken beziehungsweise als Reaktion auf diese, sondern als eine Kraft, die über ihn hinwegfegte und ihm Angst machte. Die Lehrerinnen des Patienten wurden unbewußt nicht nur wie seine Mutter erlebt, sondern als *dieselbe*. Andernfalls hätte sich die ganze Kraft der Inzestgefahr nicht auf so konkrete Art und Weise gezeigt. (Das Traummaterial in dieser Phase der Analyse beinhaltete den angsterregenden Identitätswechsel älterer Frauenfiguren, der bei Herrn K. das Gefühl auslöste, nicht mehr zu wissen „wer wer war.") Der Patient war eindeutig nicht psychotisch; die Übertragung auf seine Lehrerinnen jedoch wurde gleichzeitig sowohl im paranoid-schizoiden als auch im depressiven Modus erfahren, wobei das dialektische Zusammenspiel der beiden während Angstanfällen in Richtung des paranoid-schizoiden Modus zu „kollabieren" drohte (Ogden, 1985b). In seinen Angstanfällen blieb wenig von einem Subjekt übrig, das zwischen dem Patienten und der schrecklichen Sache, die ihm widerfuhr, vermittelte.

Von diesem Gesichtspunkt aus ist die Psychoanalyse nicht nur eine Behandlungsmethode, die dem Patienten helfen soll, den Inhalt seiner unbewußten Phantasie zu modifizieren, sondern auch ein Prozeß, der darauf abzielt, den Patienten darin zu fördern, den unbewußten Inhalt auf andere Weise erfahren zu können. Das heißt, die Psychoanalyse ist darauf ausgerichtet, dem Patienten dabei zu helfen, die Balance im dialektischen Wechselspiel der verschiedenen erfahrungsbildenden Modi in bezug auf deren spezifische unbewußte Inhalte zu verschieben. In einer Analyse muß mehr geschehen als nur eine Übertragung psychischer Inhalte von einem Modus in einen anderen. Der therapeutische Prozeß, wie ich ihn verstehe, beinhaltet die Herstellung, Wiederherstellung oder Erweiterung einer dialektischen Beziehung zwischen verschiedenen Erlebnisqualitäten.

Zum Abschluß dieses Abschnittes möchte ich kurz eine Tendenz unter analytischen Denkern – Melanie Klein eingeschlossen – kommentieren, die darin besteht, den depressiven Modus hochzuschätzen und den paranoid-schizoiden zu despektieren. Eigen (1985) hat darauf aufmerksam gemacht, daß der depressive Modus zu oft als die volle Realisierung des menschlichen Potentials gesehen wird. Man ist der Auffassung, daß das Individuum im depressiven Modus die Fähigkeiten zur abstrakten Symbolisierung, zu Subjektivität und Selbstreflexion, zur Anteilnahme und zum Empfinden von Schuld entwickelt sowie die Fähigkeit, Wiedergutmachungswünsche zu hegen. Dies sind alles Qualitäten, die zu kultureller Produktion führen. Anderseits meint man, daß der paranoid-schizoide Modus einen psychischen Zustand schafft, in dem das Individuum Spaltung und projektive Identifikation benötigt, um sich gewisser Gefühle entledigen und die Realität leugnen zu können. Eine solche Darstellung dieser Modi basiert jedoch auf einer diachronischen Konzeption der Beziehung zwischen beiden und unterschlägt dabei die Tatsache von deren grundlegend dialektischer Natur. Der paranoid-schizoide Modus und der depressive Modus dienen einander jeweils als notwendiger negierender oder bewahrender Kontext. Der depressive Modus steht für Integration, Lösungsfindung und die Fähigkeit des *Containments* und führt, wenn ihm nicht widersprochen wird, zu Gewißheit, Stagnation und Verschlossenheit, zu Arroganz und Erstarrung (Bion, 1962, 1963; Eigen, 1985). Der paranoid-schizoide Modus sorgt für die nötige Spaltung von Verbindungen und führt zur Öffnung der Verschlossenheit in der depressiven Position, womit er die Voraussetzung für neue Verbindungen schafft. Der integrative Schub des depressiven Modus wiederum sorgt für die notwendige Antithese zum paranoid-schizoiden Modus, indem er das Chaos begrenzt, daß durch die Gedankenzersplitterung, die Erfahrungsdiskontinuität und die Spaltung von Selbst und Objekt entstanden ist.

Der autistisch-berührende Modus der Erfahrungsbildung

Die Konzeptionen der paranoid-schizoiden und depressiven Modi, wie sie bisher diskutiert wurden, verkörpern Vorstellungen, die vorwiegend aus den Arbeiten von Klein und Bion entwickelt wurden. Eine ausschließlich auf diesen beiden Modi basierende Konzeption einer Dialektik der Erfahrung ist insofern unvollständig, als dabei ein noch primitiverer, vorsymbolischer, sensorisch dominierter Modus ignoriert wird, den ich als den autistisch-berührenden Modus bezeichnen möchte. Die Konzeption eines autistisch-berührenden Pols der Dialektik der Erfahrung stellt eine Integration, Interpretation und Erweiterung verschiedener Aspekte der Arbeiten von Bick (1968, 1986); Meltzer (Meltzer 1975, 1986; Meltzer et al., 1975); sowie Tustin (1972, 1980, 1981, 1984, 1986) dar. Jede(r) dieser Autoren/innen war stark beeinflußt von Bions (1962, 1963) Konzeption des „Containers" („Behälters") und des „Contained" („Projizierten/Beinhalteten") wie auch von seiner Theorie des Denkens. In diesem Kapitel können wir eine Diskussion dieser Erfahrungsmodalität nur kurz ansprechen. (Im Kapitel 3 werden wir das Konzept der autistisch-berührenden Position in allen Einzelheiten diskutieren.)

Die autistisch-berührende Position ist eine primitive psychische Organisation, die von Geburt an wirksam ist und die die elementarsten Formen menschlichen Erlebens gestaltet.[4] Sie ist ein sensorisch dominierter Modus, bei dem sich ein Selbstgefühl in seinen allerersten Anfängen durch den Rhythmus der Sinneswahrnehmung (Tustin, 1984) bildet, insbesonders durch Sinneseindrücke der Hautoberfläche (Bick, 1968).

---

[4] Die autistisch-berührende Position wird in diesem Buch nicht als eine vorpsychologische (biologische) Entwicklungsphase begriffen, in der das Kleinkind in einer Welt lebt, die von dynamischen Beziehungen mit äußeren Objekten abgeschnitten ist; sie wird vielmehr als psychische Organisation verstanden, bei der sensorische Modi der Erfahrungsbildung angesichts einer wahrgenommenen Gefahr Abwehrprozesse einleiten. Bei extremer, prolongierter Angst werden diese Abwehrmechanismen hypertrophiert, sie verfestigen sich und es entsteht eine pathologisch autistische psychische Struktur. Eine normale autistisch-berührende Organisation kann sich nur innerhalb der Beziehung mit der Mutter als Umwelt und der Mutter als Objekt (vgl. Winnicott, 1963a) entwickeln.

Da der autistisch-berührende Modus[5] des Erlebens ein vor-symbolischer, sensorischer Modus ist, ist es äußerst schwierig, ihn in Worte zu fassen. Rhythmuserleben und das Erleben sensorischer Berührung tragen zur frühesten psychischen Organisation in diesem Modus bei. Sowohl Rhythmus erleben als auch Erfahrungen von Oberflächenberührungen sind grundlegend für die frühesten Beziehungen eines Menschen mit Objekten: die Erfahrung des Stillens und die Erfahrung, in den Armen der Mutter gehalten und geschaukelt zu werden, ihre Worte und ihren Gesang zu hören. Diese Erfahrungen sind in einem sehr spezifischen und sehr beschränkten Sinn des Wortes „objektbezogen". Die Beziehung zum Objekt ist in diesem Modus mit Sicherheit weder eine Beziehung zwischen Subjekten wie im depressiven Modus, noch eine Beziehung zwischen Objekten wie im paranoid-schizoiden Modus. Vielmehr wird es eine Beziehung zwischen Form und

---

[5] Ich habe die primitivste der Erlebnisqualitäten *autistisch-berührenden Modus* genannt und mich dabei an die Methode der Namensgebung beim paranoid-schizoiden Modus angelehnt, die dort sowohl auf die Form seiner psychischen Organisation als auch auf die Form der mit ihm in Verbindung gebrachten Abwehrmechanismen zurückgeht. Im autistisch-berührenden Modus geht die psychische Organisation zu einem großen Teil auf unmittelbare sensorische Nähe zurück, das heißt, es werden durch das Erlebnis sich „berührender" sensorischer Oberflächen Beziehungen hergestellt. Ein Zusammenbrechen dieser Organisation führt zur Implementierung autistischer Abwehrmechanismen, die in diesem Buch beschrieben werden.

Man darf hier – wie das ganze Buch hindurch – nicht vergessen, daß der Begriff *autistisch* sich auf ganz besondere Züge einer universellen, sensorisch dominierten Erfahrungsmodalität bezieht und nicht auf eine schwere Erkrankung im Sinne kindlicher Psychopathologie. Es wäre genauso absurd, Kinder oder Erwachsene, während der Zeit, in der sie in hohem Maße auf den autistisch-berührenden Modus der Erfahrungsbildung angewiesen sind, als autistisch im pathologischen Sinn zu betrachten, wie es absurd wäre, sie für paranoide Schizophrene zu halten, wenn sie Erfahrung im paranoid-schizoiden Modus organisieren oder für depressiv, während sie sich in einem überwiegend depressiven Modus befinden.

dem Gefühl des Eingeschlossenseins sein, zwischen einem Taktschlag und dem Gefühl von Rhythmus, zwischen Härte und dem Spüren von etwas Kantigem. Abfolgen, Symmetrien, Periodizität, „Verformung" der Hautoberfläche durch Anschmiegen sind Beispiele von Kontiguitäten, die die Ingredienzien bilden, aus denen die Anfänge rudimentärer Selbsterfahrung erwachsen. Die Erfahrung des „Selbst" ist an diesem Punkt nicht mehr als ein reflexionsfreier Zustand eines sensorischen „Weiterbestehens" („going on being") (Winnicott, 1956, S. 103), von Körperbedürfnissen hergeleitet, die nur „allmählich zu Ich-Bedürfnissen werden, so wie eine Psychologie allmählich aus der imaginativen Erarbeitung körperlicher Erfahrung (in der Mutter-Kleinkind-Beziehung) heraus entsteht" (S. 304).[6]

Frühe Erfahrungen sensorischer Berührungen legen eine Oberfläche fest (die Anfänge dessen, was sich einmal zu einem Ortssinn entwickeln wird), auf der Erleben geschaffen und organisiert wird. Diese sensorischen Erfahrungen mit „Objekten" (die nur einem außenstehenden Beobachter als Objekte bewußt würden) sind das Medium, durch das die frühesten Formen organisierter und organisierender Erfahrung geschaffen werden.

Aus der Berührung von Oberflächen (z. B. sich an einander anschmiegende Hautoberflächen, harmonische Töne, rhythmisches Schaukeln oder Saugen, symmetrische Formen) erwächst eher das Erlebnis einer sensorischen Oberfläche als

---

[6] Aus einer psychoanalytischen Entwicklungsperspektive stellt Stern (1985) fest, daß „Kinder [von Geburt an] ... empfänglich sind für Sinneseindrücke, Wahrnehmungen, Handlungen, Kognitionen, daß sie innere Motivationszustände und Zustände (selbstreflexionsfreier) Bewußtheit kennen und daß sie diese Phänomene direkt als Intensitäten, Formen, zeitliche Muster, Vitalitätsaffekte (vitality affects), kategorische Affekte (categorical affects) und hedonistische Nuancen (hedonic tones)" (S. 67) erleben. Dieser früheste Erfahrungsmodus wirkt durch das ganze Leben „ohne bewußt zu sein als Erlebnismatrix" (S. 67) für alle folgenden subjektiven Zustände.

das Gefühl von zwei Oberflächen, die entweder voneinander abgehoben oder ineinander verschmelzend zusammenkommen. Es existiert praktisch kein Gefühl für innen und außen, für sich selbst und den anderen; wichtig ist vielmehr das Muster, die Begrenztheit, die Form, der Rhythmus, die strukturelle Beschaffenheit, die Härte, Weichheit, Wärme, Kälte und so weiter.

Frau L., eine 29jährige Patientin, hatte, als sie zu einer Therapiestunde kam, unmittelbar zuvor einige Zeit mit ihrer Mutter verbracht, und fühlte sich aus Gründen, die sie festzustellen unfähig war, in einem Zustand schrecklicher Angst und diffuser Angespanntheit, sodaß ihr als einzige Möglichkeit, diesen Spannungszustand zu lösen, die Idee erschien, sich überall am Körper mit einer Rasierklinge zu schneiden. Es kostete sie große Anstrengung, zur Therapiestunde zu kommen und sich nicht, wie sie das in der Vergangenheit gemacht hatte, diese Schnittwunden zuzufügen. Die Patientin weinte während der ganzen Sitzung hemmungslos. Ich interpretierte diese Situation, so weit ich sie zu verstehen glaubte, auf der Grundlage dessen, was ich über die Beziehung der Patientin zu ihrer Mutter wußte und der Verbindung zwischen diesen Gefühlen und den Übertragungs- bzw. Gegenübertragungsängsten der wenigen vorangegangenen Sitzungen. Frau L. sagte, daß sie sich fühle, als ob sie „aus allen Nähten platze". Ich sagte, daß ich dachte, daß sie dieses Aufplatzen im wahrsten Sinne des Wortes fühle, so als ob ihre Haut bereits aufgeschnitten sei, wie sie das vorher imaginiert hatte.

Es war bereits am späten Nachmittag und im Arbeitsraum wurde es allmählich kühl. Ich sagte: „Es ist kalt hier drin" und stand auf, um die Heizung einzuschalten. Sie sagte: „Ja, tatsächlich . . . es ist kalt." Gleich danach schien sie sich zu beruhigen. Sie sagte dann, daß sie aus Gründen, die sie selbst nicht verstand, außerordentlich „gerührt" gewesen sei, weil ich gesagt hatte, daß es kalt sei und weil ich die Heizung eingeschalten hatte: „Es war etwas ganz Alltägliches, das zu sagen und zu tun." Ich glaube, daß das Einschalten der Heizung das Bekenntnis zu einem gemeinsamen Erleben der Abkühlung in der Luft war und zur Schaffung einer sensorischen Oberfläche zwischen uns beitrug. Ich machte von meinen eigenen Gefühlen und Empfindungen mehr oder weniger unbewußt auf „alltägliche Weise" Gebrauch (vielleicht wie eine „ausreichend gute Mutter" (Winnicott, 1949). Der Patientin mag das vorgekommen sein, als ob ich sie körperlich berührt und „zusammengehalten" hätte. Die auf diese Weise gegenseitig geschaffene Oberfläche war das Gegenteil der Erfahrung des „Aus- den-Nähten-Platzens"; es erleichterte das Wiederherstellen ihrer psychisch-sensorischen Oberfläche, die sich angefühlt hatte, als ob sie im Verlauf der Interaktion zwischen der Patientin und der Mutter zerschnitzelt worden sei.

Dieses „Halten" (Winnicott, 1960a) als sensorische Dimension der analytischen Beziehung und des Settings wurde zusammen mit der verbindenden Kraft der symbolischen Interpretation (die auf der Basis der Intersubjektivität von Übertragung und Gegenübertragung formuliert wurde) wirksam.

Es ist offensichtlich, daß die eben vorgestellte Erfahrung nicht ein Beispiel einer „reinen" Erfahrung im autistisch-berührenden Modus war. Wie immer „leiht" der autistisch-berührende Modus sowohl vom paranoid-schizoiden Modus („sie durchdringen einander gegenseitig") bei der Herstellung von Repräsentationen in der Phantasie für sensorisch dominierte Erfahrung, wie er sich auch Anleihen aus Zügen des depressiven Modus nimmt, einschließlich Elementen von Subjektivität, Historizität und eigentlicher Symbolbildung.

Es gibt einen entscheidenden Unterschied zwischen einem rein physiologischen Reflexbogen und der Erfahrung im autistisch-berührenden Modus ungeachtet dessen, daß beide in nichtsymbolischen, den Körper betreffenden Begriffen beschrieben werden können. Obwohl der physiologische Reflex einen Ort hat (vom Standpunkt eines außenstehenden

Beobachters aus gesehen), ist ein Ort etwas anderes als ein beginnendes Gefühl für einen Platz, an dem Erleben stattfindet. Für einen Beobachter mag der physiologische Reflex die Qualität der Periodizität besitzen, aber Periodizität ist nicht dasselbe wie Rhythmusgefühl; der physiologische Reflex mag einen zeitlichen und räumlichen Anfang und ein zeitliches und räumliches Ende haben, was aber nicht dasselbe ist wie ein Gefühl der Begrenztheit. Die ersten Anfänge sensorischer Erfahrung des Selbst im autistisch-berührenden Modus haben nichts zu tun mit der Darstellung der eigenen affektiven Zustände, weder ideographisch, noch voll und ganz symbolisch. Die sensorische Erfahrung *ist* das Kleinkind in diesem Modus und der abrupte Bruch in Form, Symmetrie, Rhythmus, Hautformung etc. kennzeichnet das körperliche Ende des Kleinkindes.

Tustin (1984) hat versucht, das Wesen der Veränderung zu veranschaulichen, die das Kind an seiner Hautoberfläche erfährt, indem er uns aufforderte, den Stuhl, auf dem wir sitzen, nicht als Objekt, sondern einfach als einen sensorischen Eindruck auf unserer Haut zu erleben: „Vergessen Sie den Stuhl. Fühlen Sie statt dessen, wie Sie Ihr Gesäß gegen die Sitzfläche des Stuhles drücken. Es wird dabei eine „Form" annehmen. Wenn Sie auf dem Stuhl herumrutschen, wird sich diese Form verändern. Diese Formen sind nur ihnen persönlich eigen (S. 281 f.). Im autistisch-berührenden Modus gibt es weder einen Stuhl noch das eigene Gesäß, sondern nur einen sensorischen „Eindruck" im ganz wörtlichen Sinn. Tustin beschreibt zwei Sorten sensorischer Eindrücke, die üblicherweise die frühe Erfahrung bilden: weiche Eindrücke, die sie *autistische Formen* (1984) nennt und harte, eckige Eindrücke, die sie als *autistische Objekte* (1980) bezeichnet. Aus diesem unterschiedlichen Erleben der sensorischen Oberfläche ergeben sich Modelle zur Definition des Erlebnisinhalts innerhalb dieses Modus. Die Erfahrung einer autistischen Form ist das Gefühl von Weichheit, das wir weit später im Leben mit Vorstellungen wie Sicherheit, Entspannung,

Wärme und Zuneigung verbinden. Die Wörter, die meiner Meinung nach der sensorischen Ebene der Erfahrung am nächsten kommen, sind *beschwichtigen* und *trösten*. Es geht dabei nicht darum, daß eine Mutter ihr Kind tröstet – es geht schlicht um die sensorische Erfahrung des Getröstetwerdens.

Eine Beziehung zu einer autistischen Form unterscheidet sich von einer Beziehung zu einem Übergangsobjekt (Winnicott, 1951) insofern, als die Tatsache der „Andersartigkeit" der autistischen Form praktisch keinerlei Bedeutung hat. Bei Übergangsphänomenen konzentriert sich die Erfahrung auf das Paradoxon, daß das Objekt vom Subjekt gleichzeitig geschaffen und entdeckt wird, und daß das Objekt daher immer einen Fuß in der Welt außerhalb der Omnipotenz des Individuums hat. In Beziehungen zu autistischen Formen und Objekten ist das eindeutig nicht der Fall.

Als Herr R. mit der Analyse begann, mußte er zu seiner großen Verzweiflung feststellen, daß ihm absolut nichts einfiel, was er hätte sagen können. Ein Gefühl völliger Leere beherrschte ihn. Er hatte sich auf den Beginn der Analyse gefreut, die analytische Praxis erwies sich jedoch als etwas Schreckliches. Er hatte erwartet, ohne Schwierigkeiten sprechen zu können. Unbewußt war es Herrn R. gelungen, eine sensorische Basis für sich zu schaffen, indem er das, was er später als „Löcher" bezeichnete, ausfüllte: sowohl in sich selbst (seine Unfähigkeit zu denken oder zu sprechen) als auch in der analytischen Beziehung (die er als nicht existent erlebte); er konzentrierte sich dabei aufmerksam auf eine rechtwinklige Form, die er in dem Linien- und Strukturmuster auf der Stelle der Decke, direkt über der Couch, wahrnahm. Diese Löcher wurden in der Folge zum Teil als Derivate der frühen Erfahrung von „Löchern" in der frühen Mutter-Kind-Beziehung verstanden, die mit einer tiefen Depression der Mutter nach der Geburt zusammenhingen, wegen der sie auch für eine kurze Zeit hospitalisiert wurde. Die Mutter erzählte ihm während der Zeit, in der er sich der Analyse unterzog, daß sie ihn als Baby nur in die Arme genommen hätte, wenn es „absolut notwendig" gewesen wäre. Er wurde stundenlang schreiend in seinem Gitterbett allein gelassen, während die Mutter sich in ihrem Zimmer versteckt hielt.

Ein autistisches Objekt wird, im Gegensatz dazu, als ein Gefühl eines harten, eckigen Eindrucks auf der Haut erlebt, wobei die Haut sich selbst anfühlt, als sei sie hart und schalenartig. Dieser Eindruck wird mit diffusen Gefahren in Zusammenhang gebracht sowie mit im paranoid-schizoiden Modus auftauchenden Vorstellungen der Hautoberfläche als einer harten Schale, die als Schutzpanzer dient.

Frau M., eine 35jährige Rechtsanwältin, entwickelte – während einer akut regressiven Phase ihrer Therapie – extreme Muskelverspannungen, die Muskelkrämpfe insbesondere im Nacken zur Folge hatten. Während der Sitzungen massierte sie häufig ihre verkrampften Muskeln. Diese Symptome wiesen eindeutige Ähnlichkeiten mit katatonen Zuständen auf, in denen Abwehr von unbewußter Wut normalerweise zentral ist. Die aktuelle Übertragungs-Gegenübertragungserfahrung jedoch zentrierte sich in diesem Fall nicht auf die Ängste der Patientin vor ihrer Destruktivität in bezug auf sich selbst und auf mich. Das Material unmittelbar vor der akuten Regression war um Gefühle äußerster Verletzbarkeit gekreist, die sich in Traumbildern ausdrückten, in denen sie selbst ein Nadelkissen war. Dies wurde als Derivat von Frau M.s (vorher besprochenem) Gefühl verstanden, gegenüber der Überschwemmung mütterlicher (und meiner) Projektionen in sie selbst machtlos zu sein. Als Folge interpretierte ich die akute Regression, in der sich Frau M. befand, nach und nach als ihren Versuch, eine Härte in ihrem Körper zu erzeugen, um damit – ihrem Erleben zufolge – meinen Versuchen standzuhalten, in sie einzudringen, um sie zu kontrollieren und sie zu jemandem zu machen, wie ich ihn für mich brauchte. Frau M.s Muskel-Selbstmassage wurde als Methode gesehen, um sowohl eine sensorische Oberfläche herzustellen, auf der sie sich lokalisieren konnte, als auch, um sich zu versichern, daß diese Oberfläche hart und schützend war. (Während diesem regressiven Analysestadium berichtete die Patientin nicht von Phantasien oder Träumen, in denen man versuchte, in sie einzudringen oder in denen sie einen Schutzpanzer hatte; das Erleben fand überwiegend in einem sensorischen Modus statt.) Die Spannung ließ nach, als die sensorische Erfahrung durch verbale Interpretation wieder mit Sprache in Verbindung gebracht wurde.

Ich führe alle Phasen einer Analyse und psychoanalytischen Therapie (trotz größerer Verlagerungen im Gleichgewicht des dialektischen Zusammenspiels der drei Erfahrungsmodalitäten) auf der Grundlage des Prinzips durch, daß zu jeder Zeit eine Facette der Persönlichkeit, wie verdeckt oder versteckt sie auch sein mag, im depressiven Modus operiert und daher verbal symbolisierte Interpretation benutzen kann (Bion, 1957; Boyer und Giovacchini, 1967). Oft dient die Assoziationsfolge des Patienten in Verbindung mit Affektverlagerungen bei einer bestimmten Sitzung oder bei einer Reihe von Sitzungen als Beleg dafür, daß der Patient die Interpretation des Analytikers gehört und für sich nutzbar gemacht hat. Manchmal muß man jahrelang warten, bis der Patient einen direkten Hinweis darauf gibt (beispielsweise indem er den Analytiker an eine Interpretation erinnert, die dieser zu einem Zeitpunkt gemacht hat, als der Patient unfähig schien, im depressiven Modus zu agieren), daß er die Interpretation benutzt hat.[7]

---

[7] Ich bin der Auffassung, daß, während immer ein Aspekt des Patienten im depressiven Modus funktioniert (ein „nicht-psychotischer Teil der Persönlichkeit" [Bion, 1957]), es gleichzeitig immer andere Erfahrungsaspekte gibt, die in abwehrender Weise aus dem psychischen Bereich ausgeschlossen sind, wie z. B. bei der Erzeugung einer psychosomatischen Krankheit (McDougall, 1974), durch Alexythimie (Nemiah, 1977) und durch Formen der „Nicht-Erfahrung" (Ogden, 1980).

Der Zusammenbruch der Kontinuität sensorisch dominierter Erfahrung, wie wir ihn beschreiben, resultiert in der Angst, die Bick (1968) und Meltzer (Meltzer et al., 1975) auf der Grundlage ihrer Arbeit mit im pathologischen Sinn autistischen Kindern wie auch mit gesünderen Kindern und Erwachsenen, als die Erfahrung beschreiben, daß die Haut zu einem Sieb wird, durch das das Innere herausquillt und in einen end- und formlosen Raum fällt, der keine Oberfläche aufweist und nicht beschrieben werden kann (siehe auch Rosenfeld, 1984). Bion (1959b) spricht, wenn er sich auf eine der Qualität des *Containments* und der Bedeutung beraubten Erfahrung bezieht, von „namenlosem Grauen". (Vielleicht wäre der Begriff „*formloses Grauen*" eine angemessenere Beschreibung für die Natur der Angst im autistisch-berührenden Modus, da die Erfahrung von Formen, Rhythmen und Mustern die einzigen „Namen" sind, die in diesem Modus existieren.)

Frau N., eine 52jährige Frau mit einem äußerst instabilen Kontinuitätssinn für ihr Sein ausgestattet, saß in jeder Therapiestunde über längere Zeiträume schweigsam da und versuchte, Telefonnummern, Geburtsdaten, Straßennummern etc. von allen Menschen, die sie seit ihrer Kindheit gekannt hatte, aufzuschreiben. Einmal läutete inmitten einer solch ausgedehnten Grübelperiode das Telefon in meiner Praxis, wobei sich sofort der Anrufbeantworter einschaltete. Frau N. war von diesem Ereignis deutlich geschockt und verließ die Praxis. Es war das erste Mal im Verlauf ihrer Behandlung, daß sie das gemacht hatte. Nach etwa fünf Minuten kehrte sie zurück. Zu einem weit späteren Zeitpunkt der Therapie erzählte mir Frau N., teils beschämt und teils erleichtert, daß sie zu diesem Zeitpunkt das Zimmer verlassen hatte, um das Badezimmer aufzusuchen, da sie das Gefühl hatte, sich mit Kot oder Urin beschmutzt zu haben. Die Erfahrung spielte sich zu dem Zeitpunkt nicht im Gedanklichen ab, sondern war in erster Linie ein körperliches Wahrnehmungsempfinden. Erst im nachhinein konnte die Patientin die plötzliche Störung in ihrem Nachsinnen als Gefühl beschreiben, als ob man in sie „hineingeschnitten" hätte. Frau N. blickte auf eine lange, schon in der frühen Kindheit beginnende Geschichte gewaltsamer Störungen in ihrer Selbsterfahrung zurück. Zum Beispiel erzählte sie, daß ihre Mutter, ihr als Siebenjährige abends Arme und Beine an die Bettpfosten gebunden habe, um sie am Masturbieren zu hindern.

Der aus einer solchen Störung der Kontinuität sensorischer Erfahrung resultierende Schock bringt Abwehrformen, die spezifisch für diesen Erfahrungsmodus sind, ins Spiel. Bick (1968, 1986) beschreibt einen Abwehrtypus, den sie „Bildung einer zweiten Haut" nennt. Dies ist eine Bemühung, sich selbst zu schützen, indem man versucht, ein Gefühl der Kontinuität und Integrität der eigenen Oberfläche[8] wiederzubeleben. Ein Beispiel einer pathologischen Bildung einer

---

[8] Meltzer (Meltzer et al., 1975), der hier auf die Arbeit von Bick (1968) aufbaut, führte den Begriff der *adhäsiven Identifikation (adhesive identification)* ein, um damit eine Identifikationsform zu beschreiben, die primitiver ist als sowohl introjektive wie auch projektive Identifikation. Im autistisch-berührenden Modus, den Meltzer „Welt der Zweidimensionalität" [S. 225] nennt, benutzt man die adhäsive Identifikation bei dem Versuch, einen elementaren Sinn der Geschlossenheit der eigenen Oberfläche zu schaffen oder in defensiver Weise wieder herzustellen. Die Oberfläche des anderen wird als Ersatz eines nicht voll entwickelten oder schwindenden Sinnes für die eigene Oberfläche benutzt. Beispiele für Möglichkeiten, die Oberfläche des Objekts mittels adhäsiver Identifikation in defensiver Weise zusammenzuhalten, beinhalten Imitation, Mimik und klammernde Formen sensorischer Verbundenheit zu einem Objekt, das „in der Lage ist, das (eigene) Interesse wachzuhalten und dabei zumindest vorübergehend in einer Weise erfahren werden kann, daß es die Teile der (sensorisch dominierten) Persönlichkeit zusammenhält" (Bick, 1968, S. 49).

Tustin (1986) zieht den Begriff der *adhäsiven Gleichsetzung (adhesive equation)* dem der *adhäsiven Identifikation* vor, da in diesem Abwehrprozeß der Körper des Individuums mit dem Objekt auf konkreteste, sensorische Weise gleichgesetzt wird.

zweiten Haut ist die Entwicklung eines Ekzems bei Kindern, die Spitz (1965) als psychosomatische Störung verstand, die davon herrührt, daß die Kinder in den ersten Wochen und Monaten ihres Lebens von den Eltern entweder nicht genügend oft oder nur unzulänglich in die Arme genommen werden. Das andauernde Kratzen (das es oft notwendig macht, die Hände des Kindes mit Gaze zu umwickeln, um schlimmere Hautverletzungen und Infektionen zu verhindern) wird aus dieser Perspektive als der verzweifelte Versuch des Kleinkindes verstanden, durch erhöhtes Hautgefühl eine Oberfläche wiederherzustellen, um den Schrecken des Leckens und des Fallens in einen formlosen Raum zu vermindern.

Einen hospitalisierten Patienten bequem in Leintücher zu wickeln (während jemand vom Krankenpersonal sich einfühlend um ihn kümmert und nicht von seiner Seite weicht), ist eine wirkungsvolle und humane Art, jemanden zu behandeln, der den Schrecken der bevorstehenden Vernichtung spürt, bei der das Selbst sich in kleinste Teile auflöst und in einen Raum ohne Grenzen verstreut. Diese Form des Eingreifens stellt einen Versuch dar, den Patienten gleichsam im eigentlichen Sinn des Wortes mit einer zweiten Haut zu versehen, indem man für eine feste, fühlbare, ihn in sich haltende sensorische und interpersonale Oberfläche sorgt.

Zu den üblichen Formen der Bildung einer zweiten Haut, die man klinisch bei erwachsenen Patienten in Psychotherapie und Analyse feststellen kann, gehören unablässiger Augenkontakt, der im Warteraum einsetzt und am Ende der Stunde mit dem Schließen der Ordinationstür nur schmerzlich beendet wird; ein stetiges Plaudern und Schwatzen seitens des Patienten, wobei jeder Augenblick der Sitzung davon ausgefüllt wird und für Schweigen kaum noch Raum bleibt; das ständige Halten eines Objekts, das entweder in die Sitzung mitgebracht oder im Büro des Analytikers in die Hand genommen wurde (z. B. ein Papiertaschentuch); andauerndes Summen oder Wiederholen von Sätzen bzw. Aussagen, insbesondere wenn eigentlich ein Moment der Stille folgen sollte.

Tustin (1980, 1981, 1984, 1986) hat den defensiven Gebrauch von autistischen Objekten und Formen angesichts drohender Störung der sensorischen Kontinuität des Selbst erforscht. Autistische Formen und Objekte bieten eine Form der Selbstberuhigung, die auf eine Art „perfekt" ist, wie das kein Mensch je sein kann. Auf eine solche der Selbstberuhigung dienende Aktivität, sei das nun Haare drehen, über das Ohrläppchen streichen, daumenlutschen, an der inneren Oberfläche der Wange saugen, schaukeln, mit dem Fuß auf den Boden klopfen, summen, sich symmetrische geometrische Zeichen oder Nummernserien vorstellen, kann mit absoluter Sicherheit jederzeit zurückgegriffen werden. Solche Aktivitäten haben immer gleichbleibende sensorische Qualitäten und Rhythmen; sie zeigen niemals Stimmungsschwankungen und finden sich niemals auch nur für den Bruchteil einer Sekunde zu spät ein, wenn sie gebraucht werden. Es ist ausgeschlossen, daß ein menschliches Wesen eine solche, gleichsam mechanische Verläßlichkeit bieten kann. Das Individuum hat absolute Kontrolle über die autistische Aktivität; Gleichzeitig kann jedoch die autistische Aktivität das Individuum tyrannisieren (Tustin, 1984). Die tyrannische Macht der Aktivität leitet sich von der Tatsache ab, daß ein Individuum, das sich auf den autistischen Abwehrmodus verläßt, absolut abhängig ist von der Fähigkeit, die sensorische[9] Erfahrung vollkommen wiederherzustellen, um sich gegen unerträglichen Schrecken („formloses Grauen") zu schützen. Beeindruckt hat mich, welch wichtige Rollen die beiden Aspekte dieser Tyrannei (die Kontrolle der autistischen Aktivität durch

---

[9] Boyers (1986) Modell der „Grundregel" enthält eine vollständige Würdigung der sensorischen Dimension der analytischen Erfahrung. Er ersucht seine Patienten, manchmal direkt, manchmal indirekt (zum Beispiel durch die Fragen die er stellt) darum, zu versuchen, die Gedanken, Gefühle und *körperlichen Empfindungen*, die sie in den Sitzungen erfahren, zu beachten und in Worte zu kleiden. Auch sich selbst verlangt er das ab, indem er sich bemüht, seine Gegenübertragungserfahrung zu benutzen (Boyer, 1983, 1987).

das Individuum und das Kontrolliertwerden desselben durch die Aktivität) selbst in der Psychoanalyse jener erwachsener Patienten spielen, die die Fähigkeit erreicht und gefestigt haben, Erfahrung in einem vorwiegend depressiven Modus zu generieren.

Ein 42jähriger Patient, Dr. E., von Beruf Psychotherapeut, wurde jedesmal wütend, wenn ich seine Analysestunde auch nur mit einer Minute Verspätung begann. (Er hatte eine Digitaluhr.) Dr. E. sagte, er wisse, daß ich mir klar darüber sei, wie wichtig „der Rahmen" wäre und daß mir daher, wenn ich diesen auf eine so ungeheuerliche Weise mißachtete, seine Person beziehungsweise die Analyse reichlich gleichgültig sein müßten. Der „Rahmen" war für diesen Patienten nicht einfach eine Idee, sondern ein handfestes Gefühl, greifbar, hart und einfassend, wie ein Metallrahmen um ein Bild. Tatsächlich war dieser Mann nach dem analytischen Rahmen als autistisches Objekt süchtig geworden. Dr. E. stellte klar, daß er in unserer „Beziehung" nicht nur auf Verläßlichkeit, sondern auf absolute Gewißheit Wert lege. Als Folge dessen versuchte er alles unter Kontrolle zu bringen, einschließlich meiner Gedanken und Gefühle. Ständig erzählte er mir, was ich dachte und fühlte; so konnte er versuchen sicherzugehen, daß er von mir niemals überrascht oder enttäuscht würde. Interpretationen meinerseits, die eine Idee oder Perspektive enthielten, die Dr. E. noch nicht in den Sinn gekommen war, waren für ihn äußerst unangenehm, da sie die Tatsache spiegelten, daß ich Gedanken hatte, die nicht er entwickelt hatte und die daher nicht unter seiner absoluten Kontrolle waren. Solche Gefühle und diese Form der Beziehung erfaßt man üblicherweise mit Begriffen wie analerotischer Zwang, Omnipotenz und projektive Identifikation. Ohne Zweifel handelt es sich dabei um treffende Beschreibungen dieser Symptomatologie und Form von Beziehung, trotzdem ist ergänzend ein Verständnis der Art und Weise notwendig, in der die Erfahrung auch tyrannisierende Beziehungsanteile zu einem autistischen Objekt miteinschließt.

Das Thema von Gegenübertragungsreaktionen auf analytische Erfahrung im autistisch-berührenden Modus können wir hier nur kurz streifen. Der Analytiker fühlt sich oft von den mechanischen Verhaltensmustern des Patienten kontrolliert (wie im Fall von Dr. E.), hat das Gefühl eigener Unzulänglichkeit aus Mangel an Mitgefühl mit dem Patienten oder den Eindruck, überhaupt unfähig zu sein, eine Beziehung zum Patienten herstellen zu können. Auch kann das intensive Gefühl auftreten, den Patienten schützen zu müssen. Diese nicht unbekannte Gefühlspalette gleicht dem Komplex der Reaktionen, die man gegenüber Patienten hat, die überwiegend im paranoid-schizoiden sowie im depressiven Modus operieren. Für den autistisch-berührenden Modus ist eine Gegenübertragungserfahrung typischer, bei der körperliche Empfindungen dominieren. Nicht ungewöhnlich sind somatische Erfahrungen wie das Zucken von Hand und Arm, Magenschmerzen, Völlegefühle und dergleichen. Sehr häufig wird die Gegenübertragungserfahrung in Verbindung gebracht mit Hautempfindungen, wie zum Beispiel Gefühlen von Kälte oder Wärme (man erinnere sich an die Diskussion des Falles Frau L. in diesem Kapitel) wie auch einem Kribbeln, Gefühllosigkeit oder einer übertriebenen Empfindlichkeit gegenüber einem Druck auf die Haut durch eine zu fest gebundene, einschnürende Krawatte oder durch enge Schuhe. Es hat Momente gegeben, in denen sich der Raum zwischen dem Patienten und mir so anfühlte, als wäre er mit einer warmen, beruhigenden Substanz gefüllt. Dies wird häufig mit einem Zustand schläfriger Gegenübertragung in Zusammenhang gebracht, der mit Langeweile nichts zu tun hat. Es handelt sich dabei um das ziemlich angenehme Gefühl eines Schwebens zwischen Schlaf und Wachzustand. (Vielleicht ist dies die sensorische Dimension von Bions [1962] Vorstellung von „Träumerei" [„reverie"], ein Konzept, das sich auf den Zustand der Aufnahmefähigkeit des Analytikers in bezug auf die unbewußte Erfahrung des Patienten bezieht wie auch auf die Aufnahmefähigkeit der Mutter in bezug auf die symbolischen und asymbolischen [oder vorsymbolischen] Erfahrungen des Kindes.)

Aus der in diesem Kapitel entwickelten Perspektive kann der autistisch-berührende Modus unter normalen Umständen als Objektbeziehungsmodalität gesehen werden, die den begrenzten sensorischen „Boden" (Grotstein, 1987) der Erfahrung bereitstellt. Er bietet eine sensorische Einfriedung, die in dialektischer Spannung mit dem Fragmentierungspotential des paranoid-schizoiden Modus steht. Die Gefahr einer Psychose, die sich aufgrund der Fragmentierungs- und Ausstoßungsprozesse des paranoid-schizoiden Modus ergeben, ist auf zweifache Art abgesichert: Erstens „von oben" durch die bindende Fähigkeit symbolischer Eingliederung, durch Geschichtlichkeit und Subjektivität des depressiven Modus und zweitens „von unten" durch die sensorische Kontinuität, durch Rhythmuserleben und die Begrenzung des autistisch-berührenden Modus.

Zusammenfassung

In diesem Kapitel wird menschliche Erfahrung als das Ergebnis einer dialektischen Beziehung zwischen drei Erfahrungsmodalitäten begriffen. Der autistisch-berührende Modus sorgt für ein gutes Maß an sensorischer Kontinuität und Integrität der Erfahrung (den sensorischen „Boden"); der paranoid-schizoide Modus ist ein Hauptquell der Unmittelbarkeit konkret symbolisierter Erfahrung; und der depressive Modus ist ein wesentliches Medium, duch das geschichtliche Subjektivität und die Reichhaltigkeit symbolisch vermittelter menschlicher Erfahrung entsteht. Erfahrungsbildung vollzieht sich jeweils zwischen den Polen, die durch das Ideal der reinen Form jedes dieser Modi verkörpert sind.

Die Modi der Erfahrungsbildung kann man sich als leere Fächer vorstellen, von denen jedes durch die wechselseitige Beziehung mit den anderen Modi gefüllt wird. Man kann sich

Psychopathologie als ein System der verschiedenen Formen des Zusammenbruchs der Erfahrungsfülle denken, die zwischen diesen Polen geschaffen wird. Ein Zusammenbruch kann in Richtung des autistisch-berührenden Pols, des paranoid-schizoiden Pols oder des depressiven Pols eintreten. Bei einem Zusammenbruch in Richtung des autistisch-berührenden Pols kommt es zu einem Gefangensein in der gleichsam maschinenmäßigen Tyrannei kontinuierlicher, sensorisch angelegter Fluchtversuche aus dem Schrecken formlosen Grauens, wobei man sich starrer autistischer Abwehrmechanismen bedient. Ein Zusammenbruch in Richtung des paranoid-schizoiden Pols ist durch ein Gefangensein in einer nichtsubjektiven Gedanken- und Gefühlswelt charakterisiert, in der sich furchterregende und schützende Dinge einfach ereignen und sich gedanklicher oder interpretativer Verarbeitung entziehen. Ein Zusammenbruch in Richtung des depressiven Pols schließt eine Isolation des Selbst von den eigenen körperlichen Empfindungen ein und von der Unmittelbarkeit der eigenen gelebten Erfahrung und läßt einen bar jeglicher Spontaneität und Lebendigkeit.

3

Die autistisch-berührende Position

DER Austausch von Ideen im britischen psychoanalytischen Diskurs von den 1930er bis zu den frühen 1970er Jahren drehte sich zu einem großen Teil um das Werk von Klein, Winnicott, Fairbairn und Bion. Jeder dieser Analytiker lieferte den Kontext – wie auch den Kontrapunkt – zu den von den anderen Kollegen entwickelten Ideen. Die letzten zwanzig Jahre der Geschichte der Entwicklung der britischen Objektbeziehungstheorie kann man zum Teil als Beginn der Erforschung eines Gebietes menschlichen Erlebens sehen, das außerhalb der Erfahrungszustände liegt, für die Klein (1958) ihre Konzepte der paranoid-schizoiden und der depressiven Position entwickelt hat; desgleichen Fairbairn (1944) seine Konzeption der inneren Objektwelt, Bion (1962) die Konzeption der projektiven Identifikation als einer primitiven Form von Abwehr, Kommunikation und *Containment* sowie Winnicott (1971a) seine Konzeption der Entwicklung der Mutter-Kind-Beziehung und der Ausarbeitung von Übergangsphänomenen.

Mit Hilfe des klinischen und theoretischen Werks von Esther Bick (1968, 1986), Donald Meltzer (Meltzer, 1975; Meltzer et al., 1975) und Frances Tustin (1972, 1980, 1981, 1984, 1986), das in deren klinischer Arbeit mit autistischen Kindern entwickelt wurde, konnte eine bis dahin ungenügend verstandene Dimension menschlicher Erfahrung definiert werden. Es handelt sich dabei um eine Position, die primitiver ist als die paranoid-schizoide und die ich als autistisch-berührende Position bezeichne. Das vorliegende Kapitel stellt eine Synthese, Interpretation und Ausweitung des Werks der vorgenannten analytischen Denker dar. (Eine – nicht vollständige – Liste anderer wichtiger Beiträger zu diesem Forschungsgebiet beinhaltet: J. Anthony 1958; Anzieu 1970; Bion 1962; Bower 1977; Brazelton 1981; Eimas 1975; Fordham 1977; E. Gaddini 1969, 1987; R. Gaddini 1978, 1987; Grotstein 1978, 1983; Kanner 1944; S. Klein 1980; Mahler 1952, 1968; Milner 1969; D. Rosenfeld 1984; Sander 1964; Searles 1960; Spitz 1965; Stern 1977, 1985; Trevarthan 1979; und Winnicott 1960a.)

Im vorhergehenden Kapitel nannte ich die psychische Organisation, die den primitivsten Seinszustand schafft, *autistisch-berührende Position*. (Ich gebrauchte den Terminus *Position*, da ich diese psychische Organisation als einen sich entwickelnden und andauernden erfahrungsbildenden Modus sehe – im Gegensatz zu einer Entwicklungs*phase*, die einmal durchschritten wird. Ich meine, daß die autistisch-berührende Position für die psychische Organisation des Menschen den gleichen Stellenwert hat wie die paranoid-schizoide und die depressive Position und daß sie für die Dialektik menschlicher Erfahrung ebenso von elementarer Bedeutung ist wie diese beiden Positionen.) Die Ausführung dieser primitiven Organisation stellt einen integralen Bestandteil der normalen Entwicklung dar, durch die eine unverwechselbare Erfahrungsmodalität erzeugt wird. Dieser Modus der Erlebensorganisation ist durch spezifische Arten von Abwehrmechanismen und Formen von Objektbezogenheit sowie eine bestimmte Ausprägung von Angst und einen Grad von Subjektivität charakterisiert, die in diesem Kapitel detaillierter beschrieben und mit Beispielen aus der klinischen Praxis veranschaulicht werden.

Der Seinszustand, der durch diese psychische Organisation hergestellt wird, steht zur paranoid-schizoiden wie zur depressiven Position sowohl in einer diachronischen wie auch einer synchronischen Beziehung. Obwohl die autistisch-berührende Position zu einem früheren Zeitpunkt im Leben über einen Zeitraum eine Vorrangstellung einnimmt als die beiden von Klein beschriebenen psychischen Organisationen, koexistiert sie in dialektischer Weise mit der paranoid-schizoiden und der depressiven Position vom Anfang des psychischen Lebens an. Die Konzepte der depressiven, der paranoid-schizoiden und der autistisch-berührenden Position stellen jeweils bewahrende und negierende Kontexte für einander dar, genauso wie jedes der komplementären Vorstellungspaare von Tag und Nacht, Dunkelheit und Licht, Ton und Stille, Bewußtem und Unbewußtem sich gegenseitig erschafft, erhält und negiert. Eine Beschreibung der autistisch-berührenden Dimension der Erfahrung vermindert in keinster Weise die Bedeutung der paranoid-schizoiden und der depressiven Dimensionen. Das gegenwärtige Kapitel stellt einen Versuch dar, das Konzept der psychischen „Positionen" oder Organisationen auszuweiten und die primitivsten Aspekte menschlicher Erfahrung miteinzubeziehen.

Die primitive Organisation der Erfahrung

Bei der „autistisch-berührenden Organisation" denkt man an einen spezifischen Modus, der Erfahrung Bedeutung zuzuschreiben. Die unverarbeiteten sensorischen Daten werden mittels Bildung vorsymbolischer Verbindungen zwischen den sensorischen Eindrücken geordnet. Diese Eindrücke führen zur Bildung begrenzter Oberflächen. Auf eben diesen Oberflächen hat die Erfahrung des Selbst ihre Ursprünge: „Das Ich ist vor allem ein körperliches Ich ... (Freud, 1923, S. 253), d. h., das Ich wird letzten Endes von körperlichen Empfindungen abgeleitet, und zwar hauptsächlich von jenen, die an der Körperoberfläche ihren Ausgang nehmen" (Freud, 1923, im Jahr 1927 hinzugefügte, nur in der *Standard Edition* [19: S. 26] aufscheinende Fußnote).

Bei der Benennung der primitivsten psychischen Organisation habe ich mich für das Wort autistisch entschieden, trotz der Tatsache, daß man bei diesem Begriff üblicherweise an ein ausschließlich auf die Pathologie begrenztes, psychisches System denkt, von dem ich nicht meine, daß es für den normalen autistisch-berührenden Modus charakteristisch ist. Ich nenne die Organisation deshalb „autistisch", weil ich der Meinung bin, daß pathologische Formen des Autismus hypertrophierte Varianten von Abwehrstrategien implizieren. Das gleiche gilt für das Verfahren, der Erfahrung Bedeutung zuzuschreiben sowie den Modus der Objektbezogenheit, der die normale autistisch-berührende Organisation charakterisiert.

Ich meine, daß sich zur weiteren Benennung dieser Organisation das Wort *berührend („contiguous")* besonders anbietet, da, wie wir das weiter unten diskutieren werden, die Erfahrung einander berührender Oberflächen ein wesentliches Medium zur Herstellung von Verbindungen und zur Bewerkstelligung der Organisation in diesem psychischen Modus ist. Das Wort *berührend* sorgt für die notwendige Antithese zu den beim Wort *autistisch* sich einstellenden Konnotationen von Isolation und Unverbundenheit.

Diese primitive psychische Organisation sorgt unter normalen Umständen für den kaum merkbaren Hintergrund sensorischer Begrenzung aller folgender subjektiver Zustände. Wenn die kindliche Angst extrem ist (aus Gründen der psychischen Konstitution und/oder aus Gründen, für die das Umfeld verantwortlich ist), wird das diesen Modus charakterisierende Abwehrsystem hypertrophiert und verhärtet; dies führt zu einer Vielfalt von Formen eines pathologischen Autismus: von pathologischem kindlichen Autismus bis zu autistischen Zügen bei Patienten, die sich auf andere Weise eine überwiegend neurotische psychische Struktur „geschaffen" haben (vgl. S. Klein, 1980; Tustin, 1986).

Diese Konzeption einer autistisch-berührenden Position

muß von Mahlers (1968) Konzeption des „normalen Autismus" (S. 7) unterschieden werden. Für sie existiert das Kind in den ersten Lebensmonaten in einem „geschlossenen monadischen System, wobei es sich in seiner halluzinatorischen Wunscherfüllung selbst genügt (S. 7).[1] Im Gegensatz dazu verstehe ich die autistisch-berührende Position nicht als ein geschlossenes System, in dem das Kind von seiner Objektwelt isoliert ist und auf sie nicht reagiert. Wie ich erörtern werde, werden Objektbeziehungen – im autistisch-berührenden Modus – in Form der sensorischen Oberflächen erfahren, die durch die Interaktionen des Individuums mit seinen Objekten entstehen und durch die sensorischen Transformationen, die sich im Verlaufe dieser Interaktionen innerhalb des Individuums vollziehen (vgl. Bollas, 1979). In einer organisierten und organisierenden Weise sowie in einer Weise, die eine wechselseitige Transformierung von (sich entwickelndem) Selbst und Objekt einschließt, wird dem Objekt (als sensorischem Eindruck) Bedeutung zugeschrieben und auf es reagiert.

Das aus den Beobachtungen von Bower (1977), Brazelton (1981), Eimas (1975), Stern (1977, 1983, 1985), Trevarthan (1979) und anderen resultierende Material hat deutliche Beweise dafür geliefert, daß das Kleinkind von den ersten Tagen und Wochen seines Lebens an in der Lage ist, äußere Objekte wahrzunehmen, zu unterscheiden und auf sie zu reagieren, und zwar in einer Weise, die auf eine (zumindest sporadische) Bewußtheit des Kleinkindes äußerlichen Phänomenen gegenüber schließen läßt. (Ich habe an anderer Stelle wesentliche Züge dieses Beobachtungsmaterials besprochen [Ogden, 1984].) Normalerweise macht die Wechselwirkung der Erfahrungen des Einsseins und des Getrenntseins innerhalb der frühen Mutter-Kind-Beziehung die Augenblicke, in denen das Kind sich seiner Separatheit

---

[1] Stern (1985) berichtet, daß Mahler in den letzten Jahren ihres Lebens ihre Konzeption der frühesten Entwicklungsperiode erweitert hat, wobei sie dem Kind ein größeres Maß an Bewußtheit und eine größere Reaktionskapazität gegenüber seiner menschlichen und nichtmenschlichen Umwelt zugestand.

bewußt wird, erträglich. Die normale Ausbildung der autistisch-berührenden Organisation hängt von der Fähigkeit von Mutter und Kind ab, Formen sensorischer Erfahrung herzustellen, die das Bewußtsein um die Separatheit, die eine essentielle Komponente früher kindlicher Erfahrung darstellt (Tustin, 1986), „heilen" oder „erträglich machen". Wenn die Mutter-Kind-Dyade nicht in der Lage ist, auf eine Art und Weise zu funktionieren, die dem Kind eine heilende sensorische Erfahrung bietet, werden die Löcher im Gewebe des „zum Vorschein kommenden Selbst" („emergent self") (Stern, 1985) eine Quelle unerträglicher „Bewußtheit körperlicher Separatheit [die sich niederschlägt in] einer Agonie des Bewußtseins" (Tustin, 1986, S. 43). Unter solchen Umständen dreht sich die Entwicklung des Kindes in Richtung eines pathologischen Autismus, der die Schaffung eines Zustandes psychischer Leblosigkeit mit sich bringt, den Meltzer und Kollegen (1975) mit der „Abwesenheit" bei einem plötzlichen *Petit-mal*-Anfall (*petit mal* seizure) vergleichen und den ich (Ogden, 1980) als den Zustand einer „Nicht-Erfahrung" beschrieben habe. Es ist dies ein Zustand, in dem der Prozeß, der Erfahrung Bedeutung zuzuschreiben, aufhört oder lahmgelegt ist.

Das Wesen empfindungsdominierter Erfahrung

Im autistisch-berührenden Modus ist das Erleben von Empfindungen, insbesondere auf der Hautoberfläche, das wichtigste Medium, durch das psychische Bedeutung und die Anfänge der Selbsterfahrung geschaffen werden. Sensorische Kontiguität der Hautoberfläche zusammen mit dem Element des Rhythmuserlebens sind grundlegend für die elementarsten Formen kindlicher Objektbeziehungen: die Erfahrung des Kindes, von der Mutter in die Arme genommen, gestillt und angesprochen zu werden. Diese frühen Erfahrungen sind in einem ganz spezifischen Sinn des Wortes objektbezogen, der zur Natur der Subjektivität in der autistisch-berührenden Position in Beziehung steht. In früheren Beiträgen (Ogden, 1986; siehe auch Kapitel 2) habe ich Kleins Konzept der depressiven Position als psychische Organisation diskutiert, bei der ein interpretierendes Subjekt zwischen Symbol und Symbolisiertem, zwischen einem selbst und der eigenen gelebten Erfahrung vermittelt. Im paranoid-schizoiden Modus ist ein vermittelndes, interpretierendes „Ich" praktisch nicht existent; statt dessen ist das Selbst weitgehend ein Selbst-als-Objekt, ein Selbst, das sich nur in einem sehr geringen Maß als Urheber seiner eigenen Gedanken, Gefühle, Empfindungen und Wahrnehmungen erfährt. Statt dessen erfährt sich das Individuum im paranoid-schizoiden Modus als gepufft von Gedanken, Gefühlen und Empfindungen, als ob dies Kräfte wären oder Dinge, die einfach vorkommen.

Die Natur der Beziehung des Individuums zu seinen Objekten hängt in hohem Maße von der Natur der Subjektivität (der Form des „Ich-Seins" ab), die den Kontext für diese Objektbeziehungen abgibt. In der autistisch-berührenden Position ist die Beziehung zu Objekten eine, bei der ein beginnender Sinn für das „Ich-Sein" aus Beziehungen sensorischer Kontiguität (z. B. *Berührung*) entsteht, die nach und nach die Empfindung einer begrenzten sensorischen Oberfläche erzeugen, auf der die eigene Erfahrung sichtbar wird (die Anfänge eines Gefühls eines „Ortes, an dem man lebt" [Winnicott, 1971a]). Beispiele von Begrenzung, die aus Kontiguitätsbeziehungen geschaffen wurden, beinhalten den Sinn für Form, der durch den Eindruck der Hautoberfläche des Kleinkindes entsteht, wenn es seine Wange an die Brust der Mutter legt; den Sinn für Kontinuität und Vorhersagbarkeit von Form, der aus der Rhythmik und Regelmäßigkeit der Saugaktivität des Kleinkindes hergestellt wird (im Kontext der von der Mutter bereitgestellten „haltenden Umwelt" [„holding environment"] [Winnicott, 1960a]), den Rhythmus des „Dialoges" beim „liebkosenden Singsang" zwischen Mutter und Kind;

und das Gefühl für spitze Konturen, das sich einstellt, wenn der Säugling sein Zahnfleisch fest auf Finger oder Brustwarze der Mutter preßt.

Die allerersten Anfänge von Subjektivität in der autistisch-berührenden Position müssen gleichzeitig aus der Perspektive von zwei Scheitelpunkten beschrieben werden. Auf der einen Seite sind Kind und Mutter eins: „So etwas wie ein Kleinkind für sich gibt es nicht" (Winnicott, 1960a, Fußnote auf Seite 39). Aus dieser Perspektive kann man sich die Subjektivität des Kleinkindes als von der Mutter verwahrt denken (oder genauer, von dem Mutter-Kind-Aspekt, den ein Beobachter von außen als die Mutter sehen würde). Gleichzeitig sind, aus einer anderen Perspektive gesehen, Säugling und Mutter niemals eins und man kann sich die Subjektivität des Säuglings in der autistisch-berührenden Position als einen äußerst subtilen, von Selbstreflexion freien Sinn des „Weiterbestehens" (Winnicott, 1956) denken, bei dem gerade sensorische Bedürfnisse Züge von subjektivem Begehren annehmen (d. i. die auf sensorischer Stufe einsetzende Genese eines Subjekts, das Wünsche kennt). Sensorische Erfahrung im autistisch-berührenden Modus besitzt eine Rhythmikqualität, die zur Seinskontinuität wird; sie verfügt über die Qualität der Begrenzung, die den Beginn der Erfahrung eines Ortes darstellt, an dem man fühlt, denkt und lebt; sie weist Züge auf wie Form, Härte, Kälte, Wärme, strukturelle Beschaffenheit, die die beginnenden Eigenschaften des Gefühls/Wissens darüber sind, wer man ist.

Tustin (1980, 1984) hat zwei Typen von Erfahrungen mit Objekten beschrieben, die wichtige Mittel für Ordnung und Definition von Erfahrung in der autistisch-berührenden Position darstellen. (Diese Wege der Organisation und Beschreibung von Erfahrung werden in weiterer Folge auch für die Konstruktion psychischer Abwehr abgeleitet.) Die erste dieser Formen von Bezogenheit zu Objekten (die wiederum nur ein Beobachter von außen als eine Beziehung zu äußeren Objekten erkennen würde), ist die Schaffung von „autistischen Formen" (1984).² Man muß differenzieren zwischen Formen, die im autistisch-berührenden Modus hergestellt werden und der Vorstellung von Form, die sich üblicherweise einstellt, wenn wir von der Form eines Objekts sprechen. Diese frühen Formen sind „gefühlte Formen" (Tustin, 1986, S. 280), die sich bei der Erfahrung eines weichen Berührens von Oberflächen, das einen sensorischen Eindruck hinterläßt, einstellen. Eine Erfahrung von Form im autistisch-berührenden Modus impliziert nicht, daß das Gefühlte als „Objekt" oder „Ding" begriffen wird. Tustin (1984) stellt das so dar, daß wir versuchen können, für uns selbst die Erfahrung einer autistischen Form herzustellen, indem wir den Stuhl, auf dem wir sitzen, auf die Empfindung reduzieren, die er auf unserem Gesäß produziert. Aus dieser Perspektive existiert der Stuhl außerhalb dieser Empfindung nicht als Objekt. Diese „Form" empfindet jeder von uns anders, es ist jeweils seine persönliche Form und sie verändert sich, wenn wir die Position unseres Gesäßes verändern.

Für ein Kind beinhalten die Objekte, die im autistisch-berührenden Modus Formen erzeugen, die weichen Teile seines eigenen Körpers und den Körper der Mutter, wie auch weiche, vom Körper produzierte Substanzen (einschließlich Speichel, Urin und Kot). Formerfahrungen im autistisch-berührenden Modus tragen zu einem Gefühl eines kohärenten Selbst und auch zu der Erfahrung der Wahrnehmung, was das Objekt wird, bei. Weit später in der Entwicklung werden Wörter wie „Behaglichkeit", „Linderung", „Sicherheit", „Ver-

---

² Tustin (1980, 1984), die einem Ansatz von J. Anthony (1958) folgt, denkt sich eine Phase eines „normalen Autismus" (die sie in jüngerer Zeit als die „auto-sensuelle [1986] Entwicklungsphase bezeichnet hat). Während jenes Zeitabschnitts benutzt das Kleinkind „Formen" auf eine Art und Weise, die den Formen, wie sie die autistischen Kinder benutzen, ähnelt; jedoch ist die normale kindliche Benützung von Formen bei weitem nicht so umfassend oder rigid und dient nicht dazu, Beziehungen mit äußeren Objekten zu unterbrechen, wie dies im Falle eines pathologischen Autismus geschieht.

bundenheit", „Gehaltenwerden", „Kuscheln" und „Sanftheit" der Erfahrung von Formen im autistisch-berührenden Modus beigelegt.

Eine zweite, sehr frühe, von Tustin (1980) beschriebene Form der Definition sensorischer Erfahrung, die Erfahrung „autistischer Objekte" steht in einem akzentuierten Gegensatz zu der Erfahrung autistischer Formen. Ein autistisches Objekt ist die Erfahrung einer harten, eckigen sensorischen Oberfläche, die entsteht, wenn ein Objekt hart gegen die Haut des Kindes gedrückt wird. Bei dieser Form der Erfahrung erfährt das Individuum seine Oberfläche (die in einem gewissen Sinn alles ist, was von ihm existiert) als eine harte Kruste oder einen Panzer, die/der es gegen unaussprechbare Gefahren, die erst später benannt werden, schützt. Ein autistisches Objekt ist ein Sicherheit schaffender sensorischer Eindruck von spitzen Konturen, das die sonst ausgesetzte und verwundbare eigene Oberfläche bestimmt, beschreibt und schützt. Da Erfahrung zunehmend im paranoid-schizoiden und depressiven Modus gebildet wird, werden Wörter wie „Panzer", „Schale", „Kruste", „Gefahr", „Angriff", „Separatheit", „Andersgeartetheit", „Invasion", „Härte", „Undurchdringlichkeit" und „Widerwille" mit Eigenschaften sensorischer Eindrücke, die von autistischen Objekten erzeugt werden, verknüpft.

Ich habe jahrelang mit einem von Geburt an blinden, schizophrenen Jugendlichen namens Robert intensiv psychotherapeutisch gearbeitet (siehe Ogden, 1982a, für eine ausführliche Diskussion dieses Falls). In den ersten Jahren dieser Arbeit – der Patient war zu Beginn 19 Jahre alt – sprach Robert sehr wenig. Er sagte, daß ihm die Millionen von Spinnen, die überall auf dem Boden, in seiner Nahrung und auf seinem Körper waren, mit Entsetzen erfüllten. Ihm war es, als ob sie durch alle seine Körperöffnungen ein und aus kribbelten und krabbelten, durch Augen, Mund, Ohren, Nase, den After, den Penis, und auch durch die Poren der Haut. Er saß in meiner Praxis mit zitternden Augen, die in ihre Höhlen zurückgerollt waren, so daß nur die weiße Augenhaut zu sehen war.

Nach Aussagen der Eltern des Patienten, seiner Geschwister und anderer Verwandter, schwankte die Behandlung durch seine Mutter zwischen übertriebener Fürsorge und Zuneigung für das Kleinkind und geradezu extremem Haß ihm gegenüber, wobei ein solcher Wandel in der Haltung dem Kind gegenüber abrupt und völlig unvorhersehbar erfolgte. Robert wurde in einem beweglichen Kinderbett oft stundenlang allein gelassen. Er richtete sich dann im Bett auf, hielt sich an der Stange fest, die den oberen Rand bildete, und bewegte sich im ganzen Raum umher, indem er rhythmisch seinen Kopf gegen die Stange stieß. Seine Mutter sagte mir, daß er den Schmerz nicht zu spüren schien und daß sein „dämonischer Eigenwille" sie in Schrecken versetzte.

In dem Zeitabschnitt der Behandlung, auf den ich mich hier konzentrieren will, weigerte sich Robert zu baden, obwohl das Krankenpersonal das Menschenmögliche versuchte, ihn dazu zu bringen: Man drängte ihn, versuchte es mit Güte, mit Bestechung und mit Drohungen. (Im ersten Jahr wurde er stationär behandelt.) Er zog sich selten um, auch nicht zum Schlafen, und sein Haar war eine Masse von fettigen Klumpen.

Robert entwickelte einen intensiven Körpergeruch, der überall um ihn war und stundenlang nach seinem Weggehen noch in meinem Büro stand. Im weichen Stuhl in meiner Praxis legte er sich mit seinem schmierigen Haar auf die harte, gepolsterte Rückenlehne. Ich bemerkte zu jener Zeit vor allem einen durch Übertragung-Gegenübertragung charakterisierten Aspekt der Interaktion und hatte das Gefühl, daß der Patient auf diese Art und Weise in mich eindrang. Auch wenn er meine Praxis verließ, hatte ich nicht das Gefühl, von ihm in Ruhe gelassen zu werden. Mir kam es vor, als ob es ihm – im wahrsten Sinn des Wortes – gelungen sei, in mein Inneres einzudringen, bis unter meine Haut zu gelangen – mittels seines Körpergeruches, der meine Möbel (die mir ans Herz gewachsen waren) imprägnierte. Letztendlich verstand ich diese Gefühle als meine Reaktion auf ein unbewußtes Mitwirken in einer projektiven Identifikation, bei der der Patient in mir die Gefühle hervorrief, die sich bei ihm durch das aufgezwungene und schmerzhafte Eindringen seines inneren Mutterobjekts eingestellt hatten.

Im Rückblick scheint es mir, daß ich einem Aspekt der Erfahrung, auf den der Patient unbewußt meine Aufmerksamkeit gelenkt hatte, zuwenig Beachtung schenkte. Als ich Robert fragte, wovor er sich beim Duschen am meisten fürchte, antwortete er: „Vor dem Abfluß". Ich glaube, daß ich jetzt besser als damals verstehe, daß Robert Angst davor hatte, sich quasi aufzulösen und, im wahrsten Sinn des Wortes, den Abfluß hinuntergespült zu werden. Er suchte also Sicherheit in der Sinneswahrnehmung des eigenen, unverwechselbaren Körpergeruchs, der für ihn besonders wichtig war, da ihm die Fähigkeit zur Herstellung genau bestimmter visueller Bilder fehlte. Sein Körpergeruch bildete eine beruhigende autistische Form, die ihm half, einen Ort zu schaffen, an dem er (mittels seiner körperlichen Sinneswahrnehmungen) spüren konnte, daß er existierte. Durch das Zittern verstärkte sich sein Hautgefühl; das Zurückrollen seiner Augen in die Höhle bewahrte ihn vor den verschwommenen, konturenlosen Schatten, die er normalerweise wahrnahm. (Einige Jahre später erzählte er mir, daß diese Schatten „schlimmer seien, als gar nichts sehen zu können", da sie bei ihm ein Gefühl auslösten, als ob er ertrinken würde.)

Das Beharren des Patienten darauf, seinen Kopf gegen die Rückseite meines Stuhles zu halten, vermittelte ihm einen gewissen Grad von Begrenzung. In der frühen Kindheit hatte Robert auf ähnliche Weise verzweifelt versucht, kompensatorisch auf einen fehlenden Sinn für den Zusammenhalt der eigenen Person zu reagieren, indem er seinen Kopf gegen die harten Kanten seines Gitterbettes schlug. Es war dies eine Reaktion auf die desintegrativen Wirkungen, die lange Perioden der Trennung von seiner Mutter auslösten. Diese frühe

„Beziehung" zu Härte stellt eine Form pathologischer Verwendung eines autistischen Objekts als Ersatz für eine heilsame Beziehung mit einem tatsächlichen Menschen dar. Die rhythmischen Komponenten des Schlagens mit dem Kopf und der Bewegung des Gitterbettes kann man als eine Bemühung auffassen, sich durch Verwendung einer autistischen Form selbst zu beruhigen.

Aus diesem Blickwinkel wird die Weigerung Roberts, sich zu baden, besser verständlich. Der Verlust seines Körpergeruchs wäre einem Verlust des Selbst gleichgekommen. Sein Geruch lieferte ihm den Ansatz dazu, jemand zu sein (jemand, von dem ein ganz spezifischer Körpergeruch ausging), an einem bestimmten Ort zu sein (an einem Ort, an dem er seinen Geruch wahrnehmen konnte) und etwas für einen anderen Menschen darzustellen (einen Menschen, der ihn riechen konnte, von ihm durchdrungen würde und der sich an ihn erinnern würde). Die Verwendung des Geruchs als autistische Form kann man in diesem Fall als nichtpathologisch sehen, insofern, als sie als Teil einer Übertragungs-Gegenübertragungsbeziehung existierte, die in hohem Maße auf die Herstellung einer auf Kontiguität beruhenden Objektbeziehung ausgerichtet war (die „Berührung" durch den Geruch) und nicht lediglich eine Bemühung darstellte, einen Ersatz für ein Objekt zu schaffen.

Autistisch-berührende Erfahrung und pathologischer Autismus

Man kann sich den pathologischen Autismus als einen „asymbolischen" Bereich denken; der normale autistisch-berührende Modus jedoch ist „vorsymbolisch", insofern, als die Organisation der sensorisch begründeten Entwicklungseinheiten die Schaffung von Symbolen, die durch die Erfahrung von Übergangsphänomenen (Winnicott, 1951) eingeleitet wird, vorbereitet. Der dynamische Charakter dieses Entwicklungsprozesses kontrastiert mit der statischen Natur asymbolischer Erfahrung bei pathologischem Autismus, die darauf ausgerichtet ist, an einem vollkommen isolierten, geschlossenen System festzuhalten (bei dem sensorische Erfahrung nirgends hinführt, außer zu sich selbst zurück). Pathologischer Autismus zielt auf eine vollständige Ausschaltung des Unbekannten und Unvorhersagbaren.

Die quasi computergenaue Vorhersagbarkeit von Erfahrungen mit pathologischen autistischen Formen und Objekten ersetzt Erfahrungen mit Menschen, denen es naturgemäß an Perfektion mangelt und die nicht zur Gänze ausrechenbar sind. Kein menschliches Wesen kann mit der Fähigkeit der sich niemals wandelnden autistischen Formen und Objekte konkurrieren, wenn mit absoluter Verläßlichkeit für Wohlbefinden und Schutz gesorgt werden soll.

Wahrnehmungen an der Hautoberfläche sind in der frühen Kindheit von entscheidender Bedeutung: Hier kommt es zur Annäherung der vorsymbolischen Welt sensorischer Eindrücke des Kleinkindes mit der interpersonalen Welt, die aus Objekten besteht, die – für einen außenstehenden Beobachter – eine vom Kind getrennte Existenz haben und sich seiner omnipotenten Kontrolle entziehen. Und genau hier wird das Kind sich entweder Wege für sein Sein in Beziehung zur Mutter und der Welt der übrigen Objekte erarbeiten, oder aber sensorisch dominierte Seins-Praktiken entwickeln (genauer: Praktiken des *Nicht-Seins*), die darauf angelegt sind, ein potentielles Selbst (das nie entstehen wird) von allem, das außerhalb seiner sensorisch dominierten Welt liegt, zu isolieren. Es fehlt ein „potentieller Raum" (Winnicott, 1971a; siehe auch Ogden, 1985b, 1986) zwischen einem selbst und dem anderen (ein potentieller psychischer Raum zwischen Selbsterfahrung und sensorischer Wahrnehmung) in einem Maße, daß das Körpersystem von einem Erfahrungsaustausch mit anderen Menschen (mit dem Effekt gegenseitiger „Umformung") ausgeschlossen ist. Diese abgeschlossene Körperwelt hat keinen Raum, an dem ein Unterschied zwischen Symbol und Symbolisiertem erarbeitet werden kann und ist daher eine Welt, in der kein interpretierendes Subjekt entstehen kann; es ist eine Welt ohne psychischen Raum zwischen Säugling und Mutter, in dem Übergangsphänomene erzeugt oder entdeckt werden könnten.

Das Syndrom pathologischen Ruminierens („Wiederkäuens") des Kindes ist ein Beispiel für das Kreisen des pathologisch-autistischen Prozesses in selbstauferlegter Eingeschlossenheit:

> [Unter] Rumination oder Meryzismus ... [versteht man] das aktive Zurückbringen in die Mundhöhle von aufgenommener Nahrung, die schon den Magen erreicht hat und möglicherweise bereits gerade in den Verdauungsprozeß übergeht ... Die Nahrung wird dann vielleicht teilweise wieder geschluckt, ein Teil kann verlorengehen. Dies hat ernste Folgen für die Ernährung des Säuglings. Anders als beim Erbrechen, bei dem die Nahrung einfach aus dem Mund herauskommt, setzt das Ruminieren komplexe und intentionale vorbereitende Bewegungen insbesondere der Zunge und der Bauchmuskeln voraus. Manchmal wird der harte Gaumen mittels in den Mund gesteckter Finger stimuliert. Wenn diese Bemühungen von Erfolg begleitet sind und der Säugling die Milch hinten am Schlund spürt, bekommt sein Gesicht einen ekstatischen Ausdruck. [Gaddini und Gaddini, 1959, S. 166]

Bei der Rumination des Kleinkindes werden die Anfänge der Bewußtheit der Andersartigkeit (durch die Interaktion des Fütterns) umgangen, indem der Säugling den gesamten Vorgang der Nahrungsaufnahme in die Hand nimmt und sich sodann in einen eng geschlossenen autosensorischen Kreislauf begibt, bei dem er selbst seine Nahrung erzeugt (genauer: seine autistischen Formen erzeugt). Diese autistischen Formen ersetzen in der Folge die Mutter und wandeln solcherart die Erfahrung des Gefüttertwerdens von der breiten Straße in Richtung zunehmend reifer Objektbezogenheit in einen schmalen Pfad, der zu objektfreier „Selbstgenügsamkeit" führt (bei der ein Selbst gar nicht vorhanden ist).

In der analytischen Praxis kann man eine dem Meryzismus äquivalente Form bei Patienten beobachten, die die Analyse in sich selbst verlegen. Anstatt einen analytischen Raum, in dem man denkt, fühlt und empfindet, zu verinnerlichen, wird die Analyse mit solchen Patienten zu einer Karikatur, bei der Rumination und Imitation einen analytischen Prozeß ersetzen. Die Rolle des Analytikers wird dabei zur Gänze kooptiert. Bei solchen Patienten findet man häufig die unbewußte Phantasie, daß sie „sich selbst aufgezogen haben", indem sie die Funktion sowohl der Eltern wie auch des Kindes auf sich genommen haben, wobei sie echte Objektbezogenheit durch eine innere Welt phantasierter Objektbeziehungen und Erfahrungen mit autistischen Formen und Objekten ersetzt haben.

Frau M., eine 62jährige Witwe, die ich acht Jahre lang intensiv therapeutisch betreut habe, wurde anfänglich von ihrem Internisten nach einem Selbstmordversuch an mich überwiesen. Sie hatte mit großer Sorgfältigkeit versucht, sich mit einer Rasierklinge an Armgelenken, Armen, Beinen und Knöcheln tiefe Schnittwunden beizubringen. Dann legte sie sich in eine mit warmem Wasser gefüllte Badewanne und wartete, länger als drei Stunden, geduldig darauf, daß sie als Folge des Blutverlustes sterben würde. Sie wurde von einer Reinigungsfrau entdeckt, nachdem sie in Bewußtlosigkeit gesunken war. Während ihres Wartens auf den Tod hatte sie mit Erleichterung gespürt, daß Jahrzehnte bedrückender, zwanghafter Rituale zu Ende gingen.

Frau M., deren verbale Kommunikation sich auf die Beantwortung von Fragen beschränkte und die in abgehackten Sätzen sprach, erzählte mir, daß sie stundenlang vor einer Türe in ihrer Wohnung stehen könne, bevor sie sich selbst gestatte durchzugehen. Dabei versuche sie, „mit einem Gedanken ins Reine zu kommen." Dieses „Mit einem Gedanken ins Reine kommen" beinhaltete die exakte mentale Wiederherstellung einer vergangenen Erfahrung, einschließlich aller ihrer sensorischen Züge. Jahrelang (die Anfangsjahre der Therapie inbegriffen) konzentrierte sich dieses Bemühen auf den Versuch, das Gefühl vom ersten Schluck eines Glases kalten Weines, das die Patientin im Anfangsstadium der Beziehung mit ihrem

Mann, vor etwa achtunddreißig Jahren, zu sich genommen hatte, erneut zu spüren. Sie konnte es nicht zulassen, daß sie irgendeine Türe ihrer Wohnung öffnete, sei es, daß diese nun in das nächste Zimmer oder in den Gang führte, bevor sie nicht diese Aufgabe erfolgreich gelöst hatte. Sie verglich ihr „Mit-einem-Gedanken-ins-Reine-Kommen" mit einem Orgasmus; es handelte sich dabei um ein Zusammenfügen verschiedener Empfindungen und Rhythmen auf eine ganz spezifische Weise. Jahrelang füllte diese zwanghafte Aktivität praktisch jeden Augenblick ihres Lebens aus. Im Verlauf der Therapie wurde klar, daß diese Aktivität eine Form des Wohlbefindens mit sich brachte, die einerseits eine alptraumhafte tyrannisierende Qualität hatte, anderseits aber lebenserhaltend war.

Die Patientin fürchtete sich davor, daß ihr Körperrhythmus unterbrochen würde, insbesondere ihr Atmen. Während ihrer nicht enden wollenden zwanghaften Phasen fürchtete sich Frau M. vor dem Ersticken und hatte das Gefühl, nicht in der Lage zu sein, den normalen Atemrhythmus wiederaufzunehmen, bevor sie nicht „mit dem Gedanken ins Reine gekommen war". In der Zwischenzeit spürte sie den Zwang, den Vorgang des Atmens mit Bewußtheit zu steuern und zu kontrollieren. Sie hatte nie das Gefühl, daß das Atmen ein natürlicher, automatischer und ausreichend funktionierender Prozeß war. Die Patientin war überzeugt davon zu ersticken, falls sie auf das Atmen vergessen sollte.

Frau M. zeigte eine große Wertschätzung für die Therapie und kam niemals zu einer Therapiestunde zu spät. Trotzdem war es für sie extrem schmerzhaft, wenn ich redete, weil dies ihre Konzentrationsfähigkeit beeinträchtigte. Die Gegenwart dieser Patientin erlebte ich grundsätzlich anders als ich beispielsweise die Gegenwart eines schweigsamen Patienten erlebe, bei dem ich das Gefühl habe, ihm eine „haltende Umwelt" (a „holding environment") (Winnicott, 1960a) bereitzustellen. Hier fühlte ich mich dagegen mehr oder weniger nutzlos. Frau M. sinnierte zu Hause auf genau dieselbe Weise, wie sie das bei mir machte. Ja es schien, daß ich ihre Situation noch erschwerte, indem ich zusätzlich etwas von ihr verlangte: Sie fühlte, daß ich von ihr als menschliches Wesen und als Therapeut anerkannt und behandelt werden wollte. Im zweiten Jahr der Therapie sagte ich ihr nach und nach, daß ich annahm, daß meine Wünsche, von ihr als menschlich erfahren zu werden, die Spiegelung eines Aspekts ihrer selbst seien, daß sie aber glaube, sich im Augenblick diesen komplizierten Luxus nicht leisten zu können, da sie völlig damit beschäftigt sei, um ihr Leben zu kämpfen. In einer solchen Situation sah sie mich an und nickte, als ob sie sagen wollte: „Ich verstehe, was Sie gesagt haben, habe aber jetzt keine Zeit zu sprechen." Worauf sie mit ihrer Beschäftigung fortfuhr.

Manchmal atmete sie erleichtert auf, blickte mich an, nickte mit dem Kopf, ein freudloses Lächeln im Gesicht, und sagte: „Ich bin mir jetzt im Klaren." Es schien dann, als ob sie sich entspannte, um mich gleich danach anzustarren, als ob sie aus einer Narkose aufwachte, mit einem fragenden Blick, der ergründen sollte, wer es war, der mit ihr diese qualvollen Momente durchlebt hatte. In der Folge faßte sie sich, bereit für die unvermeidbare Wiederkehr der Notwendigkeit, einem anderen Gedanken nachzujagen, so daß selbst diese Übergangsperioden alles andere als locker und entspannt waren.

Frau M. konnte in den kurzen Ruhepausen, bevor sie wieder ganz in ihre Rumination versank, mit Fragmenten ihrer Lebensgeschichte aufwarten. Ich erfuhr, daß sie ihren Gatten, einen um zwanzig Jahre älteren Professor, sehr geliebt und bewundert hatte und daß die beiden während ihrer zweiundzwanzig Jahre dauernden Ehe sehr glücklich gewesen waren. Acht Jahre nach dem Tod des Gatten hatte meine Patientin den Selbstmordversuch unternommen.

Dr. M. und seine Frau hatten eine umfangreiche Sammlung von Fotos aus ihrem gemeinsamen Leben, die meine Patientin nach dem Tod ihres Gatten, einem plötzlichen Impuls folgend, wegwarf, da sie „nichts mehr damit anzufangen wußte". (Es schmerzte mich, sie so davon sprechen zu hören, da es den Anschein hatte, als ob sie sich bei diesem impulsiven Akt ganz brutal eines besonders wichtigen Teils ihres Selbst beschnitten hätte.) Frau M. hatte aus dieser Sammlung nur ein Bild gerettet, das sie selbst mit ihrem Gatten zeigte, der gerade seine Hand in den offenen Rachen eines „echten Löwen" hielt.

Die Mutter meiner Patientin war eine psychotische Schauspielerin gewesen, die der Meinung war, die Gedanken ihrer Tochter lesen zu können und besser über deren Gedanken Bescheid zu wissen als diese selbst. Frau M. wurde als Kind in den illusionistischen Dramen ihrer Mutter als „Requisiteurin" eingesetzt. Das Kind barg billige Schmuckstücke und Abrisse von Eintrittskarten in einem chinesischen Schachtelset, das es von seiner Großmutter geschenkt bekommen hatte. In einem durch diese „Geheimniskrämerei" des damals zehnjährigen Kindes ausgelösten Wutanfall warf die Mutter die Schachteln weg, während das Kind in der Schule war. Als mir Frau M. dies erzählte, sagte ich, daß ich dachte, ich finge an, etwas von der Bewandtnis des Wegwerfens der Fotos zu verstehen; der wertvollste Besitz ist nur sicher, wenn wir ihn im Inneren tragen.

Im Lauf der Zeit wurde mir klar, daß diese Interpretation Wesentliches unberücksichtigt ließ. Frau M. deutete oft an, daß sie praktisch keinen inneren Raum in sich spüre, in dem sie etwas aufbewahren könne. Sie sagte mir: „Mein Körper ist leer. Mir wurde die Gebärmutter entfernt, als ich fünfundvierzig war."

Später sagte ich zu ihr, daß ich, wenn sie sagte, sie habe das Gefühl, über keinen sicheren Platz in ihrem Inneren zu verfügen, um die Menschen und Dinge, die ihr am wichtigsten waren, aufbewahren zu können, dachte, sie habe das Gefühl, eine Methode finden zu müssen, mit der sie die Zeit einfrieren könne. Das den Geschmack des Weines betreffende „Mit-einem-Gedanken-ins-Reine-Kommen" war nicht ein Versuch gewesen, sich an etwas zu erinnern. Sich zu erinnern, wäre viel zu schmerzhaft gewesen, da damit evident geworden wäre, daß dieser Augenblick der Vergangenheit angehörte. Ich sagte, daß sie mir das Gefühl vermittle, sie versuche zeit- und raumlos zu werden – damit sie in die Empfindung, in den Geschmack, eindringen und zu dieser/diesem werden könne. Alles, was sie brauche, sei dort vorhanden. Nur dort könne sie sich entspannen. (Auch das Foto ihres Mannes, der seine Hand in das geöffnete Maul des Löwen hielt, muß für Frau M. ein Ausdruck dafür gewesen sein, daß Zeit tatsächlich eingefroren werden könnte.)

Frau M.s Ruminationssymptome waren nicht erst mit dem Tod ihres Gatten aufgetreten. Seit ihrer Jugendzeit und auch schon davor hatte sie unaufhörlich versucht, in einem Reich zeitloser Empfindungen zu leben. Bei der Therapie versuchte ich anfänglich mir darüber klarzuwerden, was die jeweilige Wahl einer Empfindung bedeutete. Im Lauf der Zeit kam ich jedoch zu der Einsicht, daß die psychische Welt dieser Patientin nicht durch Bedeutungszuwachs charakterisiert war, sondern daß sie in einer Welt zeitloser sensorischer Erfahrung lebte, die weder innerlich noch äußerlich war. Das Ruminieren war die Quintessenz reiner, gleichbleibender Empfindung. Frau M.s Selbstmordversuch und ihre Todessehnsucht verkörperten ihre Hoffnung, einen Zustand der Zeitlosigkeit vielleicht im Tod zu erreichen, wenn das schon in diesem Leben nicht möglich war.

Die frühe Beziehung zwischen Frau M. und ihrer Mutter hatte nicht zur Schaffung einer allmählichen Internalisierung einer haltenden mütterlichen Umwelt geführt. Statt dessen hatte Frau M. in defensiver Weise versucht, einen Ersatz für eine solche Umwelt zu schaffen. Sie war nicht in der Lage, als selbstverständlich vorauszusetzen, daß sich der Rhythmus ihres Atmens ohne Zutun ihres bewußten Wollens selbst aufrechterhalten und damit sie am Leben erhalten würde. Das Leben der Patientin war darauf ausgerichtet, einen Ersatz für den Raum zwischen Mutter und Kind zu schaffen, in dem normalerweise das Kind zwischen seinem Selbst und dem anderen leben kann. Da ein solcher Raum nicht vorhanden war (symbolisiert war dies durch die Schachtel, in der das

Kind versucht hatte, kostbare Stückchen von sich selbst und von seinen Beziehungen zu äußeren Objekten aufzubewahren), versuchte Frau M. zur Empfindung selbst zu werden.

Im Verlauf von acht Jahren Therapie gelang es Frau M. schließlich über längere Zeitspannen in einem Zustand zu leben, der relativ frei vom Zwang zur Rumination war. Dabei spürte ich zunehmend den schwachen Schimmer eines menschlichen Wesens, das lebte, in meinem Zimmer. Manchmal taten sich mir flüchtige Einblicke eines kleinen Mädchens auf, das sich ein bißchen freuen konnte, etwa, wenn Frau M. über ein komisches Ereignis in ihrem Leben mit ihrem Gatten lachte oder über etwas, das ich gesagt hatte und das sie amüsierte. Mit einer Mischung aus Traurigkeit und einem Gefühl indirekter Erleichterung nahm ich einen Anruf in Empfang, den ich von dem Augenblick an, in dem ich Frau M. getroffen hatte, fast erwartet habe: man hatte sie nach einem schweren Schlaganfall ins Krankenhaus gebracht, wo sie alsbald verstorben war.

Ich sehe den autistisch-berührenden Modus als wichtige Dimension aller zwanghaften Abwehrmechanismen. Und ich meine, daß diese Abwehrmechanismen jeweils die Konstruktion eines fest angeordneten sensorischen Containments von Erfahrung nach sich ziehen, die niemals nur eine symbolische, vorstellungsmäßige Ordnung von Erfahrung ist, darauf ausgerichtet, sich widersprechende, unbewußte analerotische Wünsche und Ängste abzuwehren, zu kontrollieren und auszudrücken. Diese Form der Abwehr dient üblicherweise dazu, sensorisch gefühlte Löcher im Gefühl des Selbst des Individuums zuzustopfen, von denen der Patient fürchtet und fühlt (und zwar auf ganz konkrete sensorische Weise), daß durch sie nicht nur Vorstellungen, sondern reale, körperliche Inhalte ausrinnen können. Zwanghafte Symptome und Abwehrmechanismen haben ihren Ursprung in den frühesten Bemühungen des Kindes, ein Gefühl für geordnete Begrenzungen seiner sensorischen Erfahrungen zu schaffen. Schon sehr früh wird ein solches Bemühen um Organisation und Definition zur Abwehr von Angst, im Zusammenhang mit der Störung des sensorisch dominierten, beginnenden Gefühls des Selbst verwendet.

Das Wesen der Angst im autistisch-berührenden Modus

Mit jeder der drei grundlegenden psychischen Organisationen (der autistisch-berührenden, der paranoid-schizoiden und der depressiven) wird eine eigene, charakteristische Form von Angst assoziiert. In jedem Fall gibt es eine Beziehung zwischen der Natur der Angst und der Erfahrung der Zusammenhanglosigkeit (Des-Integration) innerhalb eines Erfahrungsmodus, sei dies nun die Störung ganzer Objektbeziehungen in der depressiven Position, das Zerlegen des Selbst und der Objekte in Bruchstücke von Teilen in der paranoid-schizoiden Position oder die Störung sensorischer Kohärenz und Begrenzung in der autistisch-berührenden Position.

Depressive Angst beinhaltet die Furcht, daß man tatsächlich oder imaginativ einer Person, die man liebt, Schaden zugefügt hat oder sie verstoßen hat; im paranoid-schizoiden Modus ist Angst im Grunde das Gefühl einer drohenden Vernichtung, die in Form von Attacken erlebt wird, bei denen das Selbst und die eigenen Objekte fragmentiert werden. Angst im autistisch-berührenden Modus beinhaltet das Erlebnis einer drohenden Desintegration der sensorischen Oberfläche oder des eigenen „Sicherheitsrhythmus" (Tustin, 1986), die das Gefühl des Leckens, Sichauflösens, Verschwindens oder Fallens in einen formlosen, unbegrenzten Raum zur Folge hat (vgl. Bick, 1968; E. Gaddini, 1987; Rosenfeld, 1984).

Übliche Erscheinungsformen von Angst im autistisch-berührenden Modus sind beispielsweise ein entsetzenerregendes Gefühl der eigenen Verwesung, die Empfindung, daß die Schließmuskeln und andere Einrichtungen zur Kontrolle körperlicher Inhalte nicht mehr funktionieren und daß Speichel, Tränen, Urin, Kot, Menstruationsflüssigkeit etc. ungehindert fließen beziehungsweise austreten; weiters Angst vor einem Fallen – zum Beispiel die Angst einzuschlafen aus Furcht, in der Folge in einen endlosen, formlosen Raum zu fallen. Patienten, die an dieser Form der Schlaflosigkeit leiden, versuchen häufig diese Angstgefühle (ihre Furcht, „in den Schlaf zu fallen") zu mildern, indem sie sich körpernah mit Decken umhüllen und Polstern umgeben und in ihrem Schlafzimmer ein helles Licht brennen lassen beziehungsweise die ganze Nacht über sich mit vertrauter Musik berieseln lassen.

Frau K., eine 25jährige Hochschulstudentin, hatte sich für eine Therapie entschlossen, da sie einen Horror vor dem Nebel und dem Rauschen des Ozeans hatte. Bei Nebel drohte sie an Furcht zu ersticken: „Man kann den Horizont nicht sehen." Die Patientin hatte Angst davor, „verrückt zu werden" und sich dessen selbst nicht bewußt zu sein. Immer wieder bat sie den Therapeuten inständig darum, daß, falls er bemerken sollte, daß sie von Realitätsverlust bedroht sei, er ihr das mitteilen solle.
Als Frau K. vier Monate alt gewesen war, war ihre Mutter an spinaler Meningitis erkrankt und mußte für vierzehn Monate ins Krankenhaus. Nach ihrer Heimkehr tyrannisierte die Mutter das ganze Haus von ihrem metallenen Rollstuhl aus, an den sie nun gefesselt war. Die am weitesten zurückliegende Erinnerung der Patientin (ihr schien es eine Mischung aus Traum und Erinnerung) betraf eine Situation, in der sie versucht hatte, die Hand nach ihrer im Rollstuhl sitzenden Mutter auszustrecken, wobei sie dann von dieser weggestoßen wurde. Im selben Augenblick hatte die Patientin aus dem Fenster geblickt und dabei gesehen, wie ein kleines Mädchen durch das Eis brach und in den Teich fiel, der sich unmittelbar hinter dem Haus der Patientin befand. Die Mutter hatte zu ihrer Tochter gesagt: „Sieh zu, daß du sie rettest!"

Ich sehe diese „Erinnerung" als eine anschauliche Darstellung der Erfahrung des Fallens der Patientin durch die zusammenhaltende Oberfläche des Selbst (ursprünglich hervorgerufen durch die Interaktion zwischen Mutter und Kind). Frau K. ist dabei sowohl das kleine Kind, das durch das Eis bricht, als auch das ältere Kind, das versuchen muß, das jüngere aus dem Loch zu bergen, bevor jenes ertrinkt. Die metallische Rollstuhl-Mutter scheint unfähig zu sein, das Kind zu retten; es hat den Anschein, daß eigentlich sie unbewußt dafür schuldig gemacht wird, daß das kleine Mädchen durch das Loch fällt (die Mutter stößt ihre Tochter weg).

Ozean und Nebel wurden von Frau K. als die stets präsente Gefahr des vertilgenden, formlosen Raumes erfahren, in den man fallen könne. Aufgrund ihres nur schwach entwickelten Gefühls eines kohärenten Selbst lebte sie in immerwährender Angst davor, „verrückt zu werden" (auf buchstäbliche, sensorische Weise die „Berührung", den Kontakt mit der Realität zu verlieren. Der Patientin mangelte es an einem Gefühl sensorischer „Erdung", für die im Normalfall durch die interpersonale „Berührung" unserer gemeinsamen sensorischen Erfahrung der Welt gesorgt ist. Diese ist in hohem Maße für unser Gefühl, normal zu sein, verantwortlich.

Abwehrmechanismen im autistisch-berührenden Modus

Die im autistisch-berührenden Modus geschaffenen Abwehrmechanismen sind auf die Wiederherstellung der Kontinuität der begrenzten sensorischen Oberfläche und der geordneten Rhythmuserfahrung, auf denen die frühe Integrität des Selbst beruht, ausgerichtet. Während der Therapiestunden versuchen Patienten (die sich in allen Stadien psychischer Reife befinden können) im allgemeinen, einen sensorischen „Boden" (Grotstein, 1987) der Erfahrung wiedereinzurichten, indem sie sich Tätigkeiten hingeben wie Haare drehen, mit dem Fuß klopfen (selbst während sie auf der Couch liegen); über Lippen, Wange oder ein Ohrläppchen streichen, summen, Melodien intonieren, Nummernserien wiederholen oder auf ein Papier malen, oder indem sie ihre Aufmerksamkeit auf symmetrische geometrische Formen an den Wänden oder an der Decke richten oder mit ihren Fingern Umrisse von Formen auf der Wand neben der Couch nachziehen. Solche Tätigkeiten können wir uns als Benutzung autistischer Formen zur Selbstberuhigung denken.

In der Zeit zwischen den Therapiestunden versuchen die Patienten im allgemeinen, ihren Sinn körperlicher Kohärenz beizubehalten oder ihn, wenn er verlorenzugehen droht, wiederherzustellen, indem sie rhythmische physische Aktivitäten betreiben wie beispielsweise über einen langen Zeitabschnitt Fahrradfahren, Joggen, über festgelegte Distanzen Schwimmen und ähnliches; oder sich Eß- oder reinigenden Ritualen unterwerfen; oder indem sie schaukeln (manchmal in einem Schaukelstuhl); indem sie mit dem Kopf stoßen (oft gegen einen Polster); indem sie stundenlang Bus-, U-Bahn- oder Auto fahren; indem sie ein System von Nummern oder geometrischen Formen im Kopf oder in einem Computerprogramm fortführen oder kontinuierlich daran arbeiten (es „perfektionieren"; und so weiter. Die Tatsache, daß diese Aktivitäten absolut regelmäßig ausgeführt werden, ist für den Prozeß der Linderung der Angst so wesentlich, daß der Betreffende es nicht zulassen kann oder will, einer anderen Aktivität den Vorzug zu geben.

Bick (1968, 1986) verwendet den Begriff „Bildung einer zweiten Haut", um die Art und Weise zu beschreiben, in der versucht wird, einen Ersatz für einen sich verschlechternden Sinn des Zusammenhalts der Hautoberfläche zu schaffen. Häufig wird versucht, die sensorische Erfahrung des Anhaftens an der Oberfläche des Objekts zu benutzen, um die Integrität der eigenen Oberfläche wiederherzustellen.

Meltzer und Kollegen (1975) haben zur Bezeichnung des defensiven Anhaftens an dem Objekt, in der Absicht, die

Angst vor der eigenen Desintegration zu lindern, den Begriff der *adhäsiven Identifikation (adhesive identification)* eingeführt. Beispielsweise werden Imitation und Mimik bei der Bemühung eingesetzt, die Oberfläche des Objekts zu benutzen, als ob es die eigene wäre. Im autistisch-berührenden Modus versucht man sich gegen die Angst einer Desintegration zu schützen, indem man Teile der Oberfläche des Objekts an die eigene, sich auflösende heftet.

Frau R. hat während einer regredierten Phase ihrer Analyse Stunden damit zugebracht, ununterbrochen in ihrem Gesicht herumzuzupfen. Sie litt unter einer schweren Schlaflosigkeit, hauptsächlich aufgrund ihrer Angst vor Alpträumen, an deren Inhalt sie sich nicht mehr erinnern konnte. Mit der Zeit war ihr Gesicht mit Krätzen übersät, an denen sie immer zupfte. Da sie dieses „Zupfen" auch in den Therapiestunden nicht lassen konnte, war die Patientin eindeutig in einem Zustand schmerzhafter Angst, obwohl sie sagte, daß sie „absolut an nichts denke."

Frau R. nahm Stücke eines Taschentuchs aus einer Kleenex-Schachtel nahe der Couch und klebte sie auf die Läsionen, die sie sich im Gesicht zufügte. (Es kam auch vor, daß sie einen Vorrat von diesen Taschentüchern am Ende der Stunde mit zu sich nach Hause nahm.) Es hatte für mich nicht den Anschein, daß diese Aktivitäten zu diesem Zeitpunkt der Analyse im Innersten entweder auf selbstdestruktive Wünsche oder eine verschobene Feindseligkeit mir gegenüber zurückzuführen waren. Ich sagte zu ihr, daß ich dachte, sie müsse sich fühlen, als ob sie ohne Haut sei; und daß sie nicht schlief, da sie, wenn sie schlief, sich psychisch schutzlos der Gefahr der Alpträume ausgeliefert fühlen müsse. Ich sagte, ich könne ihren Versuch verstehen, sich mit meiner Haut (den Papiertaschentüchern) zu bedecken, da es scheint, als ob sie dabei das Gefühl habe, etwas weniger „hautlos" zu sein.

In der Stunde nach dieser Intervention schlief Frau R. ein und wachte erst auf, als ich sie weckte und ihr sagte, daß unsere

Zeit zu Ende sei. Während der nächsten Sitzung sagte die Patientin, daß sie, obwohl sie nicht zugedeckt gewesen war, während sie in meiner Praxis geschlafen hatte, bei der Erinnerung an die Sitzung das untrügliche Gefühl habe, beim Schlafen irgendwie überdeckt gewesen zu sein. Frau R.s Fähigkeit, während ihrer Sitzung zu schlafen, stellte eine erweiterte und vollständigere symbolische Benutzung von mir als einer zweiten Haut dar. Sie hatte mich und den analytischen Rahmen als symbolisches, aber doch auch materiell faßbares Medium benutzt, in das sie sich einhüllen konnte. Dadurch hatte sie sich genügend zugedeckt und zusammengehalten gefühlt, um sicher zu schlafen.

Bevor ich diesen Abschnitt beschließe, möchte ich kurz zwei symptomatologische Abwehrformen erwähnen, die das Konzept der Abwehrmechanismen im autistisch-berührenden Modus ergänzen. Die Abwehrmechanismen werden eingeführt, um zu zeigen, wie man mit den aus konflikthaften sexuellen und aggressiven Wünschen resultierenden Ängsten fertig wird. Erstens dient zwanghafte Masturbation oft dem Ziel, eine sensorische Oberfläche verstärkt zu erleben, um ein Gefühl des Verlusts sensorischer Kohärenz abzuwehren. Eine Patientin masturbierte beispielsweise täglich stundenlang ohne dabei eine bewußte sexuelle Phantasie zu haben. Sie war nicht auf einen Orgasmus aus. Wenn es dann doch dazu kam, wurde ein solcher als unerwünschte „Antiklimax" erfahren, der die einzige Zeit des Tages beendete, in der die Patientin das Gefühl hatte „zu leben und ein Ganzes zu sein."

Zweitens dient auch belastendes, Angst erzeugendes Hinauszögern oftmals dem Zweck, einen fühlbaren sensorischen Rand zu schaffen, gegen den hin der Patient sich zu bestimmen versucht. Der „allerletzte Termin" wird in eine Position eines kontinuierlich gefühlten Drucks im Gefühlsleben des Patienten gehoben, der immer präsent sein kann, ob der Patient sich nun bewußt darauf konzentriert oder nicht. Solche Patienten beschreiben die Angst vor einem solchen, sich nähernden Termin als einen Druck, den sie hassen und doch scheint es gleichzeitig, daß sie immer wieder solche Termine für sich festsetzen: „Ein Fälligkeitsdatum ist etwas, gegen das ich mich stemmen kann, wie gegen eine Wand vor mir."

Unter diesen Umständen, erzeugt ein Termin, der letztendlich doch eingehalten wurde, üblicherweise nicht mehr als das Gefühl einer momentanen Erleichterung, setzt den Patienten dafür jedoch oftmals in einen Zustand von Panik. Sehr oft werden solche Patienten körperlich krank, sobald die Aufgabe (meistens zum allerletzten Zeitpunkt vor dem Termin) vollendet ist. Es treten Symptome auf wie Migräne, Dermatitis oder somatische Halluzinationen. Man kann solche Symptome als Ersatzbemühungen sehen, eine sensorische Oberfläche auch dann aufrechtzuerhalten, wenn der zusammenhaltende Druck des Termins nicht mehr gegeben ist.

Internalisierung in der autistisch-berührenden Position

Wie früher erwähnt, wird in einem psychischen Feld, das Konzept der Verinnerlichung im Grunde genommen bedeutungslos, wenn das Individuum wenig oder gar kein Gefühl eines inneren Raums hat; dies trifft insbesonders dann zu, wenn die Idee der Verinnerlichung (einschließlich Identifikation und Introjektion) mit der Vorstellung bewußter und unbewußter Phantasien darüber, sich einen anderen Menschen teilweise oder vollständig einzuverleiben, verbunden ist. Nichtsdestoweniger kann psychischer Wandel aus der Erfahrung mit äußeren Objekten im autistisch-berührenden Modus resultieren. Ein solcher Wandel wird zum Teil durch den Prozeß der Imitation vermittelt. In den autistisch-berührenden Formen der Imitation erlebt das Individuum einen Wandel der Form seiner Oberfläche als Ergebnis des Einflusses seiner Beziehungen mit äußeren Objekten. Bisweilen ist die Imitation eine der wenigen Möglichkeiten des Individuums, an Merkmalen des Objekts festzuhalten, wenn das Erleben eines eigenen inneren Raums, in dem Eigenschaften oder Teile einer anderen Person in der Phantasie aufbewahrt werden können, nicht gegeben ist (vgl. E. Gaddini, 1969). Da im autistisch-berührenden Modus das Gefühl und die Phantasie, daß jemand in einen eindringt, gleichbedeutend ist mit dem Gefühl, aufgeritzt oder durchlöchert zu werden, kann mittels Imitation der Einfluß des anderen auf die eigene Oberfläche übertragen werden. Im pathologischen Autismus manifestiert sich dies manchmal als Echolalie oder als nicht endenwollende Wiederholung eines von einer anderen Person artikulierten Satzes oder Wortes.[3]

Man muß Imitation als Methode, um einen gewissen Grad der Geschlossenheit des Selbst zu errreichen, von Winnicotts (1963b) Konzept der Persönlichkeitsorganisation eines Falschen Selbst unterscheiden. An der autistisch-berührenden Imitation ist nichts falsch, auch wenn sie nicht im Gegensatz zu etwas Wahrerem oder Echterem im Inneren steht oder dazu dient, ein solches zu verschleiern oder zu schützen: es *gibt* kein Inneres oder Äußeres. In einem autistisch-berührenden Modus ist man seine Oberfläche und der Akt der Imitation ist demnach eine Bemühung, eine geschlossene Oberfläche zu werden oder wiederherzustellen, auf der sich ein Ort des Selbst entwickeln kann.

Imitation dient nicht nur als Form der Wahrnehmung, als Abwehrmechanismus, und als Methode, am anderen festzuhalten (vom anderen geformt werden), sie dient auch als

---

[3] Eine Bewußtheit um die Wichtigkeit der Rolle der Imitation in einer normalen frühen Entwicklung – bevor es zur Entwicklung von „Verinnerlichungsprozessen" kommt – zeigt sich in Fenichels (1945) Bemerkung (die später von E. Gaddini [1969, 1987] und Schafer [1968] weiterentwickelt wurde), daß die Imitation von früh an einen wichtigen Aspekt sensorischer Wahrnehmung darstellt. Man nimmt den anderen wahr, indem man seine Eigenschaften *durch die eigenen körperlichen Empfindungen* erfährt, im Prozeß, sich selbst im Bild des anderen zu erschaffen (formen).

wichtige Form der Objektbezogenheit im autistisch-berührenden Modus.

In einem früheren Beitrag (1980) habe ich Aspekte meiner Arbeit mit einem hospitalisierten, chronisch schizophrenen Patienten beschrieben, der jahrelang in einer dermaßen bedeutungsentleerten Welt lebte, daß für ihn Menschen und Dinge vollkommen auswechselbar waren. Phil lag in meiner Praxis am Boden, er schien psychisch tot zu sein; im Krankenhaus wurde er von einer „Aktivität" zur anderen geleitet. Der erste Kontakt, den er mit mir in der Therapie aufnahm, bestand darin, daß er meine Haltung imitierte, den Ton meiner Stimme, jede meiner Gesten, jedes meiner Wörter und jeden meiner Gesichtsausdrücke. Mir kam es nicht in den Sinn, dies als seinen Eintritt in das Land der Lebenden zu feiern; ich erlebte das zu jener Zeit vielmehr als Angriff auf meine Fähigkeit, mich lebendig zu fühlen. Ich hatte das Gefühl, als ob meine Spontaneität in tyrannischer Weise aus mir gesogen würde. Nichts, was ich tat, nahm sich natürlich aus.

Zu jener Zeit verstand ich das als projektive Identifikation (vgl. Ogden, 1979, 1982b, 1983), bei der der Patient in mir die Gefühle seiner eigenen Leblosigkeit und Unfähigkeit zur Spontaneität wie auch seiner Unfähigkeit, sich in irgendeiner Weise lebendig zu fühlen, hervorrief (mir diese mitteilte). Ich verstand jedoch damals die Phänomene, die ich hier als autistisch-berührende bezeichne, nicht genügend, um die Natur der Zuneigung, die die Imitation meiner Person beinhaltete, würdigen zu können. Der Patient benutzte mich als zweite Haut oder *Container*, innerhalb der/dessen er auf primitive Weise experimentierte, wie sich das anfühlte, lebendig zu sein. Er machte mir in der Tat ein sehr großes Kompliment, wenn er andeutete, daß es meine Haut sein solle, in der er sein Experiment durchführen wolle.

Winnicott (1965) sprach in einem Brief an Michael Fordham – aus der Perspektive der Behandlung eines autistischen Kindes – von der Rolle der Imitation als einer primitiven Form von Objektbezogenheit.

Ich kenne ein autistisches Kind, das mittels sehr geschickter Interpretationen behandelt wird und das sich scheinbar zufriedenstellend entwickelt. Was die Behandlung jedoch in Gang brachte, war etwas, das die erste Analytikerin machte, und es ist merkwürdig, daß es mir niemals gelungen ist, den zweiten Analytiker von der Wichtigkeit dessen zu überzeugen, was ich jetzt beschreibe. Die erste Analytikerin, Dr. Mida Hall, ist gestorben. Frau Dr. Hall wurde auf diesen – ursprünglich normalen – Knaben, der autistisch geworden war, aufmerksam. Sie saß mit ihm im Zimmer und stellte eine Kommunikation her, indem sie alles, was dieser Knabe machte, nachmachte. Er saß eine Viertelstunde ganz still und bewegte dann ein wenig den Fuß; auch sie bewegte den Fuß. Wenn sich sein Finger bewegte, imitierte sie das. Das ging lange Zeit so weiter. Aus diesen therapeutischen Anfängen heraus deutete alles darauf hin, daß es zu einer Entwicklung kam. Dann starb Dr. Hall. Wenn es mir gelungen wäre, den geschickten Analytiker dahin zu bringen, hier anzusetzen, hätte es sein können, daß wir jetzt so etwas wie eine Heilung hätten und uns nicht mit einem dieser äußerst ärgerlichen Fälle abfinden müssen, bei denen viel gute Arbeit geleistet worden und jedermann hocherfreut ist: Nur der Zustand des Kindes ist nicht zufriedenstellend. [Winnicott, 1965, S. 150–151]

Imitation im autistisch-berührenden Modus ist in keiner Weise auf Patienten beschränkt, die an pathologischem Kindheitsautismus, an Borderline-Störungen und Schizophrenie leiden. Therapeuten im frühen Ausbildungsstadium versuchen häufig, ihren Supervisor oder ihren eigenen Therapeuten zu imitieren, in der Absicht, vor sich selbst die Tatsache der Abwesenheit einer eigenen Identität als Therapeut zu verstecken. Ein solcher Therapeut beschrieb diese Erfahrung als „die Haut des Supervisors verwenden". Als ein zweiter Supervisor die Arbeit dieses Studenten mit kritischen Augen betrachtete, hatte der Student das Gefühl, daß ihm diese „Haut" abgezogen würde; er fühlte sich jetzt in schmerzhafter Weise "hautlos" und versuchte augenblicklich, sich die Haut des zweiten Supervisors anzueignen. Bei der Therapie imitierte dieser Patient seine eigenen Patienten, indem er deren Schwierigkeiten als seine eigenen präsentierte und sich so gegen die Bewußtheit des Gefühls wehrte, daß ihm keine eigene Stimme zum Sprechen zur Verfügung stand. Statt dessen versuchte der Patient verzweifelt, den Therapeuten dazu zu bringen, daß dieser Interpretationen machte und Ratschläge gab, die als Ersatz für die eigenen Gedanken und Gefühle dienten wie auch als Ersatz für eine Stimme, von der er fühlen konnte, daß es seine eigene war.

Angst im autistisch-berührenden Modus und die bindende Kraft von Symbolen

Wie in diesem und dem vorhergehenden Kapitel erörtert wurde, repräsentiert jeder der drei erfahrungsbildenden Modi – der depressive, der paranoid-schizoide und der autistisch-berührende – in der Konstellation ihrer Stellung zueinander einen Pol; zwischen diesen Polen wird in einem dialektischen Prozeß Erfahrung gebildet. Die Psychopathologie kann man sich als einen Kollaps des dialektischen Zusammenspiels der erfahrungsbildenden Modi vorstellen (vgl. Ogden, 1985b, 1986). Ein Kollaps in Richtung des autistisch-berührenden Modus resultiert in tyrannisierendem Gefangensein in einem geschlossenen System körperlicher Empfindungen, das die Entwicklung eines „potentiellen Raumes" (Winnicott, 1971a) verhindert. Ein Kollaps in Richtung des paranoid-schizoiden Modus führt zum Gefühl des Gefangenseins in einer Welt von Dingen an sich, in der man sich selbst nicht als den Urheber der eigenen Gedanken und Gefühle erlebt; Gedanken, Gefühle und Empfindungen werden vielmehr als Objekte oder Kräfte erlebt, die einen bestürmen, in einen eindringen oder von einem fortgetrieben werden. Ein Kollaps in Richtung des depressiven Modus hat die Erfahrung eines Subjekts, das von seinen körperlichen Empfindungen und der Unmittelbarkeit und Spontaneität gelebter Erfahrung entfremdet ist, zur Folge.

Wir haben im vorangegangenen Kapitel die Diskussion um die Verschiedenheit und Komplexität der dialektischen Wechselwirkung des depressiven, des paranoid-schizoiden und des autistisch-berührenden Modus begonnen. Ich möchte hier einige zusätzliche Beobachtungen über einen Aspekt dieser Wechselwirkung der verschiedenen Modi zur Kenntnis bringen. Es gibt eine Form der gegenseitigen Durchdringung von autistisch-berührendem Modus und depressivem Modus, durch die die Qualität der sensorischen Begrenzung im autistisch-berührenden Modus und die der depressiven Position eigenen Fähigkeiten der Symbolbildung, Geschichtlichkeit und Subjektivität gemeinsam zur Schaffung eines Ganzen beitragen, das größer ist als seine Einzelteile. Kommt es nicht zu diesem wechselseitigen generativen Zusammenspiel, dann hat dies spezifische psychopathologische Ausprägungen zur Folge. Diese Formen der Pathologie werde ich nun ins Zentrum der Diskussion stellen.

Sind depressiver und autistisch-berührender Modus unverbunden, entstehen psychische Zustände, in denen das Individuum entweder sensorischer Erfahrung entfremdet wird oder in ihr gefangen ist. Im ersten Fall versucht das Individuum in defensiver Weise Ideen, Worte und andere Formen *eigentlicher Symbolbildung* (Segal, 1957) als Ersatz für innere sensorische Erdung bei empfindungsdominierter Erfahrung zu verwenden. Diese Form der Entfremdung von der eigenen sensorischen Erfahrung wird am folgenden Beispiel aus der klinischen Praxis veranschaulicht.

Herr D., ein außerordentlich begabter Philosophiestudent, begann eine Analyse im Alter von 25 Jahren. Er sagte mir, daß ihm das Gefühl sexueller Begierde unbekannt sei. Natürlich hatte der Patient andere Menschen solche Gefühle beschreiben gehört, aus eigener Erfahrung kannte er allerdings das Gefühl sexueller Erregung nicht. Er konnte, mit etwas Mühe, mit Studienkollegen beiderlei Geschlechts zusammensein und sich mit ihnen unterhalten, aber er hatte dabei nicht das Gefühl, daß irgend etwas, was er tat, „natürlich" war. Tatsächlich gab es nichts in seinem Leben, das er als natürlich empfand. Nur beim Kajakfahren konnte er sich ganz entspannen und locker und unbefangen „mit dem Fluß dahintreiben".

In diesem Fall mangelte es weder am autistisch-berührenden noch am depressiven Modus, allerdings war die Verbindung zwischen den beiden abhandengekommen. Herr D. hatte beständig das Gefühl, ein Besucher zu sein. Eine der weiteren seltenen Gelegenheiten, bei denen er sich entspannen konnte, war das Reisen mit einem Flugzeug: Er wußte, daß er in die Situation, die er verlassen hatte, nicht hineingepaßt hatte und er wußte, daß er in den Ort, zu dem er unterwegs war, nicht hineinpassen würde. Zumindest für die Dauer des Fluges jedoch fühlte er sich weniger fehl am Platz. Nur im Zusammenspiel von autistisch-berührendem und depressivem erfahrungsbildenden Modus ist es möglich, das Gefühl zu schaffen, daß man „in der Ordnung der Dinge" seinen Platz hat und auf anscheinend ganz natürliche Art und Weise handeln kann.

Im Fall D. führte der Kollaps des dialektischen Zusammenspiels von autistisch-berührendem und depressivem Modus – in seinem Fall war es ein Kollaps in Richtung des depressiven Modus – zu einem streng defensiven und verarmten psychischen Zustand, den man sich als schizoiden Zustand (Fairbairn, 1940) oder „affektentleerten Zustand" („dis-affected state") (McDougall, 1984) denken kann. Vielleicht könnte Herrn D.s psychischer Zustand am besten als „nicht empfindungsfähig" beschrieben werden.

Die Dialektik von autistisch-berührendem und depressivem erfahrungsbildenden Modus kann auch in Richtung des autistisch-berührenden Modus kollabieren und zu einem Gefühl des Gefangenseins in einer Empfindungswelt führen, bei der eine Vermittlung und Definition durch Symbole fast gänzlich aussteht. Vor vielen Jahren stieß ich unwillkürlich auf einen Weg, wie man für sich selbst diesen Typus der Trennung des autistisch-berührenden Modus vom depressiven Modus herstellen kann. Während ich eines Abends nach dem Essen noch am Speisezimmertisch saß, kam es mir plötzlich in den Sinn, wie merkwürdig es war, daß das Ding, das man im Englischen „napkin" (=Serviette) nennt, seinen Namen durch die Verbindung der Laute „nap" und „kin" erhielt. Ich wiederholte die beiden Laute immer wieder, bis sich das erschreckende Gefühl einstellte, daß die zwei Laute überhaupt keine Verbindung mit dem Gegenstand hatten, auf dem mein Blick ruhte. Es war mir nicht möglich, dahin zu gelangen, daß die Laute ganz selbstverständlich den Gegenstand „bedeuteten", den sie nur einige Minuten zuvor bedeutet hatten. Die Verbindung war unterbrochen und konnte zu meinem Schrecken nicht einfach durch einen Willensakt wiederhergestellt werden. Ich stellte mir vor, daß ich, wenn ich mich dazu entscheiden würde, die Fähigkeit jedes einzelnen und aller Wörter, etwas „zu bedeuten", zerstören konnte, wenn ich in derselben Weise einzeln über sie nachdachte. An diesem Punkt hatte ich das äußerst beunruhigende Gefühl, eine Methode entdeckt zu haben, um mich verrückt zu machen. Ich stellte mir vor, daß alle Dinge in der Welt sich so zusammenhanglos anfühlen konnten wie der Gegenstand „napkin" für mich jetzt, da er losgelöst von dem Wort war, das ihm vorher den Namen gegeben hatte. Darüber hinaus ahnte ich, daß ich gänzlich vom Rest der Welt abgeschlossen werden konnte, da alle anderen Menschen weiterhin an einem „natürlichen" (d. h. mit Bedeutung versehen) System von Wörtern teilhaben würden. So sieht der Beginn eines Kollapses der Dialektik der Erfahrung in Richtung empfindungsdominierter Erfahrung aus, die nicht durch die Verwendung von Symbolen vermittelt ist. Es hat einige Jahre gedauert, bevor das Wort „napkin" wieder in einer völlig zwanglosen Weise seinen Platz in meinem Wortschatz eingenommen hatte.

Die Tatsache, daß die Selbsterfahrung tief im dialektischen Zusammenspiel des Sensorischen und des Symbolischen wurzelt, wird oftmals bei der psychoanalytischen Arbeit mit Lehrern und Studenten der Linguistik deutlich. Diese Patienten erleben oft an Panik grenzende Angstzustände in Verbindung mit dem Gefühl, sich aufzulösen, wenn sie die Sprache ihrer bindenden Kraft entkleiden. Das hat in jedem mir bekannten Fall zu der Notwendigkeit geführt, daß die Patienten zumindest vorübergehend ihren linguistischen Studien und Arbeiten entsagen mußten.

Zusammenfassung

In diesem Kapitel wurde die Vorstellung der autistisch-berührenden Position als Möglichkeit vorgeschlagen, eine psychische Organisation, die primitiver als die paranoid-schizoide wie auch als die depressive Position ist, begrifflich fassen zu können. Der autistisch-berührende Modus wird konzeptualisiert als sensorisch dominierter, vorsymbolischer Modus der Erfahrungsbildung, der menschlichem Erleben ein gutes Maß an Begrenzung sichert sowie die Anfänge eines Gefühls für den Ort, an dem dieses Erleben stattfindet. Angst besteht in diesem Modus aus dem unbeschreiblichen Entsetzen bei der Vorstellung der Auflösung der Begrenzung, die ein Gefühl des Leckens, Fallens oder sich Auflösens in einen end- und formlosen Raum nach sich zieht. Die hauptsächlichen Abwehrmechanismen, Wege der Organisation und Bestimmung von Erfahrung, Typen von Objektbezogenheit und Hauptwege zu psychischem Wandel in der autistisch-berührenden Position wurden in diesem Kapitel diskutiert und mit Beispielen aus der klinischen Praxis veranschaulicht.

4

Die schizoide Position

> ... oder Musik so tief empfunden
> Daß man sie gar nicht hört –
> sondern selbst Musik ist.[1]
> T. S. Eliot, „The Dry Salvages"

Seit der Veröffentlichung von Fairbairns (1940) Pionierwerk „Schizoide Faktoren der Persönlichkeit" („Schizoid factors in the personality") ist bereits mehr als ein halbes Jahrhundert vergangen. Gleichwohl glaube ich, daß das gegenwärtige Verständnis schizoider Phänomene hauptsächlich auf dieses klassische Werk und die drei kurz darauffolgend publizierten Arbeiten (1941, 1943, 1944) zurückgeführt werden kann. Die Entwicklungen im analytischen Denken der letzten zwanzig Jahre haben jedoch die Notwendigkeit gezeigt, unsere Konzeption der schizoiden Persönlichkeit aufs neue zu überprüfen. Die Ansicht Fairbairns und später Kleins (1946), daß die schizoide Organisation die primitivste menschliche psychische Organisation darstellt, ist heute nicht mehr aufrechtzuerhalten. Im vorliegenden Kapitel schlage ich vor, daß autistischberührende Phänomene als die tiefliegendste Schicht – oder

---

[1] Das Original lautet: ... *or music heard so deeply*
That it is not heard at all, but you are
the music. (Anm. d. Ü.)

die früheste Form – der schizoiden Persönlichkeitsorganisation angesehen werden können.

Ich werde anfangs skizzieren, woran ich denke, wenn ich von der schizoiden Position spreche. Beginnen möchte ich mit einer Kurzfassung meiner Interpretationen der Arbeiten von Fairbairn und von Klein. Wenn sich auch die Metapsychologien Fairbairns und Kleins in grundsätzlicher Weise unterscheiden, ist mir trotzdem klargeworden, daß diese beiden Analytiker in bezug auf die Phänomenologie der schizoiden Erfahrung im wesentlichen übereinstimmen. Danach folgt eine Diskussion von Aspekten der Arbeiten Winnicotts und Guntrips, die sich der schizoiden Position widmen. Schließlich werde ich Auszüge aus der Analyse einer schizoiden Patientin besprechen, um die Art und Weise zu zeigen versuchen, in der analytisches Denken über schizoide Phänomene ein Verständnis der Natur des Zusammenspiels zwischen autistisch-berührendem und paranoid-schizoidem erfahrungsbildenden Modus miteinbeziehen muß.

Schizoide Phänomene

Der schizoide Patient[2] hat sich weitgehend von Objektbeziehungen mit ganzen äußeren Objekten in eine aus bewußten und unbewußten Beziehungen zu inneren Objekten beste-

---

[2] In diesem Kapitel verweist der Begriff *schizoid* auf einen allen Persönlichkeiten eigenen Aspekt, der rund um eine unbewußte defensive Bindung von Teilen des Selbst an innere Objekte organisiert ist. Wenn diese universelle Dimension der Persönlichkeit zu defensiven Zwecken hypertrophiert wird, bildet sie die Grundlage für eine Reihe von psychopathologischen Ausprägungen, einschließlich schizoider und narzißtischer Charakterstörungen. Die Schizophrenie steht insofern in einem deutlichen Gegensatz zur schizoiden Persönlichkeitsorganisation, als erstere eine Fragmentierung (Desorganisation) der Persönlichkeit darstellt, letztere dagegen eine Form psychischen Zusammenhalts, der auf stabilen (wenn auch oftmals starren) inneren Objektbeziehungen basiert.

hende innere Welt zurückgezogen. Diese phantasierten Objektbeziehungen werden in einem Bereich omnipotenten Denkens verwaltet, der in hohem Maße auf die Abwehrmodalitäten der Spaltung und der projektiven Identifikation angewiesen ist. Es ist dies eine Welt von Helden und Halunken, von Peinigern und Opfern; eine Welt, in der Bindungen an Objekte oft süchtigmachender Natur sind und geliebte Objekte oft quälend und unerreichbar sind; eine Welt, in der introjezierte Objekte omnipotent sind und unnachgiebig kritische Erzählungen über das eigene phantasierte oder tatsächliche Verhalten abgeben. Für diese Individuen werden äußere Objekte durch Übertragungsprojektionen aus der inneren Objektwelt so gründlich in den Schatten gestellt, daß die Eigenschaften der äußeren Objekte kaum noch von der inneren Objektwelt zu unterscheiden sind.

In dem Maße, in dem die äußere Welt, in ein Tuch von Übertragungsprojektionen gehüllt und damit der Sicht entzogen ist, wird das Individuum unfähig, aus Erfahrung zu lernen. Die Gegenwart ist lediglich eine Neuinszenierung der Vergangenheit, bei der äußere Objekte Requisiten für das neue In-Szene-Setzen eines zeitlosen inneren Dramas abgeben.[3] Wenn ein äußeres Objekt sich nicht an das Szenario hält, das der Patient unbewußt vorschreibt, dienen Verleugnung, Verachtung, Grandiosität, Wahrnehmungsverzerrung und/oder emotionaler Rückzug dazu, die Wirkung der Erfahrung mit

---

[3] Für Fairbairn (1944, 1946) ist die Stabilität der unbewußten Bindung an innere Objekte die Hauptquelle einer stabilen Persönlichkeitsorganisation des Individuums. Eine unbewußte Bindung an innere Objekte ist der „Leim", der alle Persönlichkeitsorganisationen zusammenhält. Das schizoide Individuum verfügt über „zuviel Leim", insofern als seine inneren Bindungen so intensiv sind, daß sie ein emotionales In-Beziehung-Treten mit äußeren Objekten fast völlig ausschließen. In extremen Fällen wird jedoch psychische Energie nicht nur von äußeren Objektbeziehungen, sondern auch von inneren Objektbeziehungen abgezogen. Das Ergebnis ist ein katastrophaler „Verlust des Ich" (Fairbairn, 1941, S. 42), ja eine Zerstörung der schizoiden Ich-Struktur und der Anfang eines schizophrenen Zusammenbruchs.

dem äußeren Objekt auf ein Minimum zu reduzieren. Das hat zur Folge, daß sich das Individuum durch seine Erfahrungen in der Welt nicht verändert. Unbewußt weiß es um seine Rolle als im eigenen inneren Drama gefangener Akteur und hat so nachhaltige Gefühle der eigenen Nutzlosigkeit und innerer Leere.

Die Leere, die der schizoide Patient fühlt, ist mehr als nur die Leere der Einsamkeit. Es ist auch die Leere, die aus einem Mangel an Verwurzelung in etwas anderem als dem eigenen Geist resultiert. Es ist die Leere eines Selbst, das eigentlich imaginär ist, da es von der intersubjektiven menschlichen Erfahrung losgelöst ist und von der Anerkennung durch den anderen, durch welche dem Selbst normalerweise das Gefühl der eigenen Tatsächlichkeit zuteil wird (Habermas, 1968; Hegel, 1807; Kojève, 1934–1935). Der schizoide Patient ist „besetzt durch" und ganz in Anspruch genommen von seinen inneren Objektbeziehungen, wobei jedoch letztere in sich wenig substantiell sind und zu einem Zustand emotionaler Verarmung führen. Die Situation gleicht der des an Meryzismus leidenden Kindes, das dieselbe Nahrung schluckt, wiederkäut, wieder schluckt, und so fort. Dabei reduziert sich der Nährwert immer mehr und schließlich kann das Kind Hungers sterben, obwohl sein Mund und Magen regelmäßig voll sind.

Ich bin der Meinung, daß sowohl Fairbairn wie auch Klein dem bisher Gesagten voll und ganz zustimmen würden. Einer von Fairbairns charakteristischen Beiträgen zum analytischen Verständnis schizoider Phänomene ist seine Interpretation der Natur schizoider Angst. Während depressive Angst um die Furcht vor dem Verlust des Objekts als Folge der eigenen destruktiven Wünsche gegenüber dem Objekt kreist, basiert schizoide Angst auf der Furcht, daß die eigene Liebe sich auf das Objekt destruktiv auswirkt (Fairbairn, 1940). Man sollte die früheste menschliche Beziehung, die zwischen Mutter und Kind, so sehen, daß die Liebe des Kindes im Grunde genommen gleichbedeutend ist mit seinem Bei-der-Mutter-

Sein und Die-Mutter-Brauchen. Das Dilemma ist daher insofern ein katastrophales, als das Kind fühlt, daß jegliches erworbene Selbstgefühl, wie rudimentär ein solches auch immer sein mag, genau das ist, was das Objekt, von dem es vollkommen abhängig[4] ist, zerstören wird.

Mit diesem Verständnis der schizoiden Position ausgerüstet, werde ich mich jetzt auf den primitivsten gefühlsdominierten Aspekt der schizoiden Persönlichkeit konzentrieren, einen Erfahrungsbereich, der in den Arbeiten von Klein und auch Fairbairn kaum berührt worden ist. Ich schlage vor, daß man sich die schizoide Position als janusgesichtig vorstellt: Eine Gesichtshälfte ist mit Angst und Verlangen auf die Welt der äußeren Objekte gerichtet, die außerhalb der Reichweite der Illusion einer Omnipotenz des Patienten liegt; die andere Hälfte blickt auf einen sensorisch-dominierten Zustand, der primitiver ist als jener, der mit der von Klein und Fairbairn ins Auge gefaßten inneren Objektwelt verbunden ist. Dieses zweite „Gesicht" ist die nichtartikulierte Schwachstelle schizoider Erfahrung, an der die Phantasie vorsymbolischem, sensorisch-dominiertem Erleben weicht.

Die Beiträge von Winnicott und Guntrip

Jetzt möchte ich in aller Kürze Teile des Werks von Donald Winnicott und Harry Guntrip diskutieren, die ich zusammen mit Fairbairn und Klein für die maßgeblichen Begründer des

---

[4] Klein (1946, 1948, 1952b, 1955) versteht schizoide Angst als Ergebnis angeborener destruktiver Impulse (Derivate des Todestriebes), die Spaltung und phantasierte Projektion nach außen hin erfahren und dabei eine verfolgende Objektwelt schaffen. Exzessive Spaltung und Ausstoßung dieser Art stellen eine Gefahr für die Integrität des Ich dar und werden in Form von Furcht vor drohender Vernichtung erlebt. Wenn die Fragmentierung des Ich einen Punkt erreicht, an dem die paranoid-schizoide psychische Organisation zusammenbricht, kommt es zu einem schizophrenen Zusammenbruch.

analytischen Verständnisses schizoider Phänomene halte. Die Diskussion Winnicotts und Guntrips wird sich auf die von ihnen geleistete Entwicklung der Anfänge einer Konzeption der auf Sinneswahrnehmung beruhenden Organisation der Erfahrung konzentrieren, die primitiver ist sowohl als Kleins Konzeption der paranoid-schizoiden Position als auch als Fairbairns Vorstellung einer schizoiden Organisation.

Winnicott

Das Werk Winnicotts hatte für die paradigmatischen Arbeiten sowohl Kleins wie auch Fairnbairns eine Akzentverlagerung zur Folge, da diese sich auf eine Konzeption früher psychischer Organisation und auf schizoide Phänomene beziehen. Zunächst ist für Winnicott die Einheit der psychischen Entwicklung nicht das Kind, sondern eine intersubjektive Entität, die Mutter-Kind-Einheit (Winnicott, 1952, 1956, 1971a). Dann ersetzt Winnicott die Kleinsche und Fairbairnsche Konzeption der Spaltung des Ich und Objekts (auf die die Erarbeitung einer inneren Objektwelt folgt) durch eine Konzeption einer andersgearteten Spaltung der Persönlichkeit. Für Winnicott bringt die Persönlichkeitsspaltung die Entfremdung einer rudimentären Selbsterfahrung (des Wahren Selbst) von einem willfährigen, nach außen gerichteten Selbstaspekt (des Falschen Selbst) mit sich. Der letztere Aspekt des Selbst ist das Winnicottsche Äquivalent des schizoiden Persönlichkeitsaspekts.

Winnicott (1963b) stellt fest, daß anfangs der Raum, in dem das Kind lebt, keine „innere" (S. 185) Welt im Kleinschen Sinn ist. Vielmehr „bedeutet ‚inner' nur persönlich und ‚persönlich' ist noch nicht individuell" (1963b, S. 185). Das Wahre Selbst ist ein Potential, dessen Ursprünge in den frühesten Körperempfindungen liegen, wie sie im Kontext der Beziehung mit der Mutter als Umwelt wahrgenommen werden: „Das Wahre Selbst kommt von der Lebendigkeit des Zellgewebes und der Tätigkeit der Körperfunktionen, einschließlich Herz- und Atemtätigkeit" (1960b, S. 148). In diesem Entwicklungsstadium ist die Welt des Kindes nicht eine Welt äußerer oder innerer Objektbeziehungen, sondern eine Welt „bloßer Phänomene, die auf Körpererfahrungen basieren" (1963b, S. 183). Winnicott meint, daß, selbst wenn das Kind allein nicht in der Lage ist, seine eigene primitive psychische Organisation aufrechtzuerhalten, eine solche Selbstorganisation (vorwiegend sensorischer Art) existiert, da sie durch das Mutter-Kind geschaffen wird: „Das Wahre Selbst erscheint, sobald es überhaupt irgendeine geistige Organisation des Individuums gibt und es bedeutet kaum mehr als die Summierung der sensomotorischen Lebendigkeit" (1960b, S. 149).

Auf diese Weise zeigt Winnicott den Weg zu einer Konzeption eines Persönlichkeitsaspekts (der primitiver ist als Kleins oder Fairbairns innere Objektwelt), bei dem es eine vorsymbolische, nichtdefensive Isolation des rudimentärsten Selbstgefühls gibt, das auf Körpererfahrung beruht. Diese frühe psychische Organisation hängt zur Gänze davon ab, ob die Mutter eine förderliche Umwelt zur Verfügung stellt. Im Verlauf der Entwicklung durch Erfahrung mit Übergangsobjekten wird der von der Mutter für diesen Zustand zur Verfügung gestellte Aspekt vom Kind übernommen. (Siehe Winnicott, 1951, und Ogden, 1986, für eine Diskussion dieses Prozesses.)

Guntrip

Guntrip (1961, 1969) versuchte die Arbeiten Winnicotts und Fairbairns zu integrieren und weiterzuführen. Er schlug vor, daß im Verlauf der frühen Entwicklung jedes Individuums ein Teil des unbewußten Ich (ein abgespaltener Teil von Fairbairns [1944] „libidinösem Ich") eine Regression in einen isolierten Zustand erfährt, der ähnlich einer Gebärmutter Schutz bietet. Dieser regredierte Aspekt des Selbst bleibt ein permanenter Teil der Persönlichkeitsstruktur und existiert in Spannung mit stärker objektbezogenen Aspekten des Selbst. Diese äußerst regredierte und isolierte Facette der Persönlichkeit hat in der schizoiden Persönlichkeit einen weit größeren Stellenwert als in einer reiferen Persönlichkeitsorganisation. „In diesem regredierten Zustand übernimmt die gute Umwelt den Platz des guten Objekts, und es gibt eine tiefe, obskure, aber ganz definitive Erfahrung des „Wohlbefindens innerhalb etwas" (1961, S. 435). Es gibt Sicherheit und eine Möglichkeit für das Auftauchen der Individualität des Selbst in der Isolation dieses regredierten Zustands; aber auch die Gefahr eines permanenten Verlusts der Verbundenheit mit äußeren wie inneren Objekten. Eine andauernde Trennung von der Welt äußerer wie auch innerer Objekte stellt die Bedrohung eines schrecklichen Verlusts des Selbst dar, die als drohendes Ersticken erlebt wird. Die Welt der inneren Objekte ist als Verteidigung gegen einen definitiven Verlust des Selbst im regredierten, geschützten Zustand von entscheidender Wichtigkeit. Daher wird die schizoide Organisation innerer Objektbeziehungen von Guntrip als mittlere Position zwischen äußeren Objektbeziehungen und einem primitiven, objektlosen Zustand gesehen.[5]

---

[5] Guntrip setzt das regredierte libidinöse Ich mit der Vorstellung eines Winnicottschen Wahren Selbst „das aufs Eis gelegt ist, bis ihm die zweite Chance einer Wiedergeburt winkt" (Guntrip, 1961, S. 432) gleich. Ich glaube, daß dieser Aspekt von Guntrips versuchter Integration Fairbairnscher und Winnicottscher Theorie die am wenigsten zufriedenstellende Seite seiner Arbeit ist. Sie basiert auf einer Vermischung von Metapsychologien, die ernstliche theoretische Konfusion nach sich ziehen. Im Denken Fairbairns (1944) ist das libidinöse Ich ein abgespaltener Teil des desjenigen Ich, das von einer unbefriedigenden Beziehung mit quälenden Objekten in Anspruch genommen wird. Die Bindung zum Objekt ist ihrer Natur nach süchtigmachend und beeinträchtigt die Entwicklung des Vollzugs der Beziehung zu ganzen Objekten und zu einem echten Selbstgefühl. Daher ist Guntrips „Integration" insofern nicht ganz frei von theoretischer Inkonsistenz, als danach das Wahre Selbst (der Kern eigener Individualität und des Gefühls der eigenen Tatsächlichkeit) seine Ursprünge im libidinösen Ich hat, einem Teil der Persönlichkeit, der in einer grundlegend pathologischen Form eine Bindung zu unerreichbaren inneren Objekten darstellt.

Ich beschließe diesen Abschnitt mit einem ziemlich ausführlich zitierten Statement Michael Balints (1955). Balint erfaßt mit bemerkenswerter Klarheit und Eleganz die Grenzen der Fairbairnschen und Kleinschen Konzeptionen primitiver Erfahrung und weist gleichzeitig einen unverzichtbaren neuen Weg der Beschreibung des Bereichs früher Körpererfahrung, der in den Arbeiten Winnicotts und Guntrips angesprochen wird.

Unsere Terminologie zur Beschreibung des frühen Zeitabschnitts geistigen Lebens wurde fast zur Gänze von objektiven Phänomenen und/oder subjektiven Erfahrungen der „oralen" Sphäre abgeleitet. Wir brauchen nur an die Wörter Gier, Einverleibung, Introjektion, Verinnerlichung, Teilobjekte, Destruktion durch Saugen, Kauen und Beißen, Projektion nach dem Muster des Spuckens und Erbrechens etc. denken. Es ist jammerschade, daß wir es praktisch vollständig verabsäumt haben, unser Verständnis dieser sehr frühen und sehr primitiven Phänomene durch die Erschließung von theoretischen Ansätzen und Fachbegriffen aus den Erfahrungen, der Bilderwelt und den Implikationen anderer Bereiche zu erweitern. Solche Bereiche wären unter anderen: Wärmegefühle, rhythmische Geräusche und Bewegungen, gedämpftes, undefinierbares Summen, die unwiderstehlichen und überwältigenden Wirkungen von Geschmack und Geruch, nahem Körperkontakt, taktiler und durch Muskeln ausgelöster Empfindungen besonders in den Händen und die unleugbare Kraft jedes einzelnen und aller dieser Sinneseindrücke als verursachende und lindernde Aspekte von Angst- und Verdachtgefühlen, glückseliger Zufriedenheit und furchtbarer, verzweifelter Einsamkeit. [S. 241]

Dieses und die zwei vorhergehenden Kapitel sind eine teilweise Antwort auf Balints (1955) Herausforderung des psychoanalytischen Denkens.

Veranschaulichung durch ein Beispiel aus der klinischen Praxis:
Wenn im Wald ein Baum umstürzt

Ich werde nun einen Aspekt aus der Analyse eines Patienten beschreiben, durch den ich viel über den Zusammenhang zwischen schizoiden inneren Objektbeziehungen und einer objektlosen, sensorisch dominierten Welt, die deren stilles Pendant abgibt, gelernt habe.

Frau N., eine 23jährige Studentin, entschloß sich aufgrund in Abständen auftretender Anfälle lähmender Angst und ihres chronischen Gefühls, „nicht zu verstehen, warum ich lebe", nach einigem Zögern zu einer Analyse.

Beim ersten Treffen präsentierte sich die Patientin auffallend schmucklos. Sie trug ein graues Sweatshirt und Jeans (so kleidete sie sich auch bei allen folgenden Sitzungen in den nächsten Jahren); ihr Haar war kurzgeschnitten, dünn und ungewaschen. Frau N. trug kein Make-up und ließ später durchblicken, daß sie sich nicht wie ein Clown fühlen möchte. Sie war kurz angebunden, spöttisch und höhnisch. Die Patientin sah mich niemals direkt an, obwohl sie manchmal, beim Kommen oder Gehen, aus dem Augenwinkel einen verstohlenen Blick in meine Richtung warf. Bei unserem ersten Treffen erzählte mir Frau N., daß die Farbe der Wände in meiner Praxis das Zimmer für sie wie eine Eishöhle erscheinen ließen.

In den ersten Monaten der Analyse war Frau N. äußerst zurückhaltend und erwähnte immer wieder, wie wenig ihr die Idee der Analyse zusage, wie absurd der ganze Rahmen sei, wie gering ihre Hoffnung, davon zu profitieren und daß sie sich mir völlig entfremdet fühle. In dieser Zeit kam es häufig zu Momenten des Schweigens, die sich, wenn man die Patientin gewähren ließ, über die ganze Sitzung ausdehnen konnten. Es waren Phasen angespannter Stille, die die Patientin als „qualvoll" empfand. Frau N. sagte, daß sie das Gefühl habe, in der „Nutzlosigkeit" dessen, was wir nicht taten, zu „ertrinken".

Ich habe die Erfahrung gemacht, daß solche Schweigephasen für schizoide Patienten zu einer Quelle der Verzweiflung werden können und einen Rückzug in einen Zustand zunehmender Verschlossenheit zur Folge haben. Ich neigte zur Hypothese (zum Teil auf der Basis meiner Gegenübertragungserfahrung starker Einsamkeitsgefühle während der

Schweigephasen), daß die Schweigephasen in diesem Fall ein In-Szene-Setzen pathologischer Beziehungen zu inneren Objekten darstellten, an denen Mutter und Kind beteiligt waren, von denen jeder die Unfähigkeit des anderen verspürte, den Schmerz der Isolation des anderen zu verstehen. Von dieser Hypothese ausgehend sprach ich regelmäßig mit Frau N. darüber, was ich dachte, was sich zwischen uns abspielte, wobei ich darauf hinwies, daß dies lediglich meine Ideen seien und daß es durchaus sein könne, daß ich unrecht hätte. Die Patientin reagierte auf meine Bemühungen regelmäßig mit Augenzurückrollen in die Stirnhöhle und mit einem Unglauben darüber, wie dumm ich doch sein könne. Es kam aber auch vor, daß sie widerwillig zugab, daß in dem, was ich sagte, vielleicht doch ein Körnchen Wahrheit verborgen sein könnte, worauf jedoch gleich die Frage folgte, was ihr dieses Stück Weisheit wohl nützen würde.

Manchmal erinnerte mich diese Form der Interaktion an die vertraute Situation aus der Arbeit mit einem widersetzlichen, aber intakten jugendlichen Patienten. (Meiner Erfahrung nach ist jugendliche Widersetzlichkeit im allgemeinen eine Abwehrhaltung gegen Liebes- und sexuelle Gefühle in positiven und negativen ödipalen Übertragungen.) Allerdings herrschte bei meiner Beurteilung darüber, was bei der Analyse von Frau N. vor sich ging, diese Einschätzung nicht vor. Das bei unserem ersten Treffen von Frau N. angesprochene Bild der Eishöhle kam mir in den ersten Jahren der Analyse immer wieder in den Sinn. Gerade wenn ich das größte Bedürfnis hatte, Anzeichen von Leben in der Patientin zu entdecken, wurde ich von ihr mit einer Selbstgenügsamkeit konfrontiert, die so hartnäckig war, daß sich bei mir das Gefühl einstellte, es mit jemandem zu tun zu haben, dem es noch nicht gelungen war, Mensch zu werden.

Sehr zögernd gab mir Frau N. während der ersten zwei Jahre der Analyse nach und nach Auskünfte über sich selbst. Sie tat dies praktisch wie beiläufig, um einer Erinnerung oder einem gegenwärtigen Geschehen in ihrem Leben die Aura der

Wichtigkeit zu nehmen. Womöglich noch wichtiger war es der Patientin, jegliches Bedürfnis zu leugnen, daß ich etwas über sie wissen solle. Ihre Mutter beschrieb sie als „Normal mit einem großen N." Sie war ein extrem sachlicher und nüchterner Mensch, fest davon überzeugt, daß man erreichen kann, was man will und daß jegliche Schwierigkeit, die man im Leben hat, eine Form des Sich-Gehen-Lassens ist. Das Wort Gefühl war aus dem Wortschatz der Mutter so gut wie gestrichen. Die Patientin sagte, daß sie gehört habe, wie ihre Mutter einer Freundin erzählte, daß sie keines ihrer Kinder gestillt habe, da ihr dies irgendwie „unhygienisch" erschienen war. Die Gummihütchen von Säuglingsflaschen könne man auskochen, während es beim Stillen keine Möglichkeit gibt, die Keime zu töten.

Ihren Vater beschrieb Frau N. als einen Mann, von dem es den Anschein hatte, als ob er jemandes anderen Vater gewesen sei. Sie sagte, daß er sich gerne mit seinen Oldtimer-Sportwagen beschäftigte, von denen er ein halbes Dutzend hatte. Er verbrachte praktisch seine gesamte Freizeit damit, daran herumzubasteln und sie „auf Hochglanz zu bringen". Die Patientin sagte, daß sie als Kind nicht von der Vorstellung lassen konnte, daß weder ihr Vater, noch ihre Mutter ihre tatsächlichen Eltern waren. Sie bildete sich ein, daß die Menschen, die vorgaben, ihre Eltern zu sein, Fremde waren, die in aller Heimlichkeit die Stelle ihrer echten Eltern eingenommen hatten und in der Lage waren, genauso zu handeln wie diese. Sie versuchte insgeheim sich Fragen auszudenken, die winzige Details aus vergangenem Geschehen mit ihren tatsächlichen Eltern betrafen, und von denen nur diese wissen konnten.

Die Patientin hatte einen älteren Bruder, der ihr wie „eben ein anderer Mieter in der Pension" vorkam. Offensichtlich wußte er, wie man es anstellte, gute Noten zu bekommen, ein guter Sportler zu sein etc., „aber er war einfach nicht vorhanden und schien es nicht zu wissen". (Die Beschreibungen, die die Patientin von ihren Familienmitgliedern gab, glichen insofern den Beschreibungen anderer schizoider Patienten, als es mir nicht möglich war, von den Personen, die diese beschrieben hatten, über einen längeren Zeitraum ein Bild im Gedächtnis zu behalten. Ich vergaß zum Beispiel öfters, daß die Patientin einen Bruder hatte. Die Gestalten im Leben der Patientin gewannen in ihren Erzählungen – wie in ihren Erfahrungen mit ihnen – nicht die Konturen von Menschen „aus Fleisch und Blut".)

Frau N. war, was die Vorkommnisse in ihrem gegenwärtigen Leben betraf, äußerst geheimniskrämerisch. Beispielsweise bereitete ihr die Tatsache großes Vergnügen, daß sie über ein Jahr lang in einer neuen Wohnung gelebt hatte, bevor ich durch eine Bemerkung, die sie fallenließ, darauf aufmerksam wurde. Erst nach zwei vollen Jahren erzählte sie mir, daß sie ihre Doktorarbeit in vergleichender Literaturwissenschaft vorbereitete.

Die Patientin lebte ein extrem isoliertes und eingeschränktes Studentenleben. Sie besuchte die Vorlesungen, hatte minimalen Kontakt mit Lehrern und Kollegen/innen und verbrachte die meiste Zeit in den Büchereien auf der Universität. In der Hauptbücherei gab es einige Stockwerke unter dem Erdgeschoß (wie viele es genau waren, hat sie mir nie erzählt) zwischen den Bücherregalen eine Nische, in der man arbeiten konnte. Dies war ihr „liebster Platz auf der Welt". Er hatte einen eigenen spezifischen Geruch von alten, staubigen Büchern, eine spezifische Kühle, die den ganzen Tag und das ganze Jahr über gleichblieb und eine eigene Lichtqualität, die den Raum „immer völlig dunkel erscheinen ließ, obwohl die Beleuchtung eingeschaltet war".

Auch wenn all das, was ich von der Patientin erfahren konnte, hier in Form einer fließenden Erzählung vorgestellt wird, möchte ich nochmals betonen, daß dies ganz und gar nicht der Stil war, in dem mir die Informationen von Frau N. übermittelt wurden. Vielmehr nahmen sich die Stunden wie ein schmerzhaftes Zähneziehen aus: Zum Beispiel gab mir die Patientin zögernd das Fragment einer Geschichte, offensichtlich um zu testen, ob ich mich darauf stürzen würde. Wenn ich unaufdringlich beziehungsweise mit angemessener Zurückhaltung reagierte, konnte ich damit rechnen, vielleicht Tage oder Wochen später einen weiteren Teil der Geschichte zu erfahren. Stellte ich jedoch eine Frage, so wurde die Patientin in der Regel für eine Zeitspanne von fünf oder zehn Minuten still, bevor sie mir eine äußerst gewitzte Antwort gab. Manchmal gab sie mir auch keine Antwort. Gelegentlich fragte ich sie, was sie während der Phasen absoluten Schweigens, die auf meine Fragen folgten, dachte und fühlte. Frau N. antwortete dann, daß sie an gar nichts dachte oder eben an meine Frage. Öfters schien es mir, daß ich, obwohl ich mein Bestes gab, in einen Willenskampf verwickelt worden war, bei dem der Kontrahent, der als erster den geringsten Hinweis darauf gab, sich vom anderen etwas zu wünschen, der Verlierer war. Ich war hier ein Neuling, der gegen einen Großmeister des Spiels antrat.

Schließlich sagte ich zu Frau N., daß ich dachte, daß ein wesentlicher Teil ihrer Unfähigkeit, mit mir zu sprechen, außerhalb ihrer Kontrolle liege. Ich vermutete jedoch, daß ihr ein, wie auch immer kleiner, Raum zur Verfügung stand, in dem sie bewußt Entscheidungen darüber traf, was sie mir zu erzählen gedachte, wie sie das machen würde und zu welchem Zeitpunkt das geschehen solle. Ich brachte den Vorschlag, daß es nützlich sein würde, das, was in ihre Wahl floß, in Worte zu kleiden.

Ich fügte hinzu, daß es Augenblicke gab, in denen ich vermutete, daß sie es als erniedrigende Unterwerfung erleben würde, wenn sie mit mir spräche, und daß sie wahrscheinlich dann das Gefühl habe, das wenige, das sie in ihrem Leben schätzte, den Abfluß hinunterzuspülen.

Als Antwort auf meine Bemerkungen sagte Frau N., daß sie im Alter von 4 oder 5 oder vielleicht 6 Jahren gehört habe, wie eine Tante ihrer Mutter eine Frage gestellt hatte, die sie damals in Schrecken versetzte. Ihre Tante hatte ihre Mutter gefragt, ob ein Baum, der im Wald umstürzt, ein Geräusch mache, wenn niemand zugegen ist, der das hören könne. Frau

N. sagte, daß sie sich vorgestellt habe, wie sie, allein im Wald, einen gellenden Schrei ausstieß und dabei nicht den geringsten Ton hervorbrachte. Diese Vorstellung war für sie so schrecklich, daß sie sich vor dem Schlafengehen ängstigte, wenn sie daran dachte, sie könne allein in ihrem Zimmer aufwachen. Frau N.s Antwort auf meine Vermutungen sah ich als ihre Art und Weise an, mir unbewußt zu erklären, daß sie jedes Mal, wenn sie mit mir sprach, es riskierte, von dem Gefühl übermannt zu werden, von dem jene schreckliche Vorstellung in ihrer Kindheit begleitet gewesen war.

Im Verlauf des dritten Jahres der Arbeit mit Frau N. wurde mir allmählich die Intensität eines ganz speziellen Streßgefühls bewußt, das ich erlebte, wenn ich mit ihr war. Ich fühlte mich unbehaglich, verlegen und unsicher auf eine Art und Weise, wie das sonst im Umgang mit Patienten selten vorkommt, mit denen ich schon längere Zeit gearbeitet habe. Es hatte den Anschein, als ob mein gewohntes Verhalten als Analytiker ihr gegenüber zu unflexibel oder unpassend war, ohne, daß ich in der Lage war, zu sagen warum. Manchmal kam es mir vor, als ob ich versuchte, in ihrer Gegenwart nicht zu atmen. Als mir diese Gegenübertragungsgefühle zunehmend bewußt wurden und ich sie im Sinne projektiver Identifikation zu verstehen begann, sagte ich zu Frau N., daß ich dachte, daß unsere gemeinsame Gegenwart in diesem Raum für sie den Anschein von zwei in ein kleines, ungelüftetes Zimmer gepferchten Menschen haben müsse, von denen jeder eine andere ansteckende Krankheit hatte. (Ich dachte an die Phantasie ihrer Mutter, in der die Brust das Baby infizierte und vice versa das Baby die Brust. In dieser Phantasie stellten die Keime, die ein ganz normaler Teil des Selbst sind, eine Bedrohung für den anderen dar. Auch reagierte ich auf meine eigene Phantasie, in der ich glaubte, in ihrer Gegenwart den Atem zurückhalten zu müssen – vielleicht spiegelte diese Phantasie meine eigene unbewußte Furcht davor, meine eigenen menschlichen Keime auszuatmen oder die ihren einzuatmen.)

Als Frau N. mehr über ihren geheimen Platz in der

Bücherei erzählte, begann sie von der Faszination der Wörter, der Sprache und der Bücher zu sprechen, die, soweit sie sich zurückerinnern konnte, in ihrem Leben immer eine bedeutende Rolle gespielt hatten. Als Kind hatte sie stundenlang damit zugebracht, komplizierte Phantasien zu entwickeln, die sich um Wortspiele, sprachliche Neubildungen, Anagramme, Reime, Homonyme etc. drehten. Besonders gern mochte sie ein Spiel, das sie in der Schule gelernt hatte, und in dem man eine Geschichte mit einer Moral erfindet, die wie eine neue Anordnung der Worte eines Aphorismus oder einer bekannten Redensart klingt oder eine solche ist. Ab dem Alter von 7 Jahren hatte sie bereits mit großem Vergnügen das Wörterbuch gelesen und sich abstruse Wörter und ungebräuchlich gewordene Wendungen einverleibt.

Als Kind saß sie fast jeden Nachmittag in der nächsten öffentlichen Bücherei und las ein „Bücherregal nach dem anderen". Der Inhalt spielte dabei für sie überhaupt keine Rolle. Sie sagte, daß man meinen würde, ihr Wissen müsse bereits enzyklopädische Ausmaße angenommen haben, in Wirklichkeit konnte sie jedoch praktisch nichts von dem behalten, was sie gelesen hatte. Wenn sie etwas las, vergaß sie gleich darauf Handlung und Fakten. Es hatte den Anschein, als ob alles in eine enorme Grube fiele. In vielen Fällen hatte sie dasselbe Buch zweimal gelesen und dies erst am Schluß bemerkt. Es war dann aber nicht der Inhalt, der sie darauf brachte, das Buch schon einmal gelesen zu haben, sondern etwa eine zerrissene oder fehlende Seite oder ein Schmutzfleck auf einer Seite, an den sie sich erinnern konnte. Was ihr Vergnügen bereitete, war das „Gefühl des Lesens", das sie zum Teil als Laut in ihrem Kopf erlebte, als sanftes, kaum merkbares Summen oder Brummen „wie von einer Neonröhre".

In ihrer beiläufigen Art, mit der sie ausdrücken wollte, daß dem Erzählten kein großes Gewicht beizumessen sei, erwähnte Frau N., daß sie als Neunjährige den „Schatz im Keller" entdeckt hatte: eine große, offensichtlich ihrem Vater gehörende Kiste, die gefüllt war mit Gewehren und Pistolen aus alter Zeit, etwas Munition und zwei alten Säbeln, die „aussahen, als ob sie aus dem Bürgerkrieg stammten". Sie sagte, daß sie über diese Entdeckung äußerst bestürzt gewesen sei, daß sie aber mit niemandem darüber gesprochen habe. Ihr schien, als ob das geheime Arsenal ihres Vaters aus diesem einen anderen Menschen gemacht hatte. Sie erzählte, daß sie sich erinnerte, wie sie sein Gesicht prüfend betrachtet hatte, um in den Augen oder im Gesichtsausdruck vielleicht Spuren dieser seiner verborgenen Seite zu entdecken.

In diesem Abschnitt der Analyse (es war das vierte Jahr) breitete sich allmählich ein Gefühl der Ruhe aus, das an das Bild zweier feindlicher Armeen denken ließ, die einen heiklen Waffenstillstand geschlossen hatten, bei dem jede verflossene Stunde zur Hoffnung Anlaß gab, aber auch die Frage aufwarf, wie lange diese Ruhe noch andauern würde und ob man nicht vielleicht doch nur unter dem Einfluß einer gefährlichen Illusion handelte. Frau N. verbrachte nicht mehr soviel Zeit zwischen den Bücherregalen. Sie hatte Beziehungen zu Klassenkollegen/innen entwickelt und studierte oft mit ihnen im Hauptlesesaal. Ihre „Nische" war jetzt nicht mehr das Zentrum ihres Lebens; sie war zu einem Platz geworden, an den sie sich zurückziehen konnte.

Einige Wochen nachdem die Patientin mir von ihrer Entdeckung der Kiste im Keller erzählt hatte, kam sie in einem Zustand äußerster Erregtheit zu einem unserer Treffen. Sie begann die Stunde mit dem Vorwurf, daß ich heimlich unsere Sitzungen auf Tonband aufnehmen würde. Sie war wütend und fühlte ihr Vertrauen mißbraucht. Ich fragte Frau N., ob sie eine Vorstellung davon habe, was ihr angst machte. Sie sagte, daß sie es nicht wisse, daß aber alles und jedes angsterregend sei und daß sie nicht mehr ein noch aus wüßte. Während des Wochenendes hatte sie ihre Wohnung nicht verlassen und nicht gewagt, die Türe zu öffnen. Sie hatte Telefon, Radio und Fernseher ausgesteckt. Sie sagte, daß sie nichts gegessen und getrunken habe, mit Ausnahme von in Flaschen abgefülltem

Wasser, da sie Angst davor gehabt habe, vergiftet zu werden. Sie hatte auch Angst davor, zu urinieren oder zu defäkieren, da sie sich vorstellte, daß sie dann Blut und Gedärme in der Toilette sehen würde.

Ich sagte ihr, daß es keinen Platz gab, weder außerhalb noch innerhalb von ihr, an dem sie sich sicher fühlte und daß das einzige, was sie glaubte tun zu können, der Versuch war, das was außen war, außen zu belassen und was innen war, innen. Frau N. sagte, daß das richtig sei und daß sie diese Anstrengung so erschöpfe, daß sie nicht glaube, noch lange ausharren zu können. Sie sagte auch, daß ihre Nische „ihre Faszination allmählich einbüße". In der vergangenen Woche war ihr diese Veränderung bewußtgeworden, sie wollte mir das aber nicht sagen, da es dann noch realer geworden wäre.

Die Patientin begann sich zu fürchten, wenn sie in ihrer Bibliotheksnische war. Zum ersten Mal kam ihr der beunruhigende Gedanke, daß jemand die Türe, die in ihr Stockwerk führte, zusperren könne und sie dann eingeschlossen sei. Das Licht könne ausgeschaltet werden und sie könne Hungers sterben, ohne daß jemand davon wisse. Die schreckliche Vorstellung, wie sie an ihrem Schreibtisch verwesen würde, ließ nicht von ihr ab. Sie sagte, daß sie all die Jahre, in denen sie in ihre Nische gegangen war, nicht einmal daran gedacht habe, daß sie eingeschlossen werden könne.

Mir schien es, als ob Frau N. eine Anzahl unterschiedlicher Ängste beschrieb, die miteinander in Beziehung standen. Ihr Aufenthalt in der Bibliotheksnische war für mich ein Sein in einer Welt, die von autistischen Formen dominiert war – eine selbstberuhigende, fast völlig isolierte Welt von Empfindungen, in der kaum etwas von einem Selbst war. Sie existierte dort (oder vielleicht genauer: war nicht existent) außerhalb von Zeit und Raum; sie erhielt einen dünnen Seinsfaden aufrecht mit Hilfe des (geistigen) Lautes des Lesens, des Geruches der Bücher, der Kühle der Luft auf ihrer Haut und der körperlichen Empfindung des Lichts. All diese sensorischen Signale waren absolut vorhersehbar und unveränderlich. Es war eine Welt fernab vom Auf und Ab (und der Unberechenbarkeit) menschlicher Beziehungen.

Obwohl diese autistisch-berührende Welt zunehmend eingeschränkt wurde, fühlte sich Frau N. völlig angewiesen darauf als Platz, an den sie sich zurückziehen konnte. In der Stunde, von der ich Ihnen berichte, sagte ich zu ihr, daß ich der Meinung war, daß sie lange Zeit das Gefühl gehabt habe, die Eishöhle zu sein, von der sie bei unserer ersten Begegnung gesprochen hatte. Die Frage war nicht, ob sie in einer Eishöhle oder sonstwo lebte: Sie selbst war die Eishöhle. Zuerst war nichts innerhalb oder außerhalb davon gewesen – es gab nur die Höhle. Ich sagte weiter, daß ich dachte, daß sich im Verlauf der vergangenen Jahre allmählich ein Leben innerhalb und außerhalb der Höhle entwickelt hatte. Als Folge davon konnte sie zum ersten Mal – sei das nun zu ihrem Vorteil oder nicht – die Angst spüren, alleine gefangen zu sein. Besonders in den letzten paar Wochen hatte es den Anschein, als ob sich bei ihr das Gefühl eingestellt habe, daß die Höhle ein Ort war, an dem sie sterben und verwesen konnte. Frau N. sagte dann, daß die Vorstellung, alleine in einem Bibliotheksraum gefangen zu sein, vergleichbar sei mit der Vorstellung, der umstürzende Baum im Wald zu sein, wobei der Lärm, den man macht, lautlos bleibe.

Es schien mir, daß die sicherlich äußerst furchterregenden Wahnvorstellungen und die Verfolgungsangst, die Frau N. gegenwärtig erlebte, in einer Welt stattfanden, in der man Laute hören konnte. Die Patientin hatte versucht, in ihrer Wohnung über das Wochenende eine Welt autistischer Isolation zu schaffen, aber ihre Versuche, in dieser Welt Sicherheit zu finden, waren fehlgeschlagen. Zu diesem Zeitpunkt ließ es das bereits vorhandene Selbstgefühl nicht mehr zu, daß sie in eine Welt reiner Empfindung floh, die unbelastet von äußeren und inneren Objekten war. Sie war in der Objektwelt gefangen. (Ich betrachtete den Verfolgungswahn als unbewußten Versuch, an der inneren Objektwelt festzuhalten, bei gleichzeitiger Bemühung, die autistisch-berührende

Angst abzuwehren, die sich in der Furcht vor dem Verfaulen, dem Lecken und dem Herausfallen des Körperinneren manifestierte.) Im früheren Abschnitt der Analyse gab es keinen psychischen Kontext, der der Patientin die Erfahrung gestattete, alleine in der Höhle zu sein, denn sie war die unbelebte Höhle. Das Gefühl eines lebenden Selbst, das gefangen werden konnte, das verfaulen und lecken konnte, und so weiter, existierte noch nicht. In der Zeit nach der hier beschriebenen Sitzung, habe ich all das, was hier gesagt wurde, mit im Grunde genommen denselben Worten, die ich hier gebrauchte, mit Ausnahme der Fachterminologie, in der Analyse mit Frau N. diskutiert.

Das darauffolgende Jahr der Analyse zeigte viele Züge einer „latenten Psychose". In den Sitzungen gab es häufig Blockierungen und die Patientin hing oft gedankenverloren illusionären Ideen nach. Es gelang ihr jedoch, diesen psychotischen Prozeß von den Beziehungen fernzuhalten, die sie mit Lehrern, Klassenkollegen und den Studenten entwickelte, mit denen sie als Assistentin in ihrem Seminar arbeitete. Diese latente Psychose repräsentierte für mich das Erleben jener chronischen Psychose in der Analyse, die sie in der Kindheit nicht ausleben hatte können (vgl. Winnicott, 1974). Die Psychose der Kindheit wurde durch einen defensiven Rückzug in eine Welt autistischer Formen (z. B. den „Klang" des Lesens) verdrängt. Dieser Zeitabschnitt unserer Arbeit war eine „Neubearbeitung" der autistisch-berührenden Angst der Patientin in einem vorwiegend paranoid-schizoiden Kontext von Teilobjekt-Beziehungen, symbolischer Gleichsetzung, omnipotenten Denkens, projektiver Identifikation und Verfolgungswahn.

Der folgende Traum ist ein Beispiel für die Art und Weise, in der die Patientin unbewußt versuchte, mit ihrer Furcht vor dem Verfaulen (worin sich eine Angst vom autistisch-berührenden Typ manifestierte) in einem eher symbolisch begründeten, objektbezogenen psychischen Kontext fertig zu werden:

Es gab einen heftigen Sturm. Durch Wände und Zimmerdecken von Frau N.s Wohnung sickerte Wasser herein. Die Patientin entdeckte mit Schrecken, daß ein Buch, das ihr mehr bedeutete als irgend etwas auf der Welt, vom Wasser aufgeweicht war. Als sie das Buch aufhob, um zu sehen, ob sie es trocknen konnte, zerfiel ihr der Umschlag in den Händen. Sie erwachte in einem Zustand von Panik.

Die Patientin war zu diesem Zeitpunkt bereits in der Lage, über den Traum unter dem Aspekt der Furcht vor dem Verfaulen ihres Körperinneren und dem Verwesen ihrer Haut zu sprechen. Sie wurde sich auch klar darüber, daß sie jahrelang gespürt hatte, daß dieses schreckliche Geschehen sie konkret während ihrer Menstruationsperiode bedrohte. (Ihre Periode hörte auf, als sie 19 war, hatte sich jedoch ungefähr sechs Monate bevor sie diesen Traum erzählte wieder eingestellt.) Frau N. sagte, daß sie zum ersten Mal in ihrem Leben ihren Magen in ihrem Körperinnern spürte. In der Vergangenheit war es ihr nicht möglich gewesen, in ihrem Unterleib, an der Stelle, wo sie ihren Magen wußte, irgend etwas zu spüren. Sie meinte, daß sie aus diesem Grund nicht sicher sein konnte, daß er an der Stelle bleiben würde, wo man ihn vermuten mußte.

In dieser Neubearbeitung gab es ein kompliziertes Zusammenspiel aller drei Erfahrungsmodalitäten einschließlich des depressiven Modus. (Der letztere spiegelte sich zum Teil in der Fähigkeit der Patientin, ihr Erleben sowohl im Wach- wie im Traumzustand zu beobachten und zu interpretieren.) Es war zu einer bedeutenden Verlagerung im Zusammenspiel der Erfahrungsmodalitäten gekommen. Während der ersten Jahre der Analyse gab es deutliche Anzeichen dafür, daß Erfahrungsbildung sowohl im autistisch-berührenden als auch im paranoid-schizoiden Modus stattfand; beide Modi hatten die Funktion, die Patientin nicht nur von der Kommunikation mit äußeren Objekten zu isolieren, sondern auch von einem bewußten und unbewußten inneren Dialog. Die mit der latenten Psychose der Patientin einhergehende Neubearbeitung spiegelte die Verwandlung von pathologisch hypertrophierten autistisch-berührenden Abwehrmechanismen (um die Entwicklung der Erfahrung eines Selbst und die Symbolbildung mit deren Hilfe diese Erfahrung mitteilbar wird zu verhindern) in eine andere Form autistisch-berührender Erfahrung, der zunehmend die Rolle einer sensorischen Grundlage für das Gefühl eines Selbst der Patientin zufiel. Letztere ist vorsymbolisch (und nicht asymbolisch) und ermöglichte der Patientin die Anfänge eines dialektischen Wechselspiels zwischen sensorisch dominierter Erfahrung des Selbst und Formen von Erfahrung des Selbst, die sich eher auf Symbole und auf Beziehungen mit äußeren und inneren Objekten gründeten (zum Beispiel Erfahrung in den paranoid-schizoiden und depressiven Modi).

Als diese Arbeit voranging, erzählte mir Frau N. – bewegt von starken Schuldgefühlen und überzeugt, ich würde sie hassen – daß sie mich belogen hatte. Sie sagte, daß sie nicht zufällig auf diese Kiste im Keller ihres Elternhauses gestoßen war. Sie hatte die Lade der Frisierkommode ihres Vaters nach dem Schlüssel „durchwühlen" müssen, was zweifellos einem Eindringen in seine Privatsphäre gleichkam. Überdies hatte sie nach der Entdeckung des Inhalts der Kiste diese nicht ängstlich gemieden, wie sie mir erzählt hatte, sondern hatte über Jahre hinweg die Kiste regelmäßig aufgesucht, um ihren Inhalt zu sondieren und die Gegenstände immer wieder anzufassen. Das Geheimnis ihres Vaters hatte ihr nicht nur einen Schrecken eingejagt, es hatte sie fasziniert und sie stellte sich vor, daß sie, und nur sie allein, seine „Jungenseele" entdeckt hatte. Sie hatte an der Idee Gefallen gefunden, daß er ihr sehr ähnlich sein müsse, wenn er solche Geheimnisse hatte. Frau N. hatte gespürt, daß auch er eine private innere Welt gehabt haben müsse. Als sie bei den folgenden Zusammenkünften dieses Thema wieder aufgriff, fügte sie hinzu, daß die Kiste für sie eine Quelle sexueller Erregung gewesen sei und daß die mit den Gewehren, Säbeln und der Munition verbundenen Empfindungen und Bilder regelmäßiger Bestandteil ihrer Masturbationsphantasien gewesen seien.

Frau N. sagte, daß sie jetzt das Gefühl habe, daß ihr Eindringen in die Privatsphäre des Vaters einer „Vergewaltigung" gleichkomme. Sie erzählte mir, daß sie mich oftmals als einen Unschuldigen wie ihren Vater erlebe. Sie hatte jetzt das Gefühl, buchstäblich in ihren Vater eingedrungen zu sein und es schien ihr, als ob ich von der Art und Weise nichts ahne, in der sie von ihrer Verschlagenheit Gebrauch mache, um in mich einzudringen. (Für mich ergab sich hier ein Hinweis darauf, daß die Patientin mir gegenüber ein sexuelles Interesse bekundete und daß sie sich wünschte, ich möge sie in sexueller Hinsicht aufregend finden. Teilweise drückten sich diese Wünsche in einer veränderten Körperhaltung und in einem neuen Stil ihrer Kleidung aus.) Die Patientin sagte, es sei ihr nie gelungen, in ihre Mutter einzudringen. Es war, als ob sie „niemals ein Inneres finden konnte, in das man hätte eindringen können". Wenn die Patientin ihre Mutter so beschrieb, sagte sie, daß diese ihr genauso leid tun würde wie sie sich selbst.

Das führte dazu, daß die Patientin darauf zu sprechen kam, wie einsam ich mich gefühlt haben müsse, da ich von ihr über einen so langen Zeitraum so kühl behandelt worden sei. Sie sagte, daß sie mich jahrelang als jemanden erlebt habe, der sie aufzubrechen versuchte, ohne die eigene Undurchlässigkeit aufzugeben; jetzt aber fühle sie, daß sie es gewesen sei, die versucht habe, in mein Inneres zu gelangen und dabei selbst undurchdringlich wie der Monolith im Film *Odyssee 2001* geblieben sei. (Die sexuelle Bedeutung der Vorstellung, in einen anderen Menschen einzudringen, wurde zu diesem Zeitpunkt nicht direkt angesprochen, wurde aber später zu einem zentralen Punkt der analytischen Arbeit.)

Als Frau N. einige Wochen später zu einer Sitzung kam, reichte sie mir ein abgegriffenes Taschenbuchexemplar von Faulkners „Schall und Wahn" *(The Sound and the Fury)*. Sie sagte, wie ich wisse, hasse sie „sentimentales Geseire", sie wolle mir aber dieses Buch geben. Ich dankte ihr und legte es auf den Tisch neben mir. Sie sagte, ich solle „das verdammte Ding doch lesen und zusehen, ob ich daraus etwas lernen könne." Sie fügte hinzu, daß sie sicher sei, daß ich das Buch schon gelesen habe, daß ich es aber nochmals lesen solle. (Frau N. riskierte es nicht, sich sagen zu lassen, daß ich das Buch schon gelesen hätte. In der Tat hatte ich das Buch, das sie mir gab, nicht gelesen, denn entscheidend war, daß das Buch, das ich lesen sollte, *ihr Buch* war.) Dann drehte sie sich auf der Couch mit dem Gesicht zur Wand, was eindeutig signalisierte, daß ich das Buch sofort und auf der Stelle lesen solle. Bei unseren nächsten Treffen las ich. Nichts drängte mich, etwas anderes zu tun, ich las einfach. Es war nicht schwierig zu verstehen, warum Frau N. gerade dieses Buch so schätzte. Ich fühlte es diesmal weit eindringlicher als während vergangener Lektüre, daß dieser Roman eine geheiligte Darstellung des innersten privaten Selbst eines Menschen war. Man mußte ihn so lesen, wie ich mir vorstellte, daß die Patientin sich wünschte, daß man ihr zuhöre – mit einer Geisteshaltung, die es zuließ, daß Worte einfach dahinflossen, ohne daß man sie restlos ergründen mußte und mit einer enormen Toleranz für Verwirrung. Diese Art der Aufnahmefähigkeit (die Bion [1962] „Träumerei" [„rêverie"] nannte) ist die Antithese zum Baum, der im Wald umstürzt. Das Buch erinnerte mich an die Patientin: Es hatte etwas Irrlichtiges, Romantisches an sich (indessen es seine Romantik immerzu verleugnete). Anderseits hatte seine Sprache etwas Hartes, Kompromißloses und Unversöhnliches. Faulkner läßt seinen Leser nur soviel wissen und nicht mehr – es gibt einen Kern, den man mit Hilfe der Sinne flüchtig durchschimmern sieht oder spürt, der aber mit dem Intellekt nicht faßbar ist.

Nach einigen Sitzungen sagte die Patientin, daß ich das Buch jetzt alleine weiterlesen könne, wenn ich wolle. Sie sagte, daß es ihr recht gewesen sei, wie wir die letzten Sitzungen verbracht hatten, daß es jetzt aber Dinge gäbe, über die sie sprechen möchte. Während der nächsten Monate sprach Frau N. in Abständen immer wieder über diese Sitzungen. Sie sagte, daß sie sich mir nahe gefühlt habe, wenn ich las. Während der Lektüre habe sie die meiste Zeit nicht gedacht. Statt dessen habe sie das Gefühl gehabt, daß es „so etwas wie eine Nabe" in der Mitte des Zimmers zwischen uns gegeben hätte. Es hatte den Anschein, als ob es eine Art Schwerkraft gegeben hätte, die uns an diese band und eine Art Zentrifugalkraft, die uns davor bewahrte, aneinanderzustoßen.

In diesem Teil der Analyse gab es eine weitere Neubearbeitung von autistisch-berührender Erfahrung, diesmal überwiegend im depressiven Modus. Die früheren Gefühle der Patientin, ein Opfer sowohl der Kälte ihrer Eltern zu sein, als auch meiner „analytischen Zudringlichkeit" erlebte sie jetzt in einem neuen psychischen Kontext. Die Patientin erkannte ihre eigene Kälte und nahm dafür die Verantwortung auf sich wie auch für das phantasierte und wirkliche Ausbeuten der Privatsphäre anderer Menschen. Es schien, daß Frau N. jetzt die Fähigkeit entwickelte, ihre eigenen Wünsche für sexuelles Leben sowohl in der Gegenwart wie auch in der Vergangenheit zu tolerieren. Ihre sexuelle und romantische Liebe zu mir in der väterlichen Übertragung war für beide von uns offensichtlich, obwohl wir das noch nicht explizit in Worte kleideten. Sie konnte sich in mich einfühlen und begann sogar für die völlige Unfähigkeit der Mutter, ihr eigenes inneres Leben zu schaffen, ein Mitgefühl zu entwickeln.

Das Buchgeschenk war ein wichtiger Akt der Wiedergutmachung gewesen. Eine Nichtannahme meinerseits hätte ein Ausagieren der Gegenübertragung einer unbewußten Identifikation mit einem inneren Objekt dargestellt, das unfähig war, die Zuneigung und die Wiedergutmachungswünsche des anderen zu tolerieren, zu erkennen und zu akzeptieren. Das Geschenk war Ausdruck der Liebe der Patientin, die nur unzulänglich verdeckt war; gleichzeitig schien es jedoch auch einen Appell darzustellen, daß ich es unterlassen solle, alles über sie herauszufinden: Es sollte mir klar werden, daß es einige Dinge gab, die nicht vollständig enträtselt werden sollten.

Zusammenfassung

Trotz der enormen klinischen und theoretischen Bedeutung der Konzepte, die mit Fairbairns Konzeption der Welt innerer Objekte und Kleins Verständnis der paranoid-schizoiden Position zusammenhängen, reichen diese Ideen nicht aus, um schizoide Phänomene vollständig zu verstehen. Ich habe in diesem Kapitel zu zeigen versucht, daß die analytische Arbeit mit schizoiden Patienten von einem Verständnis der Art und Weise inspiriert sein muß, in der schizoide Phänomene einen Erfahrungsbereich darstellen, der zwischen einer Welt zeitloser, unterdrückter innerer Objektbeziehungen und einer primitiveren, inartikulierten, sensorisch begründeten Welt autistischer Formen und Objekte liegt.

5
Die ödipale Übergangsbeziehung in der Entwicklung der Frau

ÜBERGÄNGE von einer psychischen Organisation zu einer anderen sind für das psychoanalytische Denken von besonderer Wichtigkeit, gehören aber nichtsdestoweniger zu den Aspekten psychischer Entwicklung, die am schwierigsten systematisch begrifflich zu fassen sind. Das gegenwärtige Kapitel versucht einen Beitrag zum psychoanalytischen Verständnis jenes Übergangs in der Entwicklung der Frau zu leisten, der an der Schwelle des Ödipuskomplexes einsetzt.

Wir werden die frühe Phase des weiblichen Ödipuskomplexes als einen zentralen Moment der Entwicklung sehen, bei der eine Art Übergangsbeziehung zur Mutter den Eintritt des kleinen Mädchens in die ödipale Objektliebe einleitet. Diese Übergangsbeziehung ist der von Winnicott (1951, 1971a) beschriebenen früheren Beziehung zum Übergangsobjekt ähnlich, unterscheidet sich aber auch von ihr. Das Paradoxe an der (von Mutter und Tochter geschaffenen) ödipalen Übergangsbeziehung des kleinen Mädchens liegt in dem Umstand, daß die erste triadische Objektbeziehung im Kontext einer Beziehung zwischen zwei Personen auftritt; die erste heterosexuelle Beziehung entwickelt sich in einer Beziehung zwischen zwei weiblichen Personen; der Vater wird in der Mutter als libidinöses Objekt entdeckt.

Aus der Perspektive eines solchen Verständnisses des Eintritts des kleinen Mädchens in den Ödipuskomplex werden wir Freuds Konzeption der Rolle der Kastrationsphantasien und des Penisneides in der Darstellung des ödipalen Romans der Frau neu untersuchen. Wir werden Formen von Charakterpathologie beschreiben, die sich aus einer Unzulänglichkeit dieser ödipalen Übergangsbeziehungen herleiten. Schließlich meinen wir, daß eine bei der Behandlung von weiblichen Patienten angetroffene Form von Übertragungs-Gegenübertragungsschwierigkeit Probleme spiegelt, die aus der Phase der zur Diskussion stehenden frühen ödipalen Entwicklung herrühren.

Der ödipale Roman der Frau

Der Entwicklungsschritt der Umleitung der libidinösen Bindung des kleinen Mädchens von der Mutter zum Vater, die sich im positiven Ödipuskomplex vollzieht, wurde noch nicht hinreichend erforscht. Für viele Analytiker ist diese Verlagerung eine Spiegelung natürlicher Heterosexualität (Chasseguet-Smirgel, 1964; Horney, 1926; Jones, 1935; Klein, 1928; Parens et al., 1976; Stoller, 1973).

Freud (1933) verwarf eine biologisch begründete Erklärung[1] der Verlagerung der libidinösen Bindung in der ödi-

---

[1] Freud ist hier mit sich selbst in einem gewissen Widerspruch, da der Ödipuskomplex ein strukturelles Konzept ist, das eine universell biologisch determinierte Organisation von Wünschen und Bedeutungen postuliert (siehe Ogden, 1984). Der positive Ödipuskomplex schließt per definitionem sexuelle Wünsche auf genitaler Ebene gegenüber dem andersgeschlechtlichen Elternteil ein und hat daher immanente, biologisch determinierte heterosexuelle Intentionen zur Folge. Analog postuliert der negative Ödipuskomplex (universelle) immanente Bestrebungen für eine homosexuelle Liebesbeziehung mit dem gleichgeschlechtlichen Elternteil.

palen Entwicklung der Frau und bestand darauf, daß die Hinwendung zum Vater psychisch begründet sei. Freud (1925, 1931, 1933) sah in der Kastrationsangst sowie dem Gefühl der Scham im Zusammenhang mit dem Fehlen eines Penis, die Hauptantriebskräfte der Abwendung des kleinen Mädchens von der Mutter und ihrer Hinwendung zum Vater.

... am Ende dieser ersten [präödipalen] Phase der Mutterbindung taucht als das stärkste Motiv zur Abwendung von der Mutter der Vorwurf auf, daß sie dem Kind kein richtiges Genitale mitgegeben, d. h. es als Weib geboren hat. [1931, S. 527]

Die Abwendung von der Mutter geschieht im Zeichen der Feindseligkeit, die Mutterbindung [an die präödipale Mutter] geht in Haß aus. [1933, S. 129]

... aus den Analysen erfahren [wir], daß das Mädchen die Mutter für seinen Penismangel verantwortlich macht und ihr diese Benachteiligung nicht verzeiht. [1933, S. 133]

In dieser Wiedergabe der Darstellung des ödipalen Romans der Frau schämt sich das Mädchen und ist enttäuscht, als sie entdeckt, daß sie keinen Penis hat. Auch verachtet sie ihre „kastrierte" Mutter (Freud, 1933). Sie wendet sich daher erzürnt und enttäuscht von dieser ab. Freud zufolge spiegelt – in den Augen des Kindes – die Weigerung der Mutter, das kleine Mädchen mit einem Penis zu versehen, ihren Mangel an Liebe zu ihrer Tochter wieder. Daher wendet sich das kleine Mädchen in ihrem Gefühl der Unvollkommenheit und Beschämung (wie auch Verachtung) mit Zorn ihrem Vater zu, der zum Ersatz-Liebesobjekt wird. Sie hofft, daß die Liebe des Vaters (und konkreter noch: ein Baby von ihm) ihren Penismangel kompensieren wird.

Erst mit dem Einmünden des Peniswunsches [im Ödipuskomplex] wird das Puppenkind ein Kind vom Vater und von da an das stärkste weibliche Wunschziel. Das Glück ist groß, wenn dieser Kinderwunsch später einmal seine reale Erfüllung findet, ganz besonders aber, wenn das Kind ein Knäblein ist, das den ersehnten Penis mitbringt. [1933, S. 137]

Ich meine, daß uns Freuds Darstellung des ödipalen Romans der Frau vor nicht unbedeutende theoretische Schwierigkeiten stellt. Zunächst fehlt eine adäquate Differenzierung zwischen präödipalen und ödipalen Objektbeziehungen. Wenn Freud formuliert, daß das Mädchen seine Objektbesetzung von der Mutter auf den Vater „verschiebt", wird dabei unter den Teppich gekehrt, daß der Status der Mutter als „Objekt" und der Status des Vaters als „Objekt" ganz und gar nicht gleichwertig sind. Es handelt sich hier nicht um einen Übergang von einem Objekt zu einem anderen, sondern um einen Übergang von einer Beziehung zu einem inneren Objekt (einem Objekt, das von einem selbst nicht völlig getrennt ist) zu einer Besetzung eines äußeren Objekts (eines, das außerhalb des Bereichs der eigenen Omnipotenz existiert). Dieses äußere Objekt ist nicht nur der ödipale Vater, sondern auch die ödipale Mutter, mit der der ödipale Vater eine Beziehung unterhält. (Diese Beziehung zwischen der äußeren Mutter und dem äußeren Vater ist zentral für die Erzeugung der Triangulation, die in hohem Maße den Ödipuskomplex charakterisiert.)

Die präödipale Mutter ist ein Objekt, das an der Omnipotenz des Kindes teilhat. Eine abrupte Desillusionierung in der präödipalen Phase führt nicht zu einem Fortschritt in Richtung ganzer Objektbeziehungen, sondern zu einer Verdoppelung der Anstrengungen des Kindes, omnipotente defensive Lösungen zu finden, die in der Beziehung zu inneren Objekten erarbeitet werden. (Siehe Schafer, 1974, eine Kritik von Freuds „Schocktheorie", den Eintritt weiblicher Personen in den Ödipuskomplex betreffend.) Nur ein gesunder, gut dosierter Desillusionierungsprozeß führt zu einer Bewegung weg von omnipotenten Objektbeziehungen zu einer Beziehungsaufnahme mit äußeren Objekten, die nicht kontrolliert werden können. Eine Bewegung hin zu einer Besetzung sowohl der ödipalen Mutter als auch des ödipalen Vaters ist ein entwicklungsmäßiger Fortschritt in Richtung eines In-Beziehung-Tretens mit äußeren Objekten und erfordert daher eine gesunde Abstillerfahrung, die mit Hilfe von Übergangsobjekten und -phänomenen geleistet werden kann (Winnicott, 1951; siehe auch Ogden, 1985a). Eine haßerfüllte Unterbrechung der präödipalen Beziehung mit der Mutter in der Art, wie Freud sie beschrieben hat, würde aller Voraussicht nach zur Ausbildung von narzißtischen Abwehrmechanismen und narzißtischen Objektbeziehungen sowie zu schizoidem Rückzug von äußeren Objekten führen und/oder das Angewiesensein auf omnipotente Abwehrmechanismen wieder verstärken. Diese Formen der Abwehr gewähren dem Kind die Illusion einer absoluten Kontrolle über seine Objektwelt (die Welt innerer Objekte).

Zweitens ist ödipale Liebe die Grundlage gesunder Liebesbeziehungen zu ganzen Objekten. Scham und ein Gefühl eigener Fehlerhaftigkeit sind nicht der Stoff, aus dem gesunde Liebesbeziehungen erwachsen. Eine Liebesbeziehung, die aus Flucht vor Schamgefühlen und narzißtischer Verletzung eingegangen wird, dient mit hoher Wahrscheinlichkeit narzißtisch motivierter Abwehr und man kann davon ausgehen, daß echte Objektliebe damit kaum verbunden ist. Nur auf der Grundlage eines gesunden Narzißmus können Gefühle der Hoffnung und eine Offenheit dem Unbekannten gegenüber gedeihen, die den Weg dazu bereiten, daß das kleine Mädchen das Wagnis eingeht, sich in das äußere Objekt Vater zu verlieben – einer Person außerhalb ihrer omnipotenten Kontrolle. Das Bild des kleinen Mädchens, das sich verschämt, frustriert und zornig von der Mutter ab- und dem Vater zuwendet, verträgt sich nicht mit einer der grundlegendsten psychoanalytischen Annahmen, dem Konzept des Ödipuskomplexes als Eckpfeiler der Entwicklung reifer Objektliebe.

Drittens beruht die Freudsche Darstellung des weiblichen Ödipuskomplexes auf der Annahme, daß die Entdeckung des kleinen Mädchens, keinen Penis zu haben, für sie ein nachhaltig enttäuschendes Ereignis ist, das einen Wendepunkt in der Entwicklung darstellt. Es gibt wenige Analytiker, die bestreiten würden, daß man bei der Analyse jedes weiblichen (und jedes männlichen) Patienten auf den Penisneid stößt. Daß kleine Mädchen Kastrationsphantasien und Penisneid kennen, wird hier jedoch nicht in Frage gestellt. Es geht vielmehr darum, ob der Zorn des kleinen Mädchens auf ihre Mutter, weil diese ihr keinen Penis gegeben hat, das „stärkste Motiv" (Freud, 1931) ist, der das kleine Mädchen dazu veranlaßt, die Mutter abzuweisen und sich ihrem Vater als Objekt libidinöser Begierde zuzuwenden. Auf Beobachtungen beruhende Studien von Parens und Kollegen (1976) haben gezeigt, daß es nicht immer so ist, daß das Auftreten der Kastrationsangst dem Eintritt des kleinen Mädchens in den Ödipuskomplex vorangeht, wie sich das in einer „offensichtlich heterosexuellen Haltung ihrem Vater gegenüber" (S. 85) spiegelt, ihrem Wunsch, ein Baby zu haben und ihrer Rivalität mit der Mutter. Es stellt sich die Frage, ob Kastrationsangst bei Mädchen sich in erster Linie auf die Phantasie des Verlusts eines einmal besessenen Penis bezieht, oder ob weibliche Kastrationsangst in erster Linie auf Phantasien einer Beschädigung der weiblichen Genitalien zurückgeht (Applegarth, 1985). Weiters stellt sich die Frage, ob das kleine Mädchen die eigenen Genitalien in erster Linie unter dem Aspekt des Penisverlustes erlebt, oder ob sie in der normalen Entwicklung die weiblichen Genitalien vor allem als normalen Zustand empfindet und der Meinung ist, daß kleine Buben mit einer mangelhaften Ausstattung versehen sind, die „zu geschlossen" und „unempfänglich" ist, um gut zu funktionieren (Mayer, 1985).

Von einer Darstellung des weiblichen Ödipuskomplexes darf man für die Hinwendung des kleinen Mädchens von der Mutter zum Vater im Verlauf dieser Phase der Entwicklung eine Erklärung verlangen. Ich bin der Meinung, daß die Freudsche Darstellung im Licht eines entwickelten psychoanalytischen Verständnisses früher Objektbeziehungen und der psychisch interpersonalen Prozesse, die die nichttraumatische Verschiebung von internen zu externen Objektbeziehungen einleiten, neu formuliert werden muß.

Der entwicklungsmäßige Zusammenhang

Bevor ich mein Verständnis der Übergangsbeziehung mit der Mutter vorstelle, die den Eingang in den weiblichen Ödipuskomplex einleitet, möchte ich noch einmal kurz einige Züge der psychischen Entwicklung Revue passieren lassen, die den Kontext für diese Entwicklungsphase darstellen.

Psychische Entwicklung bringt die Ausbildung der Fähigkeit mit sich, ein Bewußtsein um die „Andersartigkeit" zu entfalten. Vermittelt wird dies durch interpersonale Prozesse und das Heranreifen der biologischen und psychischen Fähigkeiten des Kindes. Obwohl sich die ganze Entwicklung kontinuierlich in Richtung einer „Entdeckung der äußeren Welt" (Winnicott, 1968) hinbewegt, gibt es kritische Phasen psychischer Reorganisation, in denen neue Fähigkeiten für Objektbezogenheiten entwickelt werden, die sich qualitativ von den bereits existierenden Formen der Bezogenheit unterscheiden (Vgl. Spitz, 1963).

Frühe kindliche Erfahrung beinhaltet die Koexistenz von zwei Aspekten der Bezogenheit zur Mutter. Ein Aspekt der Mutter-Kind-Beziehung beinhaltet die Beziehung zur Mutter als Umwelt (die Mutter als Halt gebende Umwelt); der andere beinhaltet die Beziehung zu der Mutter als Objekt (Winnicott, 1963b). Anfangs wiegt der erste Aspekt bei weitem schwerer als der letztere. Die Gewichtung verlagert sich dann im Verlauf der Entwicklung, bis die Beziehung zur Mutter als Umwelt zum stillen Hintergrund objektbezogenen Erlebens wird (darauf wurde verschiedentlich Bezug genommen, u. a. als das „Hintergrundobjekt primärer Identifikation" [Grotstein, 1981], das „Traumkino" [the „dream screen"] [Lewin, 1950], und die „Matrix des Geistes" [Ogden, 1985a, 1986]).

In der Beziehung zur Mutter als Umwelt entsteht Erleben in einem überwiegend homogenen Feld: Unterschiede wie z. B. solche zwischen innen und außen, Ich und Nicht-Ich, Präsentation und Re-Präsentation werden kaum erlebt. Zu diesem psychischen Zustand kommt es, weil die Mutter für die Illusion des „subjektiven Objekts" sorgt (Winnicott, 1962, 1967a), wobei sie den Bedürfnissen des Kindes so behutsam und unauffällig nachkommt, daß sie selbst kaum bemerkt wird. Das Kind erlebt das subjektive Objekt, als ob es selbst dieses gemäß seinen Bedürfnissen „erschaffen" (Winnicott, 1951) hätte. Und doch ist die Vorstellung, daß das Kind „das Objekt erschafft" irreführend, da das Kind sich kaum als separate Entität spürt, geschweige denn als Schöpfer von Menschen und Dingen.

Es stellt sich die Frage, wie dem Kind untraumatisch der Schritt von der schützenden Illusion des subjektiven Objekts zur Fähigkeit, Objekte als unabhängig von sich selbst zu erleben, möglich ist. Die Entdeckung des Kindes, daß es eine äußerliche Realität gibt (die lange vor ihm da war), muß interpersonell vermittelt werden. Winnicott (1951) beschrieb diesen Prozeß (der „etwa zwischen dem vierten bis sechsten und dem achten bis zwölften Monat beginnt" [S. 4]) als einen, bei dem ein auf einer Reihe von Paradoxa basierender psychischer Zustand von Mutter und Kind erzeugt und aufrechterhalten wird. Die Geistesverfassung, die auf diese Art geschaffen wird, liegt der Beziehung des Kindes zu einem Übergangsobjekt zugrunde. Das Übergangsobjekt wird als Objekt sowohl entdeckt als auch geschaffen; es ist Realität wie auch Phantasie; sowohl Ich, wie auch Nicht-Ich; sowohl das omnipotente, Schutz bietende Innere-*Mutter*-Objekt als auch das Äußere-*Ding*-Objekt mit seinen eigenen feststehenden sensorischen Eigenschaften. Und was am wichtigsten ist: Die Frage, ist es nun erschaffen oder entdeckt, Ich oder Nicht-Ich, stellt sich gar nicht.

Winnicotts Entwurf der Entdeckung der äußeren Welt durch die vermittelnde Hilfe eines Übergangsobjekts ist ein Entwicklungskonzept, das sich von der Annahme eines graduellen Prozesses mit gutdosierten Frustrationen, die mit der reifenden Ich-Stärke des Kindes Schritt halten, unterscheidet. Die Beziehung zu einem Übergangsobjekt ist nicht die Halbzeit eines Entwöhnungsprozesses durch den ein Bewußtsein um die Separatheit sich geradlinig in kleinen Dosen entwickelt. Wie ich an anderer Stelle ausgeführt habe (Ogden, 1985a, b) haben Übergangsphänomene eine dialektische Struktur. Einssein und Separatheit, Realität und Phantasie, Ich und Nicht-Ich koexistieren miteinander, wobei jede Komponente die andere erschafft, erhält und negiert. Die Phantasie wird nicht von der Realität abgelöst, genausowenig wie das Bewußte im Verlauf der Entwicklung das Unbewußte ersetzt. Vielmehr ist es so, daß die Realität in Beziehung mit der Phantasie tritt, was zu einer gegenseitigen Charakterisierung und Bereicherung führt. Nur in einem solcherart geschaffenen Raum zwischen Realität und Phantasie werden Subjektivität, persönliche Meinung, Symbolbildung und Imagination möglich.

Wie oben erwähnt ist die Entdeckung der äußeren Welt ein seit der Geburt andauernder Prozeß und doch gibt es kritische Phasen der Reorganisation, in denen sich die Fähigkeit für qualitativ neue Modalitäten der Objektbezogenheit einstellt. Der Eintritt in den Ödipuskomplex stellt eine dieser Schlüsselphasen der Entwicklung dar. Er bringt eine deutlich neue Form der Andersartigkeit in die Mutter-Kind-Dyade, die eine radikale psychisch-interpersonelle Reorganisation erfordert.

Die Übergangsbeziehung

Die mit dem Eintritt in den weiblichen Ödipuskomplex verbundene psychische Reorganisation wird durch eine besondere Art der Übergangsbeziehung zur Mutter ermöglicht. Wie bei früheren Übergangsphänomenen, hat diese Beziehung die Funktion der Andersartigkeit in einer Form, die zunächst als anderes und nicht-anderes gleichzeitig erlebt wird. In einem Zustand, in dem ein solches Paradoxon von Mutter und Kind geschaffen und aufrechterhalten werden kann, entsteht ein bewältigbarer Übergang,. der die Einrichtung eines rigiden Abwehrsystems verhindert, das das Selbst vor einem unerträglichen, vorzeitigen Bewußtsein der Separatheit bewahren soll. Im Fall der ödipalen Situation ist der Vater der Hauptrepräsentant der Andersartigkeit[2]. Außerdem ist die Mutter im Ödipuskomplex weit mehr ein äußeres Objekt, als sie das zuvor gewesen ist, obwohl die Beziehung zur ödipalen Mutter niemals ihre Verbindung mit dem Erleben der Mutter als subjektives Objekt verliert (vgl. Chodorow, 1978). Die Entdeckung der ödipalen Mutter als etwas Äußeres wird immer zum Teil als Verrat erlebt. Praktisch sagt das Kind: „Ich dachte, wir hätten eine Vereinbarung, daß das, was dir gehört, mir gehört und das, was mir gehört, dir. Warum muß ich also an die Tür deines Zimmers klopfen [das du mit dem Vater teilst] wenn ich eintreten will? Vorher mußte ich das auch nicht." Der damit verbundene Zorn richtet sich mehr gegen die Mutter als gegen den Vater, da für das kleine Mädchen die Mutter diejenige ist, die „aus einem Pakt abspringt" und „die Regeln ändert".

Die an der Schwelle zum weiblichen Ödipuskomplex erforderliche psychische Reorganisation ist umfassend. Sowohl Mutter als auch Vater werden (in weit größerem Maße als zuvor) als äußere Objekte entdeckt. Das Kind wird seiner Eltern als Menschen bewußt, die miteinander eine intime Beziehung haben, von der es ausgeschlossen ist. Zugleich wird ein intensives trianguliertes Muster von ganzen Objektbeziehungen errichtet, in welchem der Vater als Liebesobjekt genommen wird, während die Mutter eine Rolle als ambivalent geliebte Rivalin zugeteilt bekommt.

---

[2] Lacan (1956–1957) hat darauf hingewiesen, daß bei der Befreiung des Kindes aus dem „Reich des Imaginären," in dem das Kind in einer nichtsubjektiven Welt unmittelbar gelebter sensorischer Erfahrung eingesperrt ist, nicht die Kraft der individuellen Persönlichkeit des Vaters von zentraler Wichtigkeit ist, sondern, daß die Kraft des Vaters eher in seiner Rolle als Träger von Symbolen liegt, als Repräsentant eines Systems von Bedeutungen (in sprachlicher Organisation), das dem Kind ein Instrumentarium zur Vermittlung zwischen ihm selbst und seiner sensorischen Erfahrung bereitstellt.

Diese Reorganisation findet untraumatisch statt, da sie durch die Beziehung mit der Mutter vermittelt wird, die das folgende Paradoxon verkörpert: *Das kleine Mädchen verliebt sich in die Mutter-als-Vater und in den Vater-als-Mutter.* Aus einer psychoanalytischen Perspektive geht in dieser Übergangsbeziehung folgendes vor sich: Das kleine Mädchen verliebt sich in die (noch nicht gänzlich äußere) Mutter, die in der Palette ihrer eigenen inneren ödipalen Objektbeziehungen in einer unbewußten Identifikation mit ihrem eigenen Vater steht. Die Frage, ob das kleine Mädchen in ihre Mutter oder in ihren Vater verliebt ist (in ein inneres oder in ein äußeres Objekt) stellt sich nicht. Sowohl das eine wie das andere trifft zu. Sie ist in ihre Mutter-als-Vater verliebt und in ihren Vater-als-Mutter. Dieses Paradoxon ist der Kern dessen, wodurch der Eintritt in den Ödipuskomplex ohne überwältigende Desillusionierung, die wachstumsbegrenzende Abwehrmanöver notwendig machen würde, ermöglicht wird. Das kleine Mädchen muß die Mutter nicht zurückweisen, um den Vater lieben zu können; sie muß nicht, um eines äußeren Objekts willen, auf ein inneres verzichten.

Die Rolle der Mutter als ödipales Übergangsobjekt besteht darin, daß sie es gestattet, als Mann geliebt zu werden (ihre eigene unbewußte Identifikation mit ihrem eigenen Vater). Indem sie das macht, signalisiert sie ihrer Tochter unbewußt: „Wenn ich ein Mann wäre, würde ich in dich verliebt sein, dich schön finden und würde sehr darauf aus sein, dich zu heiraten." Da das Unbewußte von einem „Wenn ich ... wäre" nichts weiß, wäre es zutreffender, die unbewußte Kommunikation der Mutter folgend auszudrücken: „Ich bin ein Mann, dein Vater, und ich bin in dich verliebt, finde dich schön und möchte dich heiraten."

In dieser Beziehung gestattet es die Mutter als „Leitung" zu einer Beziehung mit „dem anderen" benutzt zu werden, der paradoxerweise bereits ein Teil ihrer selbst in ihrer eigenen Identifikation mit dem anderen (ihrem eigenen Vater) ist. Green (1975), der die Idee Winnicotts (1960a), daß es so etwas wie ein (nur) Kind nicht gäbe, ausweitete, sagte, daß es so etwas wie (nur) Mutter und Kind nicht gäbe, da der Vater immer im Unbewußten der Mutter vertreten sei. Diese Anschauung hat zu dem Zeitpunkt der Entwicklung, der hier beschrieben wird, eine besondere Wichtigkeit. Die Fähigkeit der Mutter, in der besprochenen Übergangsrolle dienlich zu sein, ist in dem Maße gefährdet, in dem ihre unbewußte Beziehung mit ihrem eigenen ödipalen Vater in Konflikt gerät.

Zusammenfassend kann gesagt werden, daß der Eintritt in den weiblichen Ödipuskomplex sich anfänglich nicht um eine Beziehung mit dem Vater selbst dreht, sondern um die unbewußte Identifikation der Mutter mit derem eigenen Vater (genauer: die innere Objektbeziehung der Mutter mit ihrem eigenen Vater). Die frühe Phase der ödipalen Entwicklung der Frau bringt eine Triangulation von Objektbeziehungen mit sich, die im Kontext einer Beziehung zwischen zwei Personen ereicht wird. Bevor das kleine Mädchen in der Lage ist, eine Beziehung mit dem anderen (= dem Vater) einzugehen, veranstalten sie und ihre Mutter eine Kostümprobe für das spätere ödipale Drama, bei dem der tatsächliche Vater (der in einem weit vollständigeren Sinn ein äußeres Objekt darstellt als die Mutter-als-Vater) im Zentrum stehen wird. Die Metapher der Kostümprobe vermittelt etwas von der Art und Weise, in der die ödipale Übergangsbeziehung mit der Mutter ein Spiel ist, das für sich genommen zwar ein reales Erlebnis ist, eigentlich aber doch nur eine Vorbereitung darstellt für etwas, von dem man spürt, das es noch „realer" ist. Die Kostümprobe wird im sicheren privaten Rahmen der Dyade vorgenommen und doch ist das andere, der Vater (in der Imagination), sehr gegenwärtig.

In der Latenzperiode und im Jugendalter wiederholt sich die ödipale Übergangsbeziehung zwischen Mutter und Tochter in vielen Variationen. Eine der üblichen Formen dieser Wiederholungen ist der „Einkaufsbummel", bei dem die Tochter Kleider anprobiert, und die sich mit einem Mann identifizierende Mutter sie begleitet (unbewußt geschieht hier eine Identifikation der Mutter mit ihrem eigenen Vater in dessen Beziehung zu ihr als kleinem Mädchen). Die Mutter (als Mann) bewundert ihre Tochter. Der Vater des Mädchens ist körperlich abwesend, ist jedoch die emotionell stark gegenwärtige dritte Person in diesem Drama. Es ist in einem hohen Maße der Vater, den das kleine Mädchen im Blick der Mutter sieht.

Der Aspekt der Mutter-Tochter-Beziehung, auf den ich mich jetzt konzentriere, unterscheidet sich von der stellvertretenden Freude der Mutter über das Vergnügen, das ihre Tochter in der ödipalen Romanze mit ihrem eigenen Vater findet. Letztere ist ohne Zweifel ein wichtiges Element in einer späteren Phase der ödipalen Entwicklung und bringt eine Neubelebung des Vergnügens, das die Mutter im ödipalen Erleben mit ihrem eigenen Vater erfuhr. Dieser Erlebnisaspekt erfordert jedoch die tatsächliche Mitwirkung des Vaters des kleinen Mädchens und ist daher entwicklungsmäßig später zu datieren als der Aspekt der Entwicklung, auf den ich das Augenmerk lege. Man muß die ödipale Übergangsbeziehung auch vom weiblichen negativen Ödipuskomplex unterscheiden, bei dem die Mutter das romantische und sexuelle Objekt darstellt, während der Vater als der Rivale gesehen wird. In der Form der Beziehung, die ich beschreibe, ist die Mutter sowohl der Vater als auch nicht der Vater; die Frage, ob sie Mutter oder Vater ist, stellt sich nicht. Im Gegensatz ist die Liebe der Mutter im negativen Ödipuskomplex eine romantische und sexuelle Zuneigung einer weiblichen Person zu einer anderen auf genitaler Ebene. Für das kleine Mädchen ist der ambivalent geliebte Vater ein unwillkommener Störfaktor, den es loswerden will. Dies ist eindeutig völlig verschieden von der Situation, mit der der Übergang in den positiven Ödipuskomplex verbunden ist.

Der Erfolg der frühen ödipalen Übergangsbeziehung bahnt den Weg für den mutigen Akt des kleinen Mädchens, sich das Verlieben in ihren wirklichen Vater zu gestatten. Schließlich ist ihr Vater eine Person, die jenseits des Bereichs der Omnipotenz des kleinen Mädchens liegt, sie muß es also auf einen Versuch mit ihm ankommen lassen. Die Möglichkeit besteht, daß er ihre Liebe nicht erwidert und sie solcherart enttäuscht und erniedrigt. Wenn dies eintreten sollte, wird sie unausweichlich zu dem Schluß kommen, daß an ihr etwas sein muß, aufgrund dessen ihr Vater sie nicht liebenswert findet. Da neben ihrem Wunsch, die Mutter zu verdrängen, romantische und sexuelle Gefühle in der ödipalen Phase am stärksten sind, sind es eben diese Aspekte von ihr selbst, die meistens für den Grund ihres Nicht-Akzeptiertwerdens gehalten werden.[3]

Psychopathologie und die ödipale Übergangsbeziehung

Die ödipale Übergangsbeziehung zur Mutter ist eine Form der Beziehung durch die die Mutter unbewußt zuerst der ödipalen Vaterliebe des kleinen Mädchens und von da aus ihrer Liebe zu anderen Männern „den Segen erteilt". Ist diese Übergangsbeziehung unzulänglich, so wird die Entwicklung des Interesses des kleinen Mädchens an ihrem Vater (in der Phantasie) unterdrückt oder behindert. Es wird für das kleine Mädchen notwendig, Wünsche und Intentionen zu leugnen, die sich auf den Vater beziehen und sich auch dem Gedanken zu verweigern, daß der Vater ihr irgend etwas anzubieten hat. Wenn der Vater

---

[3] Diese Gefühle auf ödipaler Ebene sind weit eingegrenzter und benennbarer als die früheren Gefühle der Unvollständigkeit oder Fehlerhaftigkeit, die sich aus der Unfähigkeit der Mutter ergeben, die Liebe des Kindes zu erkennen und anzunehmen. Die früheste Erfahrung eines „mangelnden Zusammenpassens" zwischen Mutter und Kind erweckt im Kind das Gefühl, daß es seine Art zu lieben ist, die sich schädlich auswirkt (Fairbairn, 1940). Dies stellt eine grundlegende und umfassende Selbstverdammnis dar. Unakzeptabel sind nicht nur die eigene Feindseligkeit oder die sexuellen Gefühle, die man hegt, sondern die eigene Art und Weise des Seins mit dem anderen.

nicht versucht, sich über das von der Mutter unbewußt erlassene Verbot einer ödipalen Romanze hinwegzusetzen, fühlt sich das kleine Mädchen in ihrem Glauben bestätigt, daß sie keine romantischen und sexuellen Gefühle für ihren Vater (und Rivalitätsgefühle ihrer Mutter gegenüber) haben sollte und daß die Gefühle, die sie hat, schlecht sind – zu illoyal, zu schmutzig, zu intensiv, zu gierig, an die falsche Person gerichtet etc. Ob der Vater auf dieser Entwicklungsstufe für das kleine Mädchen in emotionaler Hinsicht nun erreichbar ist oder nicht, es wird die Unfähigkeit oder fehlende Bereitschaft der Mutter, sich als ödipales Übergangsobjekt zur Verfügung zu stellen, (häufig zurecht) als ein Widerwille der Mutter interpretiert, den Eintritt des kleinen Mädchens in ödipale Objektbeziehungen gutzuheißen. Eine solche Mutter ist nicht in der Lage, sich mit ihrem eigenen Vater auf eine Art und Weise zu identifizieren, die einer Übergangsfunktion dienlich ist. Unter diesen Umständen in eine ödipale Beziehung mit dem Vater einzutreten, stellt einen gefährlichen Versuch dar, die Mutter zu übergehen. Fehlt die aktive Unterstützung des Vaters, dann ist die Aufgabe äußerst schwierig. Selbst der Wunsch, so wie der Vater zu sein, wird als verbotene Handlung und als Verrat an der Mutter erfahren. Diese Identifikation mit dem Vater wird vom kleinen Mädchen unbewußt als ein Versuch erfahren, das zu *sein*, was sie nicht *haben* kann und nicht haben sollte. Sie empfindet dabei, etwas stehlen zu wollen, von dem sie versteht, daß es nicht ihr gehören sollte. Diese Angst vor der Identifikation mit dem ödipalen Vater manifestiert sich im Erwachsenenalter häufig als „hyperfeminine" Haltung: Die Frau verhält sich so, als ob sie nicht in der Lage wäre, etwas fertigzubringen oder zu verstehen, das gemeinhin der Sphäre des Mannes zugeordnet wird – beispielsweise sich auf logische, wissenschaftliche Gedanken und Diskussionen einzulassen, die Wahl bei einem Autokauf zu treffen oder in der Wohnung einfache Reparaturen zu bewerkstelligen.

Eine andere Form von Charakterabwehr, die häufig als Folge pathologischer Organisation in der ödipalen Übergangsbeziehung entsteht, ist das alles durchdringende Gefühl, daß „es nichts gibt, was ein Mann zustandebringen könnte, wozu ich nicht auch in der Lage wäre; es gibt daher keinen Mann, der mir etwas bieten kann". Dies stellt einen Auswuchs der unbewußten Überzeugung dar, daß die Liebe zum ödipalen Vater ein Verrat an der Mutter ist. Eine solche Analysandin, eine Sozialarbeiterin, brachte sich immer wieder in gefährliche Situationen im Umgang mit gewalttätigen männlichen Patienten, um unbewußt zu demonstrieren, daß es nichts gab, was ein Mann zu tun imstande war und sie nicht. Sie brauchte von keiner Seite Hilfe, insbesondere nicht von den männlichen Mitgliedern der Belegschaft. Sie leugnete einfach die Tatsache, daß die meisten Männer größer und stärker waren als sie. Ein Eingeständnis in dieser Hinsicht hätte sie zutiefst gedemütigt, da dies unbewußt einem Eingeständnis ihres Wunsches gleichgekommen wäre, ihr Vater möge ihr etwas anbieten, das sie schätzte und sich selbst nicht zur Verfügung stellen konnte. Im Extremfall führt dies zu einer pathologischen Form homosexueller Objektwahl.[4]

Ich möchte nun ein kurzes Beispiel aus der klinischen Praxis bringen, das die Übertragungserfahrungen von einer Beziehung zu ödipalen Übergangsobjekten veranschaulicht.

Die Patientin L. kam als Studentin im Alter von 27 Jahren zur Therapie und sagte, daß sie sich extrem einsam fühle und alles sinnlos finde. Sie kleidete sich maskulin, ihr Haar war kurzgeschnitten, die Frisur wirkte streng. Die Therapeutin fühlte sich in Gegenwart dieser Patientin als eine Karikatur der Weiblichkeit, wobei das Bild eines kleinen, süßen,

---

[4] Ich stimme der Konzeption McDougalls (1986) zu, daß die „Unterschiede in der psychosexuellen Struktur so groß sind, daß wir in der Mehrzahl sprechen müssen, nämlich von Heterosexualitäten und Homosexualitäten" (S. 20). Eine besondere Form der Sexualität, ob hetero- oder homosexuell, wird in dem Maße als pathologisch angesehen, als sie dazu dient, den Eintritt des Individuums in die depressive Position oder die „Ausbildung ... der depressiven Position" (S. 23) zu umgehen.

zickigen Mädchens mit dem der Mutter Erde, das mit enormen, widerwärtigen, erstickenden Brüsten versehen war, abwechselte. (Darin sah man eine Spiegelung der von der Patientin angewandten Mechanismen der Spaltung und projektiven Identifikation.) L. war fest davon überzeugt, daß Männer rücksichtslos und machthungrig waren, keine Gefühle hatten, während Frauen schwach, ineffizient und mitleiderregend waren.

Die Patientin konnte Sex weder mit Männern, noch mit Frauen Spaß abgewinnen. Sie hatte fünf Jahre vorher mit dem Sex überhaupt aufgehört. Gelegentlich versuchte sie zu masturbieren, es gelang ihr aber nicht, zu einem Orgasmus zu kommen. Während der Masturbation bemerkte sie, daß Tränen ihre Wangen herunterkollerten, ohne daß sie eine Erklärung dafür hätte finden können. Sie berichtete von einem sehr schwachen Schimmer des Gefühls von Traurigkeit und Sinnlosigkeit. Im Zusammenhang mit den Tränen gab es aber weder eine bewußte sexuelle Phantasie noch eine Vorstellung.

L.s Vater hatte ihre Mutter vor der Geburt des Kindes verlassen. Die Mutter hatte sich dann in ihre Arbeit vergraben und hatte eine Reihe von Beziehungen mit Männern, die sie der Patientin niemals vorstellte und ihr gegenüber nicht einmal erwähnte. Auch weigerte sich L.s Mutter, ihrer Tochter irgend etwas über ihren Vater zu erzählen.

Es ist hier nicht anders möglich, die Entwicklung dieser intensiven Therapie bis zu dem Zeitpunkt im sechsten Jahr, auf das wir uns konzentrieren werden, zurückzuverfolgen, als durch die zusammenfassende Feststellung, daß die Abwehrmechanismen des schizoiden Rückzugs und der Spaltung allmählich nachließen und damit der Weg für die Anfänge von Ambivalenz und ganzen Objektbeziehungen geebnet wurde.

Im sechsten Jahr der Therapie starrte L., über einen Zeitraum von einigen Monaten, die Therapeutin häufig an und sagte dabei zunächst, daß sie etwas in ihren Augen sehe, aber nicht wisse, was es sei. Nach einiger Zeit sagte sie, daß sie dasselbe Etwas auch in der Stimme der Therapeutin höre. Es war nicht vertraut, aber faszinierend – es war eine „Härte, die nicht streng oder kalt war". Die Patientin sagte, nachdem sie sich wochenlang in Umschweifungen ergangen war, daß sie etwas daran „sexy" finde, daß es aber furchtbar wichtig sei, daß die Therapeutin das nicht als homosexuell mißverstehe. Es war ganz und gar nicht das Gefühl, das sie Frauen, von denen sie sich angezogen gefühlt hatte und in die sie sich manchmal verliebt glaubte, entgegengebracht hatte. Anderseits handelte es sich um ein körperliches Erleben, das sie jahrelang nicht gehabt hatte und von dem sie nicht erwartete, es noch einmal zu haben.

An diesem Punkt der Therapie begann sich die Patientin auf „rein intellektuelle Weise" für einen Professor zu interessieren, der einige Jahre älter war als sie. L. war, wenn sie der Therapeutin über diesen Mann erzählte, äußerst unsicher und befangen. Schließlich gelang es ihr jedoch, unter Zögern, zu schildern, wie der Mann in einer von der ihren „gänzlich verschiedenen Welt" lebte, deren Sprache sie nicht sprechen zu können glaubte und deren Lebensgewohnheiten ihr unbekannt schienen. Für die Patientin wirkte sich das so aus, daß sie sich entweder unsichtbar oder als ein skurilles Geschöpf fühlte. Sie war äußerst besorgt darüber, daß sowohl der Professor als auch die Therapeutin sie als Närrin ansehen würden, weil sie Interesse für einen Mann zeigte, der sich, allem Anschein nach, für sie nicht interessieren würde. Überdies erfüllte es sie mit Zorn und einer gewissen Paranoia, daß auch die Therapeutin recht gut in dieser anderen Welt lebte und, wie es schien, kein Interesse daran hatte, der Patientin zu helfen, auch ein Teil davon zu werden; ja, es war möglicherweise sogar so, daß sie versuchte, sie davon fernzuhalten. In dieser Therapie wurde das Bindeglied zwischen diesen Gefühlen und L.s Erfahrungen mit ihrer Mutter interpretiert. Gleichzeitig spürte die Patientin auch, daß ein Eintritt in diese Welt, ein Verrat an ihren feministischen und lesbischen Freundinnen wäre und daß ein schiefgelaufener Versuch, in jene Welt einzutreten, sie auf sich selbst zurückwerfen würde, unfähig und nicht würdig, sich in die eine oder andere Richtung zu wenden.

In einem Zustand von Panik zog sich L. von der Beziehung mit dem Professor zurück und richtete ihre Aufmerksamkeit wieder auf die „weiche, feminine Härte, die keine Kälte war", die sie in der Therapeutin sah und hörte. L. gestand unter großer Verlegenheit, daß sie von dieser Eigenschaft der Therapeutin sehr eingenommen war; sie sagte jedoch: „Ich bin nicht in Sie verliebt, sondern in das Gefühl, das mich jedesmal aufs neue überkommt, wenn ich diesen Teil von ihnen erlebe, den ich versucht habe, zu beschreiben. Sich in Sie zu verlieben wäre einem Gefangensein in einem dunklen, modrigen Keller gleich, und das ist etwas, wozu ich keine Lust mehr habe [sie hatte das einmal in einer kurzen, homosexuellen Affäre erlebt]. Sich auf diese Weise in Sie zu verlieben, wäre, wie wenn man auf nasses Gras tritt und feststellen muß, daß man bis zu den Knien einsinkt, statt daß der Boden einen kurzen Augenblick nachgibt, bis einen die Festigkeit der Erde wieder trägt."

In dieser Phase sagte die Patientin, daß sie zum ersten Mal seit ihrer Kindheit eine Neugierde in bezug auf ihren Vater spüre. Sie hatte Photos angeschaut, auf denen sie selbst, von ihrer Kindheit bis zur Gegenwart, abgebildet war (bis zu diesem Zeitpunkt hatte sie so etwas immer phobisch abgelehnt). Sie wollte sehen, ob es ihr möglich sei, herauszufinden, wie ihr Vater aussah, indem sie die Züge, von denen sie wußte, daß sie die ihrer Mutter waren, „aussonderte". Als Kind hatte sie es bewußt vermieden, in den Männern, die sie auf der Straße sah, nach Spuren ihres Vaters Ausschau zu halten. Die Therapeutin regte die Vorstellung an, die Patientin würde fühlen, daß man in Frauen Männer finden könne und in Männern Frauen: dies könnte hinter der von der Patientin bei der Therapeutin entdeckten „Härte, die nicht Kälte war" stecken.

Einige Monate später trug L. zum ersten Mal bei einer Therapiesitzung Rock und Bluse. Mit offensichtlicher Unsicherheit betrat sie die Praxis, den Kopf gesenkt, den Blick auf ihre Schuhe gerichtet. Als sie schließlich die Therapeutin anblickte, lächelten beide. In den Augen der Patientin standen Tränen. Sie sagte, daß das Lächeln der Therapeutin ihr einen der wärmsten, von ruhiger Akzeptanz geprägten Momente im Leben geschenkt habe. (Die Therapeutin mußte ihre eigenen Tränen zurückhalten, denn ihr schien, daß die Patientin sich so unschuldig und voll Vertrauen in ihre Hände legte, daß sie das an Szenen mit ihren eigenen Kindern und ihrer Mutter erinnerte.) L. sagte, sie habe aus Angst davor, daß die Therapeutin sie auslachen würde, sich sechsmal umgezogen, bevor sie schließlich den Mut aufbrachte, sich in Rock und Bluse zur Sitzung aufzumachen.

An diesem Punkt konzentrierte sich das Material auf die Phantasien der Patientin über die Beziehung der Therapeutin mit ihrem Gatten, worin die Patientin selbst zunächst die Rolle des Kindes übernommen hatte. Später erzählte die Patientin mit ziemlicher Besorgnis einen Traum, in dem der Gatte der Therapeutin seine Frau fragte, wer denn jene Frau (= die Patientin) sei, die er eben aus der Praxis herauskommen gesehen habe. L. erlangte die Fähigkeit, bewußte sexuelle Phantasien zu unterhalten (u. a. auch während sie masturbierte). Im Zentrum dieser Phantasien stand eine „glutheiße Affäre" zwischen ihr (die sich darin mit Lauren Bacall, „einer beherzten und mutigen Frau" identifizierte) und Humphrey Bogart.

In diesem Abschnitt des Geschehens hatte die Patientin anfänglich die Abwehrmechanismen des schizoiden Rückzugs und der Spaltung benutzt (einschließlich der Spaltung von Männlichkeit und Weiblichkeit), um die Gefahren und die Komplexität ödipaler Beziehung abzuwehren. Als sie dann in der depressiven Position die beginnende Fähigkeit, ganze Objektbeziehungen herzustellen erreichte, entwickelte die Patientin das Potential für mehr als nur flüchtige und verstreute Elemente ödipaler Beziehungen. Eingeleitet wurde dies durch ihre optische und akustische Wahrnehmung der in der Therapeutin gegenwärtigen Härte-in-der-Weichheit, des Vaters-in-der-Mutter, der Männlichkeit-in-der-Weiblichkeit. Es ging hier nicht in erster Linie um die Mutter in einer negativen ödipalen Übertragung, sondern vielmehr um die Übergangsrolle der Entdeckung einer bislang angsterregenden Andersartigkeit im Bekannten. Wesentlich war, daß das Bekannte nicht zu vertraut – d. h., nicht zu sehr die Mutter der primitiven Mutter-Kind-Dyade war (der dunkle, modrige Keller und der nasse Grasboden, der einen verschlingt). Ebenso wichtig war es, daß das „andere", das Unvertraute, nicht zu furchterregend fremd und abweisend war (die „andere Welt", in der der Professor lebte). Die Erfahrung der Patientin bestand aus einem Sich-Verlieben in die Übertragungs-Mutter, die nicht zur Gänze die Mutter war („Nicht in Sie bin ich verliebt") und aus einem Sich-Verlieben in den Vater (in der Mutter), in die Härte in der Weichheit, die noch nicht der Vater als ganzes äußeres Objekt war. Dies war eine kritische Übertragungserfahrung (die interpretiert wurde) und zu einer kühnen dreifachen Identifikation der Patientin führte, mit der Therapeutin als ödipaler Mutter in Beziehung zum phantasierten ödipalen Vater. Daß die Patientin Rock und Bluse trug, bedeutete einen Schritt in Richtung des eigentlichen Ödipuskomplexes, wobei die Übertragungsrolle der Therapeutin sich von der eines Vaters-in-der Mutter und einer Mutter-im-Vater zu der der Mutter, die sich mit der Tochter in ihrer ödipalen Romanze mit dem Vater identifiziert, verlagerte. (In der Gegenübertragung empfand die Therapeutin Zuneigung und Stolz als Reaktion auf den stummen Wunsch der Patientin nach ihrem liebevollen Segen für die Identifikation mit der ödipalen Mutter, einschließlich ihres sexuellen und romantischen Interesses an dem ödipalen Vater.)

In der Folge dieser Entwicklungen verringerte sich die Hemmung der Patientin, sexuelle Phantasien zu entwickeln. Sie konnte jetzt auf genitaler Ebene (Masturbation eingeschlossen) sexuelle Erregung erleben und dabei Vergnügen empfinden. Die sexuellen/romantischen Phantasien der „glutheißen Affäre" zwischen ihr selbst (in der Identifikation mit

Lauren Bacall) und Humphrey Bogart zeugten von der zunehmenden Wichtigkeit des ödipalen Übergangsobjekts. Bacall (als Mann-in-der-Frau) setzte teilweise die Vater-in-der-Mutter-Übertragung fort. Allerdings enthält die Bogart-Bacall-Phantasie eine Objektbeziehung in vollständiger Triangulation (die Patientin, Bogart und Bacall), bei der die Patientin eine Identifikation (und einen Wettbewerb) mit dem Äußeren-Mutter-Objekt eingeht – und auf diese Weise (sicher und mit einem Gefühl des Vergnügens) in eine romantische/sexuelle Beziehung mit dem ödipalen Vater als äußerem Objekt eintritt.

Eine Neueinschätzung der Freudschen Darstellung des ödipalen Romans der Frau

Wir können jetzt Freuds Darstellung des weiblichen Ödipuskomplexes neu überprüfen und vielleicht besser verstehen. Aus der Perspektive, die wir in diesem Kapitel entwickelt haben, kann Freuds Darstellung des weiblichen Ödipuskomplexes (insbesondere seine Betonung, daß sich das Mädchen dem Vater aus einer Scham heraus zuwendet, die durch ihr Bewußtsein, keinen Penis zu haben, ausgelöst wird), als eine zutreffende Beschreibung eines gängigen *pathologischen* Ergebnisses weiblicher Entwicklung und als ein Subthema normaler weiblicher Entwicklung gesehen werden. Wenn sich die ödipale Erfahrung eines Mädchens in Beziehung zu einer Mutter entwickelt, deren eigene, unbewußte ödipale Struktur eine pathologische Entwicklung genommen hat, dann wird diese Pathologie die Entwicklung der ödipalen Struktur der Tochter färben. Wenn z. B. die Mutter unbewußt daran glaubt, daß weiblich gleichzusetzen sei mit fehlerhaft und (auf beschämende Weise) inkomplett, dann ist zu erwarten, daß sich ihre Tochter nicht nur mit diesem Gefühl der Scham und der inneren Fehlerhaftigkeit identifiziert, sondern sich auch von seiten der Mutter narzißtisch verletzt fühlt. Weiters kann man erwarten, daß die Tochter unter diesen Umständen sich im Zorn ihrem Vater zuwendet, um die narzißtische Verletzung wiedergutzumachen. Die narzißtische Verletzung wird in der Phantasie als etwas Körperliches konkretisiert: als Wunde, Verlust oder Fehlerhaftigkeit. Die Liebe des Vaters wird notwendig, um das Selbstwertgefühl des kleinen Mädchens wiederherzustellen. Das Mädchen ist von der Liebe ihres Vaters (und später von der Liebe anderer Männer) als Quelle ihres Selbstwertgefühls abhängig. Wiederum wird dies in unbewußten Phantasien in körperliche Begriffe übersetzt, wobei entweder der Penis des Vaters im Geschlechtsverkehr oder das Baby des Vaters als die nötigen Dinge zur Vervollständigung des Selbst gesehen werden. Die von Freud (1933) kommentierte, übertriebene Selbstliebe von Frauen, ist nicht das unvermeidliche Resultat weiblicher ödipaler Entwicklung, sondern häufig ein Ergebnis pathologischer Formen des weiblichen Ödipuskomplexes – z. B. das Ergebnis einer Form von Objektbezogenheit, die als Folge einer narzißtischen Verletzung entsteht, zu der es kommen kann, wenn die Mutter unbewußt sich selbst und ihre Tochter als auf beschämende Weise inkomplette Menschen sieht. Unter solchen Umständen wird das Mädchen eine Erfahrung vom Typ der weiter oben beschriebenen „Kostümprobe" als Maßnahme der Mutter erleben, ihre Tochter anzuhübschen, um einen Mann für sich zu gewinnen und sich damit zu „vervollständigen".

Selbst wenn die Mutter sich, wie beschrieben, unbewußt als unvollständig begreift, kann es möglich sein, daß die Tochter in der Lage ist, eine weniger pathologische (und weniger pathogene) Sicht der Dinge, wie sie ihr Vater besitzt (vgl. Leonard, 1966), zu benutzen. Eine gesunde ödipale Romanze mit dem Vater kann eine Erfahrung mit einem Menschen bieten, der das kleine Mädchen wirklich liebt und ihr das Gefühl gibt, daß er sie nicht unvollständig findet. Ist die Tochter ausreichend gewandt, wird es ihr möglich sein, diese Art der Erfahrung zu erkennen und sie zu benutzen, um ihre zum Vorschein kommende Identität zu formen. Ein wenig stabiles

Kind reagiert jedoch auf diese neue Erfahrung mit dem Gefühl, daß ihre Selbstachtung von der einzigartigen Fähigkeit des Vaters abhängt, sie liebenswert zu finden und daß ihr Wert nicht in einer Stärke liegt, die in ihr selbst ruht und die unabhängig davon ist, wie ihr Vater sie wahrnimmt. Anders ausgedrückt, sie fühlt, daß es ihr Vater ist, der sie zu etwas Besonderem macht. Dies führt dann in der Jugend und im Erwachsenenalter zu einer suchtartigen Suche nach Männern, die ihr das Gefühl vermitteln, etwas Besonderes zu sein. Der Frau mangelt es an Wertschätzung ihrer eigenen Fähigkeiten, da ihr diese nicht ein Wertgefühl geben können. Der Wert hat seinen Ursprung in der Tatsache, daß der Mann sie liebenswert findet. Unter solchen Umständen liegt im buchstäblichen Sinn „die Schönheit in den Augen des Betrachters". Es ist daher wahrscheinlich, daß für eine solche Frau Kleider, Make-up, Schmuck und ähnliches von großer Wichtigkeit sind, da sie sich damit verspricht, die Aufmerksamkeit eines Mannes zu erringen, der ihr durch seine Liebe einen Wert verleiht. Dies stellt eine besondere Form narzißtischer Störung dar, da die Patientin nicht nach einer Spiegelung im Objekt sucht; vielmehr hofft sie, eine ganz bestimmte frühe Liebesbeziehung wiederzubeleben, in der ihrem beschädigten Selbstwertgefühl durch den Einfluß der Liebe ihres Vaters etwas von ihrem Schmerz genommen wurde. Ihr Gefühl, verletzt zu sein, wurde durch den Vater gelindert, aber nicht vollständig beseitigt, da seine Liebe niemals als gesunder Narzißmus internalisiert worden ist.

Noch einen Aspekt der Freudschen Darstellung kann man nun in einem neuen Licht verstehen. Freud sah den Zorn des kleinen Mädchens gegenüber seiner Mutter im Ödipuskomplex als eine Reflexion der Tatsache, daß das Mädchen seine Mutter dafür verantwortlich machte, daß diese ihr keinen Penis gegeben und sie solcherart mit einem Mangel behaftet in die Welt gesetzt habe. Aus der Perspektive, die wir in diesem Kapitel entwickeln, kann man den Zorn des kleinen Mädchens auf seine Mutter als eine Reflexion seines Gefühls verstehen, daß die ödipale Mutter, die jetzt als weit äußerlicher erfahren wird als früher, es verraten hat, indem sie ein eigenes Leben führt und insbesondere ein separates und privates romantisches und sexuelles Leben mit dem Vater des kleinen Mädchens.

Implikationen bei Übertragung und Gegenübertragung

Ich möchte nun eine Form von Gegenübertragungsschwierigkeit besprechen, die bei der Behandlung von Patientinnen häufig auftritt. Das zur Diskussion stehende Gegenübertragungsproblem scheint seinen Ursprung in einer Wechselbeziehung zwischen den frühen ödipalen Übertragungen einer Patientin (die häufig in der Form projektiver Identifikationen externalisiert werden [vgl. Ogden, 1982b, 1983]) und den nicht analysierten frühen ödipalen Konflikten einer Therapeutin zu haben. Eine wesentliche Form von Gegenübertragungsschwierigkeit, die auf die Unzulänglichkeit der ödipalen Übergangsbeziehung[5] zurückgeht, ist eine Unfähigkeit von seiten der Therapeutin, sich auf eine relativ konfliktfreie Identifikation mit ihrem eigenen Vater in ihrer unbewußten Palette ödipaler Objektbeziehungen einzulassen. Wenn es notwendig wird, die Aufgabe der Identifikation mit dem unbewußten ödipalen Vater abzuwehren, bereitet es der Therapeutin große Schwierigkeiten, die analytische Therapie mit Patientinnen durchzuführen, deren Übertragungen ihre Wurzeln in der zur Diskussion stehenden frühen ödipalen Phase haben. Die Therapeutin, die eine solche Identifikation abweh-

---

[5] Der Versuch, Manifestation einer bestimmten unbewußten Objektbeziehung zu beschreiben, ist notwendigerweise sehr schematisch, da Übertragungen immer überdeterminiert sind – d. h., von einer Vielzahl von inneren Objektbeziehungen auf verschiedenen Entwicklungsebenen abgeleitet.

ren muß, fühlt sich unbewußt verletzt und erzürnt bei der Vorstellung, daß man von ihr verlangt, eine Rolle zu spielen, die einen Übergang zu einem In-Beziehung-Treten mit dem ödipalen Vater darstellt. Eine solche Therapeutin fühlt unbewußt, daß eine Anstrengung von seiten der Patientin, sie auf diese Weise zu benutzen, die Aussage beinhaltet, daß sie (die Therapeutin) nur zweitklassig, ungenügend, nicht mehr als nur eine Vorstufe zum „Echten" ist. Die Therapeutin versucht unbewußt, an der Patientin festzuhalten, wobei sie mehr oder weniger subtil das Gefühl vermittelt, daß es einem Verrat an der Therapeutin gleichkomme, sollte die Patientin in Beziehung zu einem Mann treten – und wenn es sich dabei um die Therapeutin in der väterlichen Übertragung handelt. Unter solchen Umständen fühlt sich die Therapeutin so besorgt um, und entfremdet von, ihre(r) eigene(n) Identifikation mit ihrem Vater, daß sie sich selbst nicht als das Objekt väterlicher Übertragungsliebe erkennen kann. (Siehe Searles, 1979, für eine Beschreibung der Eifersucht der Therapeuten/innen auf ein in ihnen selbst befindliches inneres Objekt.) Eine solche Therapeutin wird oftmals in defensiver Weise versuchen, in der Patientin eine Regression zu fördern, um die besprochene Identifikation zu vermeiden. Beispielsweise könnte eine Therapeutin „auf tieferer Ebene interpretieren" (indem sie z. B. Material der genitalen Ebene als orales interpretiert) und die Patientin mehr oder weniger behandeln, als ob sie gänzlich unfähig sei, allein zurechtzukommen. Dies wäre Ausdruck des unbewußten Wunsches der Therapeutin, die Patientin für immer auf der Stufe eines präödipalen Kindes zu halten, um den Eintritt in eine trianguliere Beziehung auf ödipaler Ebene mit ihr zu vermeiden, der (neben einer Vielzahl anderer Dinge) eine Identifikation mit ihrem eigenen unbewußten ödipalen Vater erfordern würde.

Wenn die Therapeutin solcherart in einen Konflikt gerät, kann es vorkommen, daß sie es unbewußt fördert, daß die Patientin die Therapie als Allianz zweier Frauen gegen die Welt erlebt (die unbewußt eine männliche Welt ist, genauer, die Welt des ödipalen Vaters). Das Wertsystem in der Therapie bewegt sich unbemerkt in Richtung der Idee, daß die Patientin „auch ohne die Männer auskommen kann". Die Vorstellung von Reife wird unbewußt mit völliger Selbstgenügsamkeit gleichgesetzt. Die Hilfe der Therapeutin oder anderer Frauen wird nicht als Kompromittierung der Unabhängigkeit der Patientin gesehen, da man (unbewußt) fühlt, daß die Abhängigkeit von einer anderen Frau kein Akt einer „Kapitulation" vor dem Feind (dem anderen, dem ödipalen Vater) ist. Auch hier erlebt die Patientin ödipale Liebe für den Vater (selbst in der Übertragung) als Verrat an der Mutter, deren Rolle unbewußt von der Therapeutin übernommen wird. (Die Patientin übt oft mit Hilfe von projektiver Identifikation großen Druck auf die Therapeutin aus, sich auf diese Weise zu erfahren.) Da dieser Aspekt der Übertragung von der Therapeutin inszeniert wird, bleibt er außerhalb der Analyse. Es kommt in solchen Fällen häufig dazu, daß die Behandlung unterbrochen wird. Die Patientin spürt (kann es aber häufig nicht in Worte fassen), daß sie vor eine unmögliche Entscheidung gestellt ist, die sie nicht treffen kann – sie kann entweder einen Vater oder eine Mutter haben, aber nicht beide(s). Eine Unterbrechung der Therapie oder die Androhung einer solchen stellt nicht so sehr einen Akt dar, den Vater der Mutter vorzuziehen, sondern ist eher als Weigerung der Patientin zu verstehen, sich zwischen den beiden zu entscheiden. Patientinnen, die vor einem solchen Dilemma stehen, erzählen regelmäßig von Träumen und Kindheitserinnerungen, in denen unmögliche Entscheidungen verlangt werden. (Ein Beispiel eines solchen Traumes wird später in diesem Kapitel beschrieben.)

Wenn eine Patientin die Therapie nicht unterbricht und sich für die eifersüchtige, besitzergreifende Übertragungs-Mutter (und gegen den Übertragungs-Vater) entscheidet, wird die Therapeutin (als Übertragungs-Mutter) als eine starke phallische Frau erlebt, die den Vater verschlungen hat und jetzt den Penis besitzt. Anstatt daß die Therapeutin in der

Übertragung als Mutter erlebt wird, die im Begriff ist, der Vater (das andere) zu werden, wird sie als „Kondensat" der machtvollen präödipalen Mutter und des potentiellen (oder gewesenen) Vaters erfahren. Bei einer Therapie, die durch solche Schwierigkeiten in eine Pattsituation gelangt war, wurde die Übertragung auf die Therapeutin als phallische Mutter von der Patientin in einer Phantasie dargestellt, in der die Therapeutin eine „Männerfresserin" war, die einmal ihre Praxisräume mit männlichen Kollegen geteilt hatte, diese jedoch vaginal im Akt des Geschlechtsverkehrs konsumiert hatte.

Diese Phantasie steht im Gegensatz zu einer Übertragung auf eine Therapeutin, die in der Lage ist, die Übertragungsrolle als ödipale Übergangsmutter (unbewußt mit dem Vater identifizierte Mutter) anzunehmen. Eine Patientin stellte diese letztere Form der Übertragung in einem Traumbild dar, bei dem die Therapeutin zwischen zwei Spiegeln stand, in denen die Patientin eine Serie von Bildern der Therapeutin sehen konnte, die mit dem Bild eines nicht identifizierbaren aber freundlichen Mannes abwechselten, der irgendwie bekannt schien; diese Bilderserie zog sich nach hinten bis ins Unendliche hin. Der Mann war „irgendwie" auch die Therapeutin.

Bevor wir die Diskussion zu diesem Abschnitt beenden, würde ich gerne kurz erwähnen, daß die besprochenen frühen ödipalen Übertragungen in der Arbeit von männlichen Therapeuten mit weiblichen Patienten, einen genauso großen Stellenwert haben wie in der Arbeit von Therapeutinnen, die Patientinnen behandeln. Im Fall des (männlichen) Therapeuten stellt sich eine unterschiedliche, jedoch verwandte Serie von Gegenübertragungsängsten ein, da dieser zu diesem Zeitpunkt der frühen ödipalen Entwicklung in die Rolle der Mutter gewählt ist. Dem männlichen Analytiker mag es vorkommen, daß er „übergangen" wird, selbst wenn die Patientin davon spricht, in einen Mann verliebt zu sein, der eindeutig die Charakterzüge des Analytikers aufweist. Dahinter steht als psychische Realität, daß die Patientin in den Vater im Analytiker-als-Übertragungs-Mutter verliebt ist und noch nicht in den Analytiker als Übertragungs-Vater. Auch besteht die Möglichkeit, daß der Analytiker auf einen Teil von sich selbst eifersüchtig ist, von dem er sich entfremdet fühlen kann, da dieser verlangt, daß er sich selbst als Frau erlebt (die Mutter, die sich mit ihrem Vater identifiziert). Diese frühe Phase des weiblichen Ödipuskomplexes wird in Analysen, die von männlichen Analytikern geführt werden, leicht übersehen, denn dort existiert die Kontinuität des väterlichen Elements in der entwicklungsmäßig früheren wie auch späteren Übertragungsform. Die entwicklungsmäßig frühere Form erfordert die Mutter, die den Vater enthält, während die entwicklungsmäßig spätere Form eine Beziehung zum Vater selbst mit sich bringt. (Siehe Searles, 1959, für eine Diskussion ödipaler Liebe in der Gegenübertragung als notwendiges, aber oft sehr störendes Element der Arbeit männlicher Analytiker mit weiblichen Patienten, bei denen ödipale Übertragungen auftreten.)

Implikationen für die Entwicklung der Geschlechtsidentität

Das Dilemma, zwischen Mutter und Vater (Männlichkeit und Weiblichkeit) wählen zu müssen, das durch die Furcht einer Mutter, eine Identifikation mit ihrem eigenen Vater eingehen zu müssen, entsteht, ist zentral für viele Störungen der Geschlechtsidentität. Vom hier erarbeiteten Standpunkt aus betrachtet, spiegelt die Entwicklung einer gesunden Geschlechtsidentität eine funktionierende dialektische Wechselwirkung zwischen männlichen und weiblichen Identitäten. Zu einer solchen kommt es, wenn man nicht zwischen der Liebe zur Mutter (und der Identifikation mit ihr) und der Liebe zum Vater (und der Identifikation mit ihm) wählen muß. Zu den zentralen interpersonalen Erfahrungen, die den Rahmen für diese Entwicklung abgeben, gehört die ödipale Übergangsbeziehung zur Mutter, bei der die Mutter männlich und weiblich ist (Mutter-im-Vater und Vater-in-der-Mutter). Um diese Erfahrung schaffen zu können, müssen Mutter und Tochter in der Lage sein, einen „Spielraum" (a „play space") (Winnicott 1971b, c) zu schaffen und zu benutzen, der sie sowohl verbindet wie auch trennt. Der Ödipuskomplex ist ein Drama, das in diesem Raum gespielt wird, der zuerst von Mutter und Tochter geschaffen wird, und in den später der Vater eintritt. Wenn gleich zu Beginn der ödipalen Phase die Frage, in wen das Kind verliebt ist (in Mutter oder Vater) beantwortet werden muß, fällt der Spielraum in sich zusammen (Ogden, 1985b, 1986) und das ödipale Drama wird zur Realität. Der Eintritt in den Ödipuskomplex läßt unter solchen Umständen keine Möglichkeiten zur Wahl.

Eine Patientin, die mit dem Schrecken einer solchen (aus der Übertragung geborenen) Situation kämpfte, erzählte einen Traum, bei dem sie im Mittelgang eines Flugzeuges stand, das gerade im Begriff war auseinanderzubrechen. Die Patientin mußte sich entweder zur Mutter auf die eine Seite des Ganges setzen oder zum Vater auf die andere Seite. Sie wußte, daß der/diejenige, auf dessen Seite sie saß, überleben, der andere Elternteil jedoch sterben würde. Die Patientin fühlte sich in diesem Traum vor eine Entscheidung gestellt, die sie treffen mußte, und deren Ergebnis vorweg darin bestand, daß die Hälfte ihres Selbst sterben würde.

Wenn die Wahl zwischen Mutter und Vater getroffen werden muß (zwischen Männlichkeit und Weiblichkeit), wird man weder männlich noch weiblich, da in einer gesunden Männlichkeit und in einer gesunden Weiblichkeit alles vom anderen abhängt und geschaffen wird. Dies ist Teil der Implikation von Freuds (1905, 1925, 1931) Beharren auf der grundsätzlichen Bisexualität des Menschen.

Man kann eine Gestörtheit der Geschlechtsidentität als Störung der innerpsychischen dialektischen Beziehung zwischen Männlichkeit und Weiblichkeit sehen. Ein Versuch, die schmerzhafte (mutter- oder vatermörderische und in jedem

Fall selbstmörderische) Entscheidung zu treffen, führt zur Entwicklung einer Pseudoidentität. Beispiele solcher Pseudoidentitäten sind die lesbische Karikatur von Männlichkeit („der kesse Vater") und die männliche, homosexuelle Karikatur von Weiblichkeit („die Queen"). Solchen fragilen Pseudoidentitäten mangelt es an der subtilen Resonanz der Männlichkeit und Weiblichkeit, die für die reife Geschlechtsidentität charakteristisch sind. Die Triangulation, die das Ergebnis einer zufriedenstellenden ödipalen Übergangsbeziehung ist, stellt eine Neustrukturierung der grundsätzlichen Bisexualität auf eine Art und Weise dar, daß Weiblichkeit keine Flucht vor oder Verleugnung der Männlichkeit zu sein braucht (und vice versa).

Zusammenfassung

Zum Verständnis der Natur des psychisch-interpersonalen Prozesses, der den Eintritt des kleinen Mädchens in den Ödipuskomplex einleitet, schlagen wir das Konzept der ödipalen Übergangsbeziehung vor. Diese dient dazu, es dem kleinen Mädchen zu ermöglichen, auf untraumatische Weise den Vater als äußeres Objekt im Kontext der Sicherheit der dyadischen Beziehung zur Mutter zu entdecken. In dieser frühen Phase der ödipalen Entwicklung verliebt sich das kleine Mädchen in die Mutter-als-Vater und den Vater-als-Mutter – d. h., sie verliebt sich in die Mutter in deren unbewußter Identifikation mit ihrem eigenen Vater. Auf diese Weise wird die erste triangulierte Objektbeziehung paradoxerweise in einer Zwei-Personen-Beziehung erlebt; die erste heterosexuelle Beziehung entwickelt sich in einer Beziehung, an der zwei Frauen beteiligt sind; der Vater wird in der Mutter als libidinöses Objekt entdeckt.

6
Die Schwelle des männlichen Ödipuskomplexes

Für Freud war der Ödipuskomplex in vieler Hinsicht das Kernstück der psychoanalytischen Theorie. Er sah in ihm das Zusammenlaufen universeller psychischer Strukturen, unbewußter persönlicher Bedeutungsträger und den Einfluß der Kraft des Begehrens, die vom Körper ausgeht. Das führte dazu, daß der Ödipuskomplex mehr als neunzig Jahre lang[1] mit Fug und Recht im analytischen Denken eine zentrale Position eingenommen hat. In diesem Kapitel werde ich mein Hauptaugenmerk auf einen Aspekt des Ödipuskomplexes begrenzen, von dem ich glaube, daß er bisher zu den vergleichsweise vernachlässigten Teilen des analytischen Diskurses der frühen ödipalen Entwicklung gehört.

Obwohl man sich im allgemeinen darüber einig ist, daß der Übergang in den Ödipuskomplex einen neuralgischen Punkt in der psychischen Entwicklung darstellt, bin ich der Meinung, daß die Theorie der Psychoanalyse noch keine ausreichende Konzeption der psychisch-interpersonalen Prozesse erarbeitet hat, die diesen Übergang bei der Entwicklung des Mannes ein-

---

[1] Freud erörterte die Wichtigkeit der den Ödipuskomplex bildenden Ideen in seinem Brief an Fliess vom 15. Oktober 1897, verwendete den Begriff *Ödipuskomplex* in seinen Publikationen aber erst ab dem Jahre 1910.

leiten. Ich schlage vor (und werde in diesem Kapitel erörtern), daß der Übergang in den männlichen Ödipuskomplex durch eine Übergangsbeziehung mit der Mutter eingeleitet wird, analog zu der, die wir bei der Entwicklung des Mädchens beobachtet haben (vgl. Kapitel 5), jedoch mit einem deutlichen Unterschied, was die Gewichtung anbelangt. Dieser Unterschied ist eine Folge der Tatsache, daß die ödipale Mutter sowohl die gleiche Mutter ist als auch nicht ist, die der Knabe, bevor er sie (und seinen Vater) als äußere ödipale Objekte entdeckte, liebte, haßte und fürchtete. Die durch die psychische Nähe der präödipalen und ödipalen Liebesobjekte (im positiven Ödipuskomplex) verursachten Komplikationen sind typisch für die männliche Entwicklung und erfordern eine für die Entwicklung des Knaben charakteristische Lösung. Eine zentrale Rolle für die Lösung des Problems, das sich aus dem Zusammenfallen der Objekte der präödipalen und ödipalen Liebe des kleinen Knaben ergibt, spielt die Phantasie über die Urszene[2] als unbewußte organisierende Kraft von sich entwickelnder sexueller Bedeutung und persönlicher Identität.[3]

---

[2] Der Begriff der *Phantasie über die Urszene* bezieht sich auf eine Gruppe bewußter und unbewußter Phantasien, die den beobachteten elterlichen Geschlechtsverkehr zum Thema haben. Charakterisiert sind diese Phantasien durch ein unterschiedliches Maß an Primitivität, eine Reihe von Objektbeziehungsmodalitäten, verschiedene Formen und Intensitätsstufen der Identifikation mit jeder der in der Phantasie aufscheinenden Personen etc.

[3] In der weiblichen Entwicklung gibt es an der Schwelle zum Ödipuskomplex psychische Schwierigkeiten, die sich überschneiden, die aber nicht identisch sind. Beispielsweise bringt eine Identifikation mit der Mutter zu diesem Zeitpunkt unausweichlich einen Zug zu primitiveren Wünschen mit sich, mit ihr eins zu sein (im Gegensatz zu ihr ähnlich sein). Eine Diskussion darüber, inwieweit die Phantasien über die Urszene dem kleinen Mädchen die Unterscheidung von ihrer ödipalen und präödipalen Mutter (ihren ödipalen und präödipalen Müttern) erleichtern beziehungsweise welche Rolle sie bei ihrem Erkennen, daß es Unterschiede in sexueller und generationsmäßiger Hinsicht gibt, spielen, sowie bei der Entwicklung des weiblichen Ödipuskomplexes, würde den Rahmen dieses Kapitels sprengen.

Mit diesem Konglomerat von Phantasien (Phantasien über die Urszene) ist sowohl in der männlichen als auch in der weiblichen Entwicklung ein starkes Gefühl eines Dritten verbunden. Der vom anderen (dem dritten) bereitgestellte Raum zwischen Mutter und Kind ermöglicht die eigentliche Symbolbildung, die Vervollkommnung von Subjektivität und bringt eine Verunsicherung der persönlichen Omnipotenz mit sich, die mit der Entdeckung der äußeren Welt und dem Erkennen der Tatsache sexueller und generationsmäßiger Verschiedenheit verbunden ist. Die in den männlichen Ödipuskomplex führende Entwicklung bringt zwangsläufig einen psychischen Zustand mit sich, bei dem die Position der ödipalen Mutter als ein äußeres Objekt ständig von dem Schatten verwischt zu werden droht, den die präödipale Mutter wirft. Das psychische Pensum dieser Entwicklungsphase besteht für den Knaben nicht im Verzicht auf die präödipale Mutter, sondern in der Herstellung einer dialektischen Spannung zwischen präödipaler und ödipaler Beziehung mit der Mutter.

Die Perspektive Freuds

Wenngleich Freud (1925, 1931) sich über die Wichtigkeit der in den Ödipuskomplex führenden psychischen Entwicklung im klaren war, scheint es, daß er die Natur des für den Knaben in diesem Übergang inhärenten unbewußten Konflikts nicht erkannte. „Die Mutter war anfänglich beiden [d. h. dem Knaben und dem Mädchen] das erste Objekt, *wir haben uns nicht zu wundern*, wenn der Knabe es [= die Mutter als Objekt] für den Ödipus-Komplex behält." (Freud, 1925, S. 22, Hervorhebung von Thomas H. Ogden).

Ich meine, daß es Freud nicht möglich war, die Natur des psychischen Problems, mit dem der Knabe konfrontiert ist, weil er sich seine Mutter als Liebesobjekt im Ödipuskomplex bewahrt, adäquat zu konzeptualisieren: Freud hatte erst begonnen, ein Verständnis innerer Objektbeziehungen im allgemeinen und im besonderen präödipaler Beziehungen des kleinen Knaben zu seiner Mutter zu entwickeln.[4]

Freud (1921) schlug vor, daß für die Entstehung des Ödipuskomplexes des Knaben eine „unaufhaltsam fortschreitende Vereinheitlichung" (S. 115) zweier ursprünglich unabhängiger Aspekte des Seelenlebens notwendig sind: der sexuellen Bande des Knaben zu seiner Mutter und seiner Idealisierung des Vaters. Weiters war er der Meinung, daß die Phantasien über die Urszene in der „Vorgeschichte" des Ödipuskomplexes eine wesentliche Rolle spielen. Für Freud waren Phantasien über die Urszene etwas Universales. Daher war es seiner Meinung nach nicht angemessen anzunehmen, daß sie aus einer tatsächlichen Beobachtung des Geschlechtsverkehrs der Eltern herrühren. Seinem Verständnis nach waren diese Phantasien eher Teil phylogenetisch vererbter „Urphantasien" (Freud, 1916–1917), in anderen Worten, biologisch weitergegebene Erbstücke der Arterfahrung.

> Ich glaube, ... das Individuum greift [in diesen Urphantasien] über sein eigenes Erleben hinaus in das Erleben der Vorzeit, wo sein eigenes Erleben allzu rudimentär geworden ist. Es scheint mir sehr wohl möglich, daß alles, was uns heute in der Analyse als Phantasie erzählt wird, die Kinderverführung, die Entzündung der Sexualerregung an der Beobachtung des elterlichen Verkehrs, die Kastrationsdrohung – oder vielmehr die Kastration, – in den Urzeiten der menschlichen Familie einmal Realität war, und daß das phantasierte Kind einfach die Lücken der individuellen Wahrheit ausgefüllt hat. [S. 386]

---

[4] Freud (1925, 1933) begann eine Konzeption der präödipalen Beziehung zwischen dem kleinen Mädchen und seiner Mutter zu formulieren, während er das zu verstehen versuchte, von dem er glaubte, daß es die zornige Zurückweisung der Mutter durch das kleine Mädchen an der Schwelle des Ödipuskomplexes war. „. . . Wir gewinnen die Überzeugung, daß man das Weib nicht verstehen kann, wenn man nicht diese Phase der präödipalen Mutterbindung würdigt" (Freud, 1933, S. 127). Freud glaubte jedoch weiterhin, daß die präödipale Beziehung zwischen Mutter und Kind in der Entwicklung des Knaben nicht den großen Stellenwert hat wie in der Entwicklung des Mädchens (vgl. Laplanche und Pontalis, 1967).

Wie ich schon zuvor ausgeführt habe (Ogden, 1984), bedeutet dies nicht, daß eine vorgegebene Phantasie (ein Konglomerat von Gedanken und Gefühlen) vererbt wird; vielmehr existiert eine strukturelle, psychische Bereitschaft, Erleben nach bestimmten, von vornherein feststehenden Grundsätzen zu ordnen. Ich habe diese Form von Struktur als *psychische Tiefenstruktur* bezeichnet und sehe sie als analog zu der von Chomsky (1957, 1968) beschriebenen linguistischen Tiefenstruktur *(deep structure)* an. Freud hat zwar die Phantasien über die Urszene als einen Teil der Vorgeschichte des Ödipuskomplexes gesehen, hat jedoch seine Konzeption der Art und Weise, wie diese Gruppe von Phantasien die Entwicklung des Ödipuskomplexes beeinflußt, nicht ausgeführt. Obwohl man Freud häufig vorwirft, daß er die Probleme der sexuellen Entwicklung der Frau nicht zureichend behandelt, meine ich, daß er sein Augenmerk weniger auf den Eintritt des kleinen Knaben in den Ödipuskomplex gerichtet hat als auf den des Mädchens. Ich stimme Freud zu, wenn dieser einräumt: „An der Vorgeschichte des Ödipus-Komplexes beim Knaben ist uns noch lange nicht alles klar" (Freud, 1925, S. 21).

Im Licht der in den letzten vierzig Jahren erarbeiteten, vorödipale innere und äußere Objektbeziehungen betreffenden Perspektiven (siehe z. B. Bion, 1962; Chasseguet-Smirgel, 1984a; Fairbairn, 1952; Jacobson, 1964; Kernberg, 1976; Klein, 1975; Kohut, 1971; Lewin, 1950; Mahler, 1968; Searles, 1966; Spitz, 1965; Stern, 1985; Winnicott, 1958), genügt es nicht mehr, einfach zu behaupten, daß „. . . wir . . . uns nicht zu wundern [haben], wenn der Knabe sich [die Mutter als] . . . Objekt für den Ödipus-Komplex behält" (Freud, 1925). Ich bin, im Gegenteil, der Meinung, daß es für den Knaben ins Auge springende Gründe dafür gibt, sich seine Mutter nicht als ödipales Objekt zu bewahren. Zusätzlich zu den dem Ödipuskomplex immanenten psychischen Konflikten (wie Inzesttabu und Wünschen aggressiver Natur gegenüber geliebten Objekten), muß der Knabe ein Objekt, das er als omnipotent und nur teilweise von ihm getrennt erlebt hat, zum Zentrum seiner romantischen und sexuellen Wünsche und Phantasien machen. Meiner Meinung nach sollten wir die ödipale Objektwahl des Knaben nicht einfach als unausweichlich betrachten, sondern müßten die Frage stellen: „Wie ist es dem kleinen Knaben möglich, seine Mutter als das Objekt seiner ödipalen Liebe zu nehmen, und welches sind die psychisch-interpersonalen Prozesse, die den Übergang von der präödipalen zur ödipalen Beziehung mit der Mutter einleiten?"

Obwohl die analytische Theorie sich einer Vielzahl von Aspekten, der Vorbedingungen des Ödipuskomplexes zugewandt hat, wie der Rolle der Phantasien über die Urszene (Chasseguet-Smirgel, 1984b; Green, 1983; McDougall, 1980, 1986), der zeitlichen Abstimmung des Beginns ödipaler Objektbeziehungen (Bibring, 1947; Galenson und Roiphe, 1974; Heimann, 1971; Klein, 1928; Parens et al.; 1976; Sachs, 1977) und strukturellen Vorläufern des Ödipuskomplexes (Fairbairn, 1952; Klein, 1952b; Winnicott, 1960b), hat der analytische Diskurs noch keine erschöpfende Diskussion der psychischen und interpersonalen Prozesse, die den Eintritt des Knaben in den Ödipuskomplex einleiten, geleistet.

Skylla und Charybdis an der Schwelle des männlichen Ödipuskomplexes

Die Beziehung des kleinen Knaben mit der präödipalen Mutter stellt eine kritische und problematische Vorbedingung des Ödipuskomplexes dar. Der Eintritt in eine erotische und romantische Beziehung mit der ödipalen Mutter ist mit großer Angst verbunden, zum Teil, weil letztere der omnipotenten präödipalen Mutter unheimlich ähnlich ist. Für das Mädchen liegt das Schwergewicht des psychischen Problems, das mit dem Objektwechsel an der Schwelle des Ödipuskomplexes verbunden ist, in ihrer Aufgabe, untraumatisch einen Übergang von einer Beziehung zu einem inneren Objekt zu einer Liebesbeziehung mit einem äußeren Objekt zu vollziehen, das das kleine Mädchen noch nicht getroffen hat und das es nicht auf omnipotente Weise kontrollieren kann (Ogden, 1985a). Die Gefahr für das kleine Mädchen liegt also zu einem großen Teil in einem Sprung in den Abgrund der äußeren Welt, die sich ihrer omnipotenten Kontrolle entzieht. Wie wir im Kapitel 5 ausgeführt haben, wird dieses Risiko durch eine ödipale Übergangsbeziehung zu einem „Vater-in-der-Mutter" und einer „Mutter-im-Vater" erträglich gemacht, bei der die Frage, ob das kleine Mädchen nun in einer Beziehung mit ihrem (ödipalen) Vater oder mit ihrer (präödipalen) Mutter steht, sich nicht stellt. Wie bei anderen Formen von Übergangsphänomenen wird in der Übergangsbeziehung zwischen Mutter und Tochter ein illusionärer Bereich geschaffen, in dem die Beziehung sowohl zur (bereits bekannten) Mutter als auch zum äußeren Objekt Vater (der erst kennengelernt werden muß) existiert. Es existiert eine Härte-in-der-Weichheit (ein Vater-in-der-Mutter), die es möglich macht, daß der Vater gleichzeitig erschaffen und entdeckt wird und die solcherart den Sprung zum Glauben ermöglicht, der erforderlich ist, wenn das kleine Mädchen sich in ihren eigenen Vater verliebt, den es noch nicht als äußeres Objekt erlebt hat.

Für den kleinen Knaben stellt sich ein doppeltes psychisches Problem, wobei die Aufteilung psychischer Gefahr sich von der, die das Mädchen an der Schwelle des Ödipuskomplexes vorfindet, unterscheidet. Die Gefahr beim Eintritt des Knaben in den Ödipuskomplex liegt nicht nur darin, daß die ödipale Mutter (und der ödipale Vater) in gefährlicher Weise der Außenwelt angehören und daher unbekannt, unausrechenbar und unkontrollierbar sind. Was diesen psychischen Angelpunkt auf eine, für den kleinen Knaben charakteristische Weise so komplex macht, ist die Tatsache, daß er, während er sich in die ödipale Mutter verliebt, kämpfen muß, um zwischen sich selbst und der mächtigen präödipalen Mutter eine Distanz zu schaffen. Er hat die präödipale Mutter als ein primitives, omnipotentes und teilweise von ihm unterschiedliches Objekt erlebt, von dem er fasziniert und durchdrungen war und das er rücksichtslos benutzt und in omnipotenter Weise zerstört und wiedererschaffen hat (Winnicott, 1954). Auch strahlt sie Wärme und Sicherheit aus, was dazu führt, daß er sich auf eine Art und Weise „auflöst", die seligmachend und furchterregend in einem ist, da diese „Auflösung" bewirkt, daß ihm die ihm erwachsende Kenntnis darüber, wo er aufhört und wo sie beginnt, entgleitet.

Die Organisation von sexueller Bedeutung

Die Schwierigkeiten der männlichen Entwicklung in der frühen ödipalen Phase liegen in der sicheren Bewältigung einer Passage zwischen der Gefahr einer traumatischen Entdeckung der Andersartigkeit und der Gefahr, die ödipale Romanze als in überwältigender Weise vom Schatten der präödipalen Mutter dominiert zu erleben. Diese Fahrt zwischen der Skylla der ödipalen Äußeren-Objekt-Mutter und der Charybdis der omnipotenten präödipalen Mutter wird zum Teil durch den starken Einfluß der Phantasien über die Urszene bei der Organisation von sexueller Bedeutung und Identität ermöglicht. Aus dieser Perspektive gesehen sind Phantasien über die Urszene nicht einfach eine aufregende Kombination von sexuellen und aggressiven Gedanken über den elterlichen Geschlechtsverkehr, sondern vielmehr zentrale Organisationskräfte innerer und äußerer Objektbeziehungen, die schließlich den reifen Ödipuskomplex konstituieren.

Die Phantasie über die Urszene ist als Organisatorin sich entwickelnder sexueller Bedeutung und Identität in keiner Weise eine statische Entität. Vielmehr handelt es sich dabei um eine Konstellation von Gedanken und Gefühlen, bei der die Form der Objektbezogenheit, der Grad der Subjektivität, die Abwehrmodalitäten und die Reife und Komplexität des Affekts sich alle in einem Zustand der Evolution, des Flusses befinden. Das Bild des beobachteten elterlichen Geschlechtsverkehrs dient als Form, als eine Art und Weise, über das Undenkbare zu denken. Die Objekte, die die Grundlage der Phantasie bilden, sind anfangs überwiegend Teilobjekte, die in einer furchterregenden Schlacht begriffen sind, bei der eine mit Gewalt vermischte, rätselhafte Sexualität eine Rolle spielt. Beim Erleben dieser Phantasien ist anfangs kaum ein interpretierendes Objekt präsent. Vielmehr herrscht ein Selbst-als-Objekt vor, *das Bestandteil der Szene* ist und kaum über ein Distanzgefühl zu ihr verfügt, noch weniger aber ein Gefühl entwickelt, ein beobachtendes Subjekt zu sein, das in der Lage ist, die eigene Reaktion zu überdenken und zu verstehen (zu interpretieren). Nichtsdestoweniger ist der Struktur der Phantasie über die Urszene immer ein rudimentäres Gefühl einer Dreiheit inhärent.

Die primitiveren Versionen der Phantasie über die Urszene, die den Anfang ödipaler Erfahrung darstellen, entstehen in einem überwiegend paranoid-schizoiden Modus[5]: Der Knabe ist Teil eines sexuellen/aggressiven Ereignisses, das die Eigenschaft einer intensiven sensorischen Erfahrung hat, in die er versunken ist. Ein Patient hat im dritten Jahr seiner Analyse das Charakteristische dieser Form des Erlebens in lebendiger Weise erfaßt und veranschaulicht. Der Patient erzählte eine Kindheitserinnerung, bei der er als Siebenjähriger im Schlafzimmer seiner Eltern „herumtastete", um den Lichtschalter der neben ihrem Bett stehenden Bodenstehlampe zu finden,

---

[5] Ich fasse mich kurz: Mit dem Begriff *paranoid-schizoider Modus* beziehe ich mich auf einen erfahrungsbildenden Modus, der charakterisiert ist durch (1) eine sehr begrenzte Fähigkeit, sich selbst als Schöpfer und Interpreten der eigenen Gedanken und Gefühle zu erleben; (2) eine Form der Symbolbildung, bei der das Symbol vom Symbolisierten kaum unterscheidbar ist („symbolische Gleichsetzung", Segal, 1957); (3) Beziehung zu Teilobjekten; und (4) die Anwendung omnipotenten Denkens, der Spaltung und der projektiven Identifikation im Dienst der Abwehr und der Organisation von Erfahrung. (Siehe Kapitel 2 und Ogden, 1986, für eine weitere Ausführung des paranoid-schizoiden Modus.)

und dabei seine Finger ungewollt in die Fassung steckte, in der sich gerade keine Glühbirne befand. Seltsam vibrierende Wellen, wie er sie zuvor noch nie gefühlt und nicht einmal in der Vorstellung erlebt hatte, strömten durch seinen Körper. Er hatte keine Ahnung, was ihm geschah, die Erfahrung war jedoch von einer solchen Intensität, daß er „wußte", es würde ihn töten, wenn es nicht innerhalb von Sekunden aufhörte. Er spürte, daß er keine Kontrolle über seinen Körper oder seine Schließmuskeln hatte und seine Hand von der Öffnung nicht zurückziehen konnte. Der Patient sagte, daß er das deutliche Gefühl gehabt habe, zwischen zwei „Dingern" gefangen zu sein. Später konkretisierte er dieses Gefühl, indem er die zwei „Dinger" als die Fassung und den Lampenständer begriff. Er hatte das Gefühl, als ob er ein Teil von ihr (von ihnen) geworden wäre, als ob er ein Bestandteil des Gerätes wäre und die beiden Elemente zusammenhielte. Zum Zeitpunkt des Geschehens hatte diese Erfahrung jedoch keine „Als ob"-Qualität – er war Teil jener starken bindenden Kraft, die den (penisähnlichen) Lampenfuß/Lampenständer und die (vaginaähnliche) Fassung zusammenhielt.

Diese Kindheitserinnerung stellt eine psychische Konstruktion dar, die auf einer vergleichsweise primitiven unbewußten Phantasie über die Urszene aufbaut. Es stellt sich das Gefühl ein, daß etwas Gefährliches geschieht, von dem der Patient ein Teil wurde und von dem er sich nicht mehr befreien konnte. Das Gefühl eines Selbst mit der Fähigkeit zu denken und zu handeln war kaum präsent – und das wenige, das davon da war, wurde als sich in nichts aufzulösendes erlebt (die Angst, in der Intensität der Erfahrung getötet zu werden).

In der Analyse des Patienten verstand man diese Kindheitserinnerung schließlich als einen Versuch, die schreckenserregenden und außerordentlich aufregenden unbewußten Phantasien über die Urszene, mit denen er sich als Kind herumgeschlagen hatte, in einer Geschichte zu verkleiden, um sie dort zu deponieren. In dieser kreierten Kindheitserinnerung war der Patient in omnipotenter Weise mit der Sexualkraft, die

Vater und Mutter, den Penis und die Vagina verband, identifiziert. Vielleicht sollten wir zutreffender sagen, er wurde zu dieser Kraft. Auf diese Weise war der Patient vom Sexualakt nicht ausgeschlossen; er war darin die Kraft. Psychisch erlebte der Patient *sich als die Kraft* (die gefährliche, auflösende, aufregende, verbindende Kraft) im Sexualakt und war erst später dazu in der Lage, sich darum zu bemühen, diese Sexualkraft zu *besitzen*.[6]

Selbst in solchen primitiven Versionen der Phantasie über die Urszene gibt es Elemente einer Dreiheit (beispielsweise in der an einem dünnen Faden hängenden Fähigkeit des Patienten, die Erfahrung zu beobachten und zu beschreiben). Diese Dreiheit besitzt das Potential, im Verlauf der Entwicklung zu vollen, triangulierten Objektbeziehungen zu werden, die für reifere Versionen der Phantasie über die Urszene und des Ödipuskomplexes selbst charakteristisch sind.[7]

---

[6] Lacan (1956–1957) hat die Bewegung in der männlichen Entwicklung vom unvermittelten Gefühl, der Phallus zu sein (für den anderen) zur symbolisch vermittelten Erfahrung, einen Phallus zu besitzen, kommentiert.

[7] Sowohl in der weiblichen als auch in der männlichen Entwicklung dient die Phantasie über die Urszene, selbst in ihren primitiven Formen, als wichtiger Behelf für die Schaffung der Dreiheit. Die mit Hilfe von Phantasien über die Urszene geschaffene Dreiheit scheint sich in ihrer Bedeutung bei der männlichen und weiblichen Entwicklung zu unterscheiden. Für den Knaben ist die Mutter als Objekt ödipalen Begehrens in ständiger Gefahr, durch seine Anhänglichkeit an die präödipale Mutter unterminiert zu werden (vgl. Stoller, 1973). Da es für das kleine Mädchen einen tatsächlichen Objektwechsel gibt, stellt die Unterminierung der Andersartigkeit *des Objekts* ödipalen Begehrens eine etwas geringere Bedrohung dar. Allerdings besteht in der weiblichen Entwicklung die Gefahr, daß die reife ödipale Identifikation des kleinen Mädchens mit ihrer Mutter kollabiert und es zu einer primitiven Art von Fusion mit der präödipalen Mutter kommt (vgl. Chodorow, 1978). Dies stellt für das kleine Mädchen eine psychische Gefahr dar, die im Rahmen der männlichen Entwicklung in gewisser Weise dem Zusammenbruch der ödipalen Mutter (als Liebesobjekt) zur präödipalen Mutter analog ist, sich von diesem jedoch anderseits auch eindeutig unterscheidet. Die

Beziehungen zum ödipalen Übergangsobjekt

Für den kleinen Knaben (wie für das kleine Mädchen) wird der Übergang von paranoid-schizoiden Versionen der Phantasie über die Urszene in den reifen Ödipuskomplex psychisch und interpersonal durch eine Beziehung mit der Mutter eingeleitet, die der Beziehung zu Übergangsobjekten, wie sie Winnicott (1951) beschreibt, ähnelt, aber erst zu einem späteren Zeitpunkt der Entwicklung eintritt. Paradoxerweise erwirbt der kleine Knabe durch eine Beziehung mit der Mutter, einer weiblichen Person, den Phallus[8]; die ödipale Triangulation entwickelt sich im Kontext einer dyadischen Beziehung mit der Mutter; die Identifikation des Knaben als Mann und seine Idealisierung des Vaters entstehen in einer Beziehung mit einer Frau.

Der kleine Knabe begegnet phallischer Dreiheit innerhalb der ödipalen Übergangsbeziehung zur Mutter. In dieser Beziehung wird die Mutter gleichzeitig als Vater-in-der-Mutter und Mutter-im-Vater erlebt. Die Frage, Vater oder Mutter, stellt sich nicht. Die Palette unbewußter, ödipaler innerer Objektbeziehungen der Mutter stellt den Rahmen dar, innerhalb dessen sich die ödipale Übergangsbeziehung mit dem

---

Unterschiede zwischen diesen Formen psychischer Gefahr sind zum Teil für die unterschiedliche Art und Weise verantwortlich, mit der Phantasien über die Urszene in der weiblichen und männlichen Entwicklung verarbeitet und benutzt werden.

[8] Der kleine Knabe wird mit einem Penis geboren, was nicht heißt, daß er mit einem Phallus geboren wird. Ersterer ist eine anatomische Struktur, letzterer ein Komplex symbolischer Bedeutungen, die der Knabe schließlich seinem Selbstgefühl als Mann im allgemeinen und der psychischen Repräsentation seines Penis im besonderen zumißt. Durch die Entwicklung der Fähigkeit, sich selbst phallische Bedeutung zuzuschreiben, kommt der kleine Knabe zu sexueller Befähigung. (Da Phallus und Penis nicht dasselbe sind, entwickeln Mädchen auf ähnliche Weise für sich selbst eine phallische Bedeutung im Bewußtsein ihrer Zeugungsfähigkeit, sexuellen Potenz, ihres Einflusses etc.)

kleinen Knaben entwickelt. Die Mutter bringt den phallischen Vater in die entstehende ödipale Beziehung mit ihrem Sohn ein, und zwar durch ihren eigenen inneren ödipalen Vater, mit dem sie identifiziert ist.

Die Abwesenheit eines in den unbewußten ödipalen Objektbeziehungen der Mutter fest etablierten inneren Vaterobjekts erzeugt ein emotionales Vakuum, das dem kleinen Knaben eine der wichtigsten Voraussetzungen für die psychische und interpersonale Entwicklung des Ödipuskomplexes nimmt. Der tatsächliche Vater ist erst in zweiter Linie der Träger des Phallus, mit dem sich der kleine Knabe in dem Prozeß, durch den er sich selbst eine phallische Bedeutung schafft, identifiziert. Es existiert zu Beginn nicht so etwas wie (nur) Mutter-und-Kind, da das Bild des Vaters im Unbewußten der Mutter stets präsent ist (vgl. Green, 1975).

Der unbewußte Ödipuskomplex der Mutter beinhaltet eine nachwirkende und wechselseitig sich bereichernde Zusammensetzung von Objektbeziehungen, in denen die Mutter gleichzeitig ein kleines, in ihren Vater verliebtes Mädchen ist, ihr Vater verliebt in seine Tochter, und eine Mutter verliebt in ihren Ehemann. Gleichzeitig bewachen eine Mutter und ein Vater schützend Generationsgrenzen. (Diese Objektbeziehungen stellen natürlich nur ein kleines Muster der Vielzahl innerer Objektbeziehungen dar, die den unbewußten Ödipuskomplex bilden.) Die Mutter, die mit jedem dieser inneren Objekte identifiziert ist, wird von ihrem Sohn im Verlauf der sich zwischen ihnen entwickelnden Beziehung[9] auf verschiedene Weise psychisch benutzt. An der Schwelle des Ödipuskomplexes ist die Mutter sowohl das innere Vaterobjekt, das dem Knaben zur sexuellen Befähigung verhilft, wie auch das äußere Mutterobjekt, das das Objekt der sexuellen Begierde des Knaben ist. Diese Konfiguration ist in „einer gängigen

---

[9] Da jedes Kind das Unbewußte seiner oder ihrer Mutter auf verschiedene Weise benutzt, gibt es nicht zwei Kinder, die dieselbe Mutter haben.

Phantasie kleiner Kinder" (McDougall, 1986, S. 26) enthalten: Das Kind stellt sich vor, daß es „zwischen den Eltern" liegt, „wobei der Vater seinen Penis in den kleinen Knaben steckt, der dann einen starken Penis entwickelt, der in seine Mutter eingeführt werden kann" (S. 26).

Das Paradoxon der Männlichkeit-in-der-Weiblichkeit, der Dreiheit-in-der-Zweiheit, das das Herzstück der ödipalen Übergangsbeziehung darstellt, bildet schließlich, wenn der kleine Knabe in reifere ödipale Objektbeziehungen einzutreten beginnt, eine neue Version der Phantasie über die Urszene. An diesem Punkt wird die Phantasie über die Urszene zu einer Erzählung der Beobachtung der Eltern im Geschlechtsakt entwickelt. Die ödipale Übergangsmutter, die auf paradoxe Weise den Vater-in-der-Mutter und die Mutter-im-Vater verkörpert hatte, wird jetzt zu einer Figur in einer Sicht der Dinge, bei der Vater und Mutter deutlicher unterschieden und sodann im Akt des Geschlechtsverkehrs vereint werden. Mit anderen Worten: Hier wird erstmals eindeutig ein Unterschied in sexueller Hinsicht eindeutig erkannt und gleichzeitig eine neue Einheit geschaffen: Die Einheit der Kenntnis des Kindes davon, daß der Geschlechtsakt beide Elternteile erfordert, wobei jeder vom anderen verschieden und von ihm selbst gesondert ist. In dieser differenzierteren Version der Phantasie über die Urszene erlebt sich der kleine Knabe nicht mehr als Verkörperung sexueller Erregung in einer Welt von Teilobjekten, sondern ist jetzt ein Subjekt in einer Welt ganzer Objekte, das die sexuelle Erregung, einen Phallus zu haben, erfährt und das – durch eine reifere Identifikation mit seinem Vater – seine Mutter als das Objekt seiner Liebe und seines sexuellen Begehrens nimmt. Daß er gleichzeitig „nur" Beobachter des Sexualakts ist, separiert ihn genügend von der Gefahr des tatsächlichen Inzests, der ihn mit dem Verlust seiner Identität bedrohen würde. (Es ist wichtig, sich vor Augen zu halten, daß nicht nur eine Kastration droht, sondern die Vernichtung durch den Zusammenbruch des Gefühls eines Selbst, dann nämlich, wenn dieses von der Mutter vereinnahmt wird [vgl. Loewald, 1979].)

Es gibt in dieser neuen Version der Phantasie über die Urszene einen wichtigen (aber nicht unbedingt willkommenen) Fingerzeig, daß der kleine Knabe schließlich doch der Sohn und nicht der Ehemann seiner Mutter ist; daß er in Wirklichkeit – im Gegensatz zu Mutter und Vater – in emotionaler und sexueller Hinsicht unreif ist; daß er der Sohn seines Vaters ist und nicht der Vater selbst. Diese ambivalent erlebten Fingerzeige der äußeren Realität helfen dem kleinen Knaben dabei, die Phantasie über die Urszene in einem potentiellen Raum zu bewahren, in dem unbewußtes Denken (im Gegensatz zu Halluzination und Wahnvorstellung) möglich ist. Wenn die Objektbeziehungen mit der Mutter in hohem Maße erotisiert werden, sind sie von der Realität nicht mehr unterscheidbar. Unter diesen Umständen ersetzt eine psychotische Identifikation („Ich bin mein Vater") die reife Identifikation („Ich bin wie mein Vater").[10]

Klinische Illustration

Ich möchte nun kurz Abschnitte einer Analyse vorstellen, bei der Übertragungs- bzw. Gegenübertragungsphänomene eine Form früh einsetzender Schwierigkeit beim Übergang in den männlichen Ödipuskomplex beleuchten.

---

[10] Die psychische Entwicklung wird abgekürzt, wenn allzu sexualisierte Objektbeziehungen zwischen Mutter und Sohn dazu führen, daß der kleine Knabe sein Erwachsenwerden in illusionärer Weise als einen durch omnipotente Wünsche gesteuerten magischen Prozeß erlebt. Dies steht im Gegensatz dazu, wie üblicherweise der Prozeß des Erwachsenwerdens empfunden wird, nämlich als ein allmählicher, in dessen Verlauf man auf der Grundlage objektbezogenen Erlebens lernt und sich in langsamen physischen und psychischen Reifungsprozessen entwickelt. Zu einer Abkürzung der Entwicklung, die zu einer Hypertrophie omnipotenten Denkens führt, kommt es in der Folge eines tatsächlichen Inzests und wenn eine sexualisierte *folie à deux* in die von Mutter und Sohn geteilte Überzeugung mündet, daß es ihnen gelungen ist, ein Eheverhältnis zu schaffen, das den Anderen ausschließt.

Dr. L., ein 36jähriger Biochemiker, begann mit einer Analyse, da er sich als Mensch erlebte, der dazu bestimmt schien, die Anforderungen des Lebens „ziemlich gut zu meistern, jedoch auf keinem Gebiet wirklich Hervorragendes zu leisten": Er hatte sich Hoffnungen gemacht, Universitätsprofessor für Chemie zu werden, hatte jedoch wenig für eine solche Karriere getan. Nach Abschluß seiner Doktoratsstudien in Biochemie nahm er den ersten Job an, den ihm ein Headhunter eines Arzneimittelherstellers angeboten hatte. Auch hatte er die erste Frau geheiratet, die ihn zu lieben schien und ihn heiraten wollte. Für Dr. L. schien es unglaublich, daß es eine Frau geben sollte, die ihn heiraten wollte. Er hatte zwei Söhne, sagte aber, daß es ihm nicht vorkomme, als ob es seine Söhne wären und daß er nicht wisse, wie das sei, ein Vater zu sein. (Später enthüllte er Phantasien, daß seine Kinder Ergebnis von Affären seien, die seine Frau [in seiner Einbildung] gehabt hätte.)

Dr. L. war von der Idee besessen, einen kleinen Penis zu haben. Er vermied öffentliche Duschräume und Pissoirs. Anfangs machte er sich Sorgen darüber, daß die Analyse „die Tatsache" enthüllen würde, daß er schwul wäre. Er setzte die Vorstellung, einen kleinen Penis zu haben, mit der Vorstellung gleich, schwul zu sein. Dr. L. sagte, daß Männer ihn in sexueller Hinsicht niemals angezogen hätten und daß er sich gegen die Vorstellung sträube, tatsächlich mit einem Mann Sex zu haben. Er gab zu, daß er einige homosexuelle Träume gehabt habe, fügte aber gleich hinzu, gelesen zu haben, so etwas sei „normal".

Das Bemerkenswerte an der Analyse dieses Patienten war der auffallende Mangel einer „psychologischen Einstellung". Dr. L. schien sich größte Mühe zu geben, ein guter Patient zu sein, aber trotz – oder vielleicht gerade wegen – seiner größten Anstrengungen, kam nicht viel an Einsicht zutage. Er kam Tag für Tag in meine Praxis und mühte sich mit der Analyse ab; er fragte mich nicht um Hilfe, ja es schien, daß er gar keine erwartete. Sehr langsam wurde es offensichlich, daß der Patient nicht erwartete, daß es zwischen uns zu irgendeiner Art von Dialog kommen könne.

Nach ungefähr einem Jahr Analyse sagte ich dem Patienten, daß ich dachte, daß er nicht viel Hoffnung habe, daß wir beide jemals wirklich miteinander sprechen würden und daß er noch weniger Hoffnung habe, daß sich im Verlauf der Analyse irgend etwas ändern würde. Dr. L. war von diesen Bemerkungen überrascht und sagte, daß es ihm gar nie in den Sinn gekommen sei, daß wir jemals miteinander sprechen würden. Warum würde ich mit ihm sprechen wollen? Er sagte, es sei auch richtig, daß er niemals große Hoffnung gehabt habe, die Analyse würde ihm in irgendeiner Weise nützen und er gab zu, daß er sich nur aufgrund des Drängens seiner Frau an mich gewandt hatte. Dr. L. sagte, er habe gedacht, daß ich einer Arbeit mit ihm nicht zustimmen würde, wenn er mir gleich zu Beginn zu verstehen gab, daß er keinerlei Erwartung hatte, irgendeinen Nutzen aus unserer gemeinsamen Arbeit zu ziehen. Der Patient schien darüber erleichtert zu sein, daß seine „tatsächliche" Sicht der Dinge „so ganz ungarniert auf den Tisch gelegt werden konnte". Dieses Bild rief in mir die Vorstellung des Patienten als ungarniertes Stück Fleisch auf einen Teller (die Couch) geworfen, in erbärmlicher Passivität und ohne jegliche Ausstrahlung hervor. Ich fing jetzt an, ein unmittelbareres Gefühl für die Art und Weise zu entwickeln, in der die einzige Sicherheit, die diese Person für sich organisieren konnte, die Sicherheit war, jemand zu sein, der nichts erwartete und sich nach nichts sehnte. Jeglicher Rest seiner Fähigkeit, Begierde zu entwickeln, mußte von anderen Menschen verwirklicht werden – von seiner Frau, seinen Kindern, dem Headhunter und jetzt von mir.

Dr. L.s Mutter wurde als Frau beschrieben, die den Vater des Patienten verachtete, weil es diesem nicht gelang, soviel Geld zu verdienen wie den Ehemännern ihrer Freundinnen. Sie zog ständig Vergleiche mit ihrem Vater, einem sehr reichen Geschäftsmann und sagte, dieser habe seine Familie „wirklich" geliebt und es sei ihm immer wichtig gewesen, daß sie stolz waren auf ihren Lebensstil, ihr Haus, ihre Kleidung etc.

Dr. L. beschrieb seinen Vater als einen Mann, der es gut meinte, der aber nicht in der Lage war, seiner Frau die Stirn zu bieten. Die meiste Zeit schien er „sich als Angeklagter schuldig zu bekennen", stellte sich jedoch auch gelegentlich auf die Hinterbeine, wenn seine Frau mit ihm herumnörgelte.

Dr. L. hielt sich an seine Interpretation, daß kein Anlaß zur Hoffnung bestehe, von der Analyse irgendwelche Ergebnisse zu erwarten und verringerte seine Bemühungen, die Art und Weise zu imitieren, wie sich seiner Meinung nach jemand üblicherweise bei einer Analyse verhalten würde. Statt dessen machte sich jetzt ein Gefühl tiefer Sinnlosigkeit breit. Ich sagte, daß es den Anschein habe, als ob er spüre, daß er keine Vorstellung darüber hatte, wie ihm die Analyse (oder ich) nützen könnten und daß er daher fühle, daß nichts passieren würde oder wahrscheinlich nichts. Als er jedoch Verzweiflung zu spüren begann, führte dies zu einer wichtigen Aspektverlagerung in der Analyse: Mir kam es zum ersten Mal vor, als ob sich zwei Menschen im Zimmer befänden, die Gefühle erlebten, die sich real anfühlten und denen man Namen geben konnte, die zutreffend zu sein schienen. Aufgrund von Dr. L.s Eindruck, mir im höchsten Maße entfremdet zu sein (sein Gefühl, daß er nicht wußte, was er überhaupt in meiner Praxis tat), kam es nichtsdestoweniger praktisch gar nicht zu dem Gefühl, daß sich hier zwei Menschen zusammensetzten, um gemeinsam ein Stück Arbeit zu verrichten.

Dr. L. erzählte neiderfüllt von seinen Freunden, die ihre Analytiker „verehrten" oder „verachteten"; er konnte ihre Gefühlsausbrüche nicht verstehen. Der Patient sagte, daß ich für ihn in keiner Weise anders als irgend jemand anders sei: „Sie steigen mit ihren Füßen einzeln in die Hose." Diese bewußte und unbewußte Phantasie, die mich ohne Hose sah, zeigte, wie der Patient mich als Antithese einer sexuellen, phallischen Präsenz erlebte. In der unbewußten Phantasie führte ich meinen Penis in eine Vagina ein (meinen Fuß in ein Hosenbein), dennoch war sowohl das Erlebnis phallischer Kraft als auch die Gefahr eines Geschlechtsverkehrs eliminiert, indem der Akt auf eine äußerst banale, profane Tätigkeit reduziert wurde. Da außerdem sowohl dieser degradierte Penis als auch diese Vagina meine Körperteile waren, hatte ich in dieser Phantasie Geschlechtsverkehr mit mir selbst. Auf diese Weise weigerte er sich, einen sexuellen Unterschied anzuerkennen und entweder selbst Sexualkraft zu besitzen oder eine solche jemand anderem zuzugestehen. (Ebenso hatte der Mangel an Einsicht des Patienten eine interpersonelle Situation geschaffen, in der weder er noch ich über phallische Kraft verfügten.)

Vor diesem Hintergrund werde ich mich nun auf einen Abschnitt der Arbeit im dritten Jahr der Analyse konzentrieren. Im Verlauf der ersten beiden Jahre hatte der Patient eine in signifikanter Weise unterschiedliche Perspektive entwickelt, aus der er seine Kindheitsbeziehungen und die seiner Mutter jetzt in Augenschein nahm. Er sagte, daß er früher gedacht habe, daß seine Mutter und deren Vater (sein Großvater) eine ganz besondere Beziehung miteinander gehabt hätten. Der Großvater des Patienten erschien seiner Mutter so mächtig und gottähnlich, daß „es unvorstellbar war, daß ein anderer Mann ihn in ihrem Pantheon ersetzen könne". Er sagte, daß er jetzt glaube, daß es in dieser Beziehung eine seltsame Idealisierung seines Großvaters durch seine Mutter gegeben habe. Der Patient hatte im Verlauf der Analyse eine große Neugierde um die Beziehung zwischen seiner Mutter und seinem Großvater entwickelt. Er hatte mit seiner Tante mütterlicherseits und seinem Onkel über deren Kindheitserfahrungen gesprochen. Das voyeuristische Vergnügen, das ihm seine „Detektivtätigkeit" bereitete, bezeichnete Dr. L. als die „morbide Faszination, mit der mich das ‚andere Leben' meiner Mutter erfüllt."

Dr. L. sah schließlich die Verehrung, die seine Mutter ihrem Vater entgegenbrachte als ihre unbewußte Bemühung, die Tatsache, daß sie sich von ihm regelrecht vernachlässigt gefühlt hatte, zu kaschieren. Nach alldem, was der Patient erfahren konnte, war sein Großvater ein äußerst narzißtischer Mensch gewesen, der sich sehr wenig um seine Kinder oder seine Frau gekümmert hatte. Wenn er zu Hause war, mußte absolute Ruhe herrschen. Die Wochenenden verbrachte er in seinem Club. Die Kinder durften nicht mit den Eltern essen und wurden auf ihr Zimmer geschickt, bevor er nach Hause kam. Das wurde so gehalten, bis die Kinder im Jugendlichenalter waren und man von ihnen erwarten konnte, daß sie reif genug waren, der vom Vater verlangten Ruhe und Schicklichkeit im Benehmen nachzukommen. Die Befriedigung, die Dr. L. die Konstruktion dieser Version der Familiengeschichte seiner Mutter bereitete, blieb ihm selbst nicht verborgen.

Im selben Abschnitt der Analyse erzählte der Patient schamerfüllt eine Masturbationsphantasie (genauer: eine Reihe von Phantasien, welche ein unveränderliches Zentralthema variierten), die in seinen Phantasievorstellungen, soweit er sich zurückerinnern konnte, eine große Rolle gespielt hatten. Dr. L. sagte, daß er gehofft habe, „durch die Analyse zu kommen", ohne mir von diesem Aspekt seines Lebens erzählen zu müssen. Jetzt hatte er jedoch das Gefühl, daß es unabdingbar war, darüber zu reden, denn er wurde in penetranter Weise von Gedanken an einen analen Geschlechtsverkehr mit mir heimgesucht. Es machte ihm sehr zu schaffen, daß die Tatsache, daß er diese Gedanken hatte, bedeuten könne, daß er schwul war. Er fühlte sich außer Kontrolle geraten, wie ihm das zuvor noch nie geschehen war und hatte Angst, daß seine Konzentrationsschwierigkeiten zum Verlust seines Jobs führen würden.

In diesen Masturbationsphantasien, die auf seine Kindheit zurückgingen, hörte der Patient, wie seine Mutter ihm von ihrem verdunkelten Zimmer aus zurief. Ihre Stimme ist in dieser Situation süß und einladend, hat aber ein „Timbre", das er noch nie vorher vernommen hat, also ist er sich nicht ganz sicher, ob sie es tatsächlich ist. Er hat den Verdacht, daß sie von außerirdischen Geschöpfen besessen sein könnte. Er ist aufgeregt, fürchtet sich aber auch und wünscht sich, daß sein Vater da sei, um nachzusehen, was vor sich ging und um ihm dann zu erzählen, ob es tatsächlich seine Mutter sei und ob man ohne Gefahr in das Zimmer gehen könne. Er hat das Gefühl, daß er, wenn er allein hineinginge, von dem, was im Zimmer ist (was immer das sein mag), getötet werden könne. Allerdings ist es ihm nicht möglich, seine Mutter alleinzulassen, da er nicht möchte, daß sie von dem, was sich ihrer bemächtigt hat, verletzt oder getötet wird. Er spürt, daß er sich entscheiden muß, ob er sein Leben retten will oder versuchen will, das seiner Mutter zu retten. Es ist ihm nicht möglich, sich zu entscheiden, und diese Spannung lähmt ihn. Gleichzeitig fragt er sich, ob er vielleicht nur zögert, um den wundervollen, aufregenden Klang der Stimme, die aus dem Schlafzimmer kommt, zu hören.

Das Einbringen dieser Phantasien in den analytischen Diskurs stellte einen zweiten Wendepunkt in der Analyse dar. Es folgte ein Stück Ausagierens der Übertragung, das die unbewußten Themen der Masturbationsphantasien des Patienten weiter darstellte. Dr. L. spürte ein dringendes Bedürfnis, seine Frau dazu zu bringen, eine Analyse zu beginnen. Er belagerte mich mit (manchmal sogar flehentlich vorgebrachten) Fragen, nach dem Namen eines Analytikers, den sie konsultieren könne. Als wir die Phantasie diskutierten, die dieser Bitte zugrunde lag, wurde es klar, daß der Patient an einen „älteren, männlichen Analytiker" dachte, an jemanden, der „genügend Erfahrung hat und weiß, was er tut". (Diese Beschreibung stand in starkem Gegensatz zur damaligen Erfahrung des Patienten mit mir.) Dr. L. drohte damit, die Analyse zu unterbrechen, wenn ich seine Forderungen nicht erfüllte. Obwohl es dem Patienten bewußt war, daß er sich auf der Suche nach Analytikern für seine Frau an eine Reihe von anderen Leuten hätte wenden können, hat dies die Zähigkeit, mit der er um meine Teilnahme beim Inszenieren dieses inneren Dramas rang, nicht im mindesten verringert.

Ich erzählte Dr. L., daß ich dachte, daß er sich hoffnungslos in meiner Anaylse gefangen fühle, als ob es für ihn aus meinem Netz kein anderes Entkommen gäbe, als auf irgendeine Weise eine Möglichkeit zu finden, einen Vater ins Zimmer zu bringen, der nachsehen solle, was sich da abspielt. Der Patient antwortete, daß er das Gefühl habe, nicht mehr zu wissen, wer ich sei, was ich mit ihm vorhabe, oder wie es ihm jemals wieder möglich sein würde, mich zu verlassen und sein eigenes Leben zu führen. Seinen Wunsch, von mir eine Überweisung für seine Frau zu bekommen, verstand er schließlich als einen unbewußten Versuch, eine Familie zu schaffen, indem er mich (die präödipale Übertragungs-Mutter) dazu brachte, einen „wirklichen" (phallisch ödipalen) Ehegatten zu nehmen, der ein „wirklicher Vater" sein könne. (Zusätzlich gab es eine väterliche Übertragung, bei der er mich als unfähig erlebte, jener „wirkliche Vater" zu sein.) Später erzählte er mir, daß ich für ihn so sehr Frau zu sein schien, daß er dachte, er habe das Odeur weiblicher Genitalien, die er mit mir in Verbindung brachte, in meinem Badezimmer gerochen. Er sagte, daß er in Panik geraten sei, wenn er daran dachte, in meine Praxis zu kommen, wobei er sich ein Zimmer vorgestellt habe, das so klein war, daß es ihm nicht möglich sein würde zu atmen. (Als Kind hatte er eine Aufzugsphobie gehabt und war jahrelang auch zahlreiche Stockwerke hinaufgestiegen, um Aufzüge vermeiden zu können.)

In der Folge beschrieb der Patient einen Umstand in detaillierterer Form, der in der ersten Zeit der Analyse lediglich Gegenstand von Anspielungen gewesen war: Von der Latenzperiode an hatte er masturbiert und sich dabei die Unterwäsche seiner Mutter angezogen. Später, nach der Heirat, hatte er diese Praxis in der Unterwäsche seiner Frau fortgesetzt. Dr. L. sagte, daß er sich damals vorgestellt habe, er sei seine mit einem Penis ausgestattete Mutter, die masturbiere. Ich sagte zu ihm, daß er in dieser Phantasie keinen Vater brauchte, der mit ihm ins Schlafzimmer ging, da er in dieser Szene seine Mutter war: Es gab keine Väter, keine Söhne, keine Unterschiede zwischen Männern und Frauen; alles war kollabiert und hatte sich in einer einzelnen Person, in einem einzelnen Geschlecht manifestiert.

Dr. L. hatte in dieser Masturbationsphantasie eine illusionäre sexuelle Identität mit seiner Mutter geschaffen, da die einzige, in der Phantasie existierende Sexualität (in Abwesenheit eines phallischen Vaters) eine Form weiblicher Sexualität ist, die das, was möglicherweise einmal Männlichkeit hätte werden können, in sich aufgenommen hat. Der phallische Dritte scheint in den unbewußten ödipalen Objektbeziehungen der Mutter des Patienten nur spärlich präsent gewesen zu sein. Der in defensiver Weise idealisierte Vater der Mutter scheint nur der Schatten eines lebenskräftigen Objekts gewesen zu sein. Dr. L.s Vater konnte den im Unbewußten der Mutter nicht genügend gegenwärtigen ödipalen Vater nicht ganz ersetzen. (Kein äußeres Objekt ist in der Lage, ein dürftiges inneres Objekt zu ersetzen.) In dieser Phase der Analyse konnte der Patient verstehen, wie weder seine Mutter, noch er, von seinem Vater Gebrauch machen konnten: Der tatsächliche Vater wurde auf den Status eines unzulänglichen Ersatzes für einen ersehnten ödipalen Vater reduziert, der im Unbewußten der Mutter kaum existiert hatte. Das Potential für eine ödipale Übergangsbeziehung zu einem Vater-in-der-Mutter scheint in eine wahnhafte Beziehung zu einer sexualisierten vorödipalen Mutter kollabiert zu sein, die dazu diente, einen Unterschied in sexueller Hinsicht zu verleugnen.

Im Verlauf der Analyse begann Dr. L. bei seinem Vater Stärken zu sehen, die er zuvor nicht geschätzt hatte. Er fühlte schließlich, daß man seinen Vater nicht ausschließlich als Menschen ohne Ehrgeiz zu sehen brauchte; aus einem anderen Gesichtspunkt, einen, den der Patient vorher niemals in Betracht gezogen hatte, begann er seinen Vater als Menschen zu sehen, dem sozialer Status oder materielle Güter nicht viel bedeuteten. Dr. L. sagte, daß sein Vater sich mit großem Engagement für politische Angelegenheiten interessierte, die von der Mutter des Patienten im besten Fall als lebensfremd und im schlimmsten Fall als ein Sich-Gehen-Lassen und als Zeitverschwendung abgetan wurden, die seine Aufmerksamkeit von der „realen Welt" des Geldes und der Geschäfte abzog. Sein Vater hatte in den 1950er Jahren unter erheblichem Risiko schwarze Angestellte für verantwortliche Positionen aufgenommen, zu einem Zeitpunkt, wo kaum ein Weißer in ihrer Stadt im Süden so etwas tat. Diese Seite des Vaters war, obwohl offensichtlich vom Lebensbeginn des Patienten an gegenwärtig, vorher für den Patienten aus Identifikationsgründen nicht nutzbar gewesen. Der Patient sagte, daß etwas sehr Trauriges über seiner Beziehung mit dem Vater liege; das lag nicht daran, daß er keinen Vater gehabt habe, sondern daran, daß er nicht erkannt habe, daß er einen hatte. Er sagte, daß er es nicht nur zutiefst bedauere, es verabsäumt zu haben, eine vollständigere Beziehung mit seinem Vater zu unterhalten; noch schlechter fühle er sich, weil er seinen Vater um die Erfahrung betrogen habe, sich wie ein Vater fühlen zu können.

In der väterlichen Übertragung war es Dr. L. zum ersten Mal möglich, für mich Liebe zu empfinden, ohne daß er deshalb gleich darum besorgt wurde, daß er oder ich in diesem Prozeß zu Frauen oder Homosexuellen geworden wären. Diese Angst hatte vorher die Form von Gedanken, die ihn bedrängten, mit mir analen Geschlechtsverkehr zu haben, angenommen. Wenn die einzige existierende Sexualität die verzehrende mütterliche Sexualität war, wie sie sich in der Vorstellung des Patienten gezeigt hatte, dann konnte es keine Liebesbeziehung oder sexuelle Identifikation mit einem anderen Mann geben, die sich nicht letztendlich als „homosexuell" herausstellen würde (d. h., eine Sexualität ohne phallischen Dritten). Für diesen Patienten war Homosexualität eine Spiegelung des von der Mutter in sich aufgenommenen phallischen Vaters, wobei nur eine reduzierte Sexualität zurückblieb, in der der Aspekt der Männlichkeit fehlte. Als diese Gefühle in der Übertragung erlebt und interpretiert wurden, verflüchtigten sich die bedrängenden „homosexuellen" Gedanken.

Obwohl Dr. L. von Freunden gehört hatte, daß ich Bücher und Artikel schrieb, hatte er niemals einen dieser Texte gelesen, aus Angst, er würde sie entweder nicht mögen oder nicht verstehen. In anderen Worten, er hatte sich gefürchtet, daß er als Reaktion darauf entweder sich selbst oder mich herabsetzen würde. An diesem Punkt der Analyse las Dr. L. eines meiner Bücher und sagte, daß seine Reaktion darauf ihn selbst überrascht habe: Er war stolz auf mich. Er sagte, daß er niemals zuvor stolz auf irgend etwas Eigenes gewesen sei oder auf jemanden, mit dem er in Zusammenhang gebracht wurde.

Die Abwesenheit eines Dritten

Das Material aus der Analyse Dr. L.s zeigt, daß eine mangelnde Identifikation der Mutter eines Knaben mit ihrem eigenen Vater für den Knaben das Gefühl eines fehlenden anderen (z. B. eines fehlenden Vaters-in-der-Mutter) zur Folge hat. Der kleine Knabe findet sich dann psychisch allein mit seiner ödipalen Mutter, und diese Tatsache beeinflußt mehrere Aspekte seiner Entwicklung sehr nachhaltig. Erstens existiert kaum das Gefühl einer phallischen Präsenz, mit der er sich identifizieren kann. Es gibt also wenig Gelegenheiten, phallisch ermächtigt zu werden. Zweitens ist der kleine Knabe nicht durch das schützende Verbot des phallischen Dritten (des Vaters-in-der-Mutter) isoliert, der seine Frau als das Objekt seiner Liebe und seines sexuellen Begehrens beansprucht und damit dazu beiträgt, eine generationsmäßige Grenze zu ziehen. Der Akt des schützenden Verbots, für den üblicherweise der Vater sorgt (anfangs der Vater-in-der-Mutter) ist von äußerster Wichtigkeit und dient dem kleinen Knaben zur Abwehr des katastrophalen Gefühls, dazu gezwungen zu sein, Farbe zu bekennen und zu einer tatsächlichen sexuellen Verbindung mit seiner Mutter eingeladen zu werden. Ohne den in schützender Weise verwehrenden Vater-in-der-Mutter, mit dem er sich identifizieren kann, wird die Phantasie über die

Urszene zu einer entsetzlichen Erfahrung und es wird notwendig, sich dagegen mit Hilfe perverser sexueller[11] Lösungen zu wehren. Die Phantasie über die Urszene ist, bei Abwesenheit eines Vaters-in-der-Mutter, eine Phantasie über einen Geschlechtsverkehr mit der omnipotenten Mutter in unmittelbarer Zweiheit. Zusätzlich jedoch hat diese Mutter begonnen, die erschreckende Befremdung einer genitalen weiblichen Sexualität anzunehmen. Diese weibliche Sexualität wird nicht durch einen Vater-in-der-Mutter, einen Phallus in der Vagina (die Identifikation der Mutter mit ihrem Vater) konsolidiert. Wenn weibliche Sexualität unangefochten bleibt, wird sie für den Knaben zu einer schreckenserregenden Karikatur von Sexualität, da sie durch die Abwesenheit des Vaters gekennzeichnet ist, der in der Phantasie durch die Mutter zerstört wurde (vgl. McDougall, 1982). Es ist eine Sexualität, die von der Katastrophe der Zerstörung des phallischen Vaters nicht getrennt werden kann und insofern eine Sexualität, die den Eintritt des kleinen Knaben in die sexuelle und emotionale Reife blockiert und eine reife, maskuline Geschlechtsidentität verhindert.

Zusammenfassung

In diesem Kapitel habe ich vorgeschlagen, daß der Eintritt in den männlichen Ödipuskomplex durch die Entwicklung einer Beziehung zu einem ödipalen Übergangsobjekt in Verbindung mit zunehmend reiferen Formen der Phantasie über die Urszene eingeleitet wird. In der ödipalen Übergangsbeziehung der männlichen Entwicklung wird die Mutter gleichzei-

---

[11] Ich verwende den Terminus „pervers" zur Bezeichnung von jenen Erscheinungsformen der Sexualität, die dazu verwendet werden, die Trennung äußerer Objekte und sexuellen Unterschiedes zu verleugnen und die solcherart mit der Ausbildung der depressiven Position in Konflikt geraten (vgl. McDougall, 1986).

tig als omnipotente präödipale Mutter, als in sexueller Hinsicht aufregendes äußere Objekt Mutter und (durch die unbewußte Identifikation der Mutter mit ihrem Vater) als phallischer ödipaler Vater erfahren. In diesem (von Mutter und Kind geschaffenen) Illusionsbereich werden die ödipale Mutter und der ödipale Vater untraumatisch als äußere Objekte entdeckt; der triangulierte Ödipuskomplex nimmt seinen Verlauf.

Der männliche Ödipuskomplex ist auf einem Fundament gebaut, das anfällig für Erosion ist. Für den kleinen Knaben ähnelt das äußere Objekt Mutter in unheimlicher Weise dem präödipalen inneren Objekt Mutter. Dies ist zum Teil darauf zurückzuführen, daß es hier nicht wie bei der weiblichen ödipalen Entwicklung einen Wechsel des Liebesobjekts gibt. Die starke Anhänglichkeit des kleinen Knaben an die präödipale Mutter – und sein Gefühl, daß er sie braucht – sind starke Kräfte mit der Tendenz, ihn für immer als Kind zu bewahren. Er kann kein Mann werden, wenn eine magische Zauberin ihn daran hindert. Er kann nur versuchen, selbst magisch zu werden, was letztlich ein vergebliches Bemühen sein wird. Eine der vielfältigen Funktionen der Phantasie über die Urszene zeigt sich in der Art und Weise, wie der kleine Knabe sie an der Schwelle des Ödipuskomplexes benutzt, um einen Ausweg aus diesem Dilemma zu finden. In einer Version dieser Phantasie über die Urszene, die sich zu diesem Zeitpunkt entwickelt, beobachtet der kleine Knabe den elterlichen Geschlechtsverkehr (als von diesem Akt Ausgeschlossener), nimmt aber gleichzeitig (durch Identifikation mit sowohl Vater als auch Mutter) daran teil. In dieser relativ differenzierten Version der Phantasie über die Urszene schafft der kleine Knabe eine Erzählung bei der sexuelle und generationsmäßige Unterschiede erkennbar sind, bei der ein phallisch ermächtigter (und ermächtigender) Vater existiert sowie ein äußeres Objekt Mutter, die Verbindungen zur omnipotenten präödipalen Mutter unterhält, bei der von ihr jedoch nicht vereinnahmt wird. Die Phantasie vom Penis des Vaters in der Vagina der Mutter stellt konkret die Gegenwart der Dreiheit dar, die die ehemals dyadische Beziehung, die zwischen dem kleinen Knaben und der omnipotenten präödipalen Mutter existiert, trianguliert. In dieser Version der Phantasie über die Urszene wird der kleine Knabe zum interpretierenden Subjekt (Beobachter), das genügend *außerhalb* des sexuellen Aktes steht, um weder mit dem Phallus, noch mit einer omnipotenten Form weiblicher Sexualität, noch mit sexueller Erregung an sich gleichgesetzt zu werden. Und doch ist er zugleich genügend „innerhalb" der Phantasie, um sich selbst in der Identifikation mit dem Vater (der zunächst der Vater-in-der-Mutter ist) als phallisch ermächtigt zu erleben.

7

Das psychoanalytische Erstgespräch

Wir werden mit der Erforschung nicht aufhören
Und am Ende all des Forschens
Werden wir an unserem Ausgangspunkt ankommen
Und den Ort zum ersten Mal kennen.[1]
T. S. Eliot, „Little Gidding"

DAMIT psychoanalytische Konzepte und Techniken nicht ihre Wirksamkeit verlieren, müssen sie vom Analytiker immer wieder neu entdeckt werden, als ob es das erste Mal wäre. Der Analytiker muß sich von den Ideen und Phänomenen, die für ihn völlig selbstverständlich sind, stets von neuem in Erstaunen versetzen lassen können. Zum Beispiel muß er in der Lage sein, sich tatsächlich von der Durchdringungsstärke des Einflusses des Unbewußten, von der Kraft der Übertragung und der Unerschütterlichkeit des Widerstandes verblüffen zu lassen – und erst *après coup* an die geläufigen Namen dieser neuentdeckten Phänomene denken. Wenn der Analyti-

---

[1] Das Original lautet: *We shall not cease from exploration*
And the end of all our exploring
Will be to arrive where we started
And know the place for the first time. (Anm. d. Ü.)

ker es zuläßt, selbst der permanente Anfänger zu sein, der er ist, dann wird es ihm manchmal möglich sein, das zu lernen, von dem er dachte, daß er es bereits wisse. Dieses Kapitel ist eine Sammlung von an mich selbst (und andere Novizen) gerichteten Gedanken, die die Eröffnungsszene des analytischen Dramas zum Thema haben. Ich werde mich nicht um Vollständigkeit bemühen, da das Thema praktisch jeden Aspekt psychoanalytischer Theorie und Technik berührt. Mein Ausgangspunkt für eine Erörterung des Erstgesprächs ist die Idee, daß es zwischen dem analytischen Prozeß beim ersten Treffen und dem bei einer der weiteren Sitzungen keinen Unterschied gibt: Der Analytiker ist beim Erstgespräch nicht mehr und nicht weniger ein Analytiker, der Analysand nicht mehr und nicht weniger ein Analysand und die Analyse nicht mehr und nicht weniger eine Analyse als in irgendeiner späteren Sitzung.

Die Schaffung analytischer Bedeutung

Alles, was der Analysand in der ersten, von Angesicht zu Angesicht stattfindenden analytischen Sitzung macht, geschieht in der Absicht, den Patienten einzuladen, sich die Frage zu stellen, was seine Erfahrung bedeutet. All das, was dem Patienten bisher als einleuchtend und auf der Hand liegend schien, wird nicht mehr als selbstverständlich angesehen; vielmehr geht es darum, dem Vertrauten mit neuem Staunen zu begegnen, sich darüber den Kopf zu zerbrechen und es im Rahmen der Analyse neu zu erschaffen. Die Gedanken und Gefühle des Patienten, seine Vergangenheit und Gegenwart erlangen eine neue Bedeutung; und auch der Patient selbst wird daher auf eine Weise bedeutsam, wie das früher nie der Fall war. Im analytischen Kontext wird eine besondere Form der Bedeutung geschaffen, die einzig in diesem Rahmen existiert. Für den Analysanden ist das Sprechzimmer ein zutiefst ruhiger Platz, an dem er sich darüber klar wird, daß er eine

Stimme finden muß, mit der er seine Geschichte so erzählen kann, wie er sie sieht. Diese Stimme ist der Klang seiner Gedanken, den er vielleicht vorher noch nie gehört hat. (Dem Analysanden mag es erscheinen, daß er nicht über eine Stimme verfügt, die sich wie seine eigene anfühlt. Diese Entdeckung kann dann zum Ausgangspunkt der Analyse werden.)

Der Analytiker spricht einerseits, andererseits hält er sich auf eine Art und Weise zurück, die zum Ausdruck bringt, daß er den Patienten, so wie dieser ist, ohne zu urteilen, akzeptiert; und doch treffen sich Patient und Analytiker im Einvernehmen, eine psychische Veränderung anzustreben. Der Analytiker versucht zu verstehen, warum der Patient so ist, wie er ist und sich nicht ändern kann, verlangt aber implizit vom Patienten doch, daß dieser seine Krankheit soweit aufgibt, daß er Nutzen aus der Analyse ziehen kann. Zum Beispiel muß der schizoide Patient in eine Beziehung mit dem Analytiker treten, um seine panische Angst vor auch nur dem geringsten Zusammentreffen mit anderen Menschen überwinden zu können; der zwanghafte Patient muß bei einem Versuch, seiner unablässigen Rumination abzuhelfen, sein Ruminieren soweit einschränken, daß er in einen analytischen Dialog eintreten kann; der hysterische Patient muß das Drama, das sein Leben darstellt (und es ersetzt), lange genug unterbrechen, um zusätzlich zu seiner Rolle als Akteur auch die eines Beobachters dieses Lebens übernehmen zu können.

Der Analytiker ist sogar schon vor dem ersten Treffen Gegenstand der Übertragungsgefühle des Patienten. Der Patient sieht in ihm nicht nur jemanden, der dazu ausgebildet ist, ihn zu verstehen und (durch einen einstweilen noch unbekannten Prozeß) ihm dabei zu helfen, Erleichterung von seinen psychischen Schmerzen zu finden. Der Analytiker wird vom Patienten häufig auch als heilende Mutter erlebt, als Übergangsobjekt der Kindheit, als ersehnte ödipale Mutter oder ersehnter ödipaler Vater etc. Mit diesen Hoffnungen stellt sich jedoch auch die Furcht vor Enttäuschungen ein.

Gerade wie der Patient eine Vorstellung vom Analytiker

vor der ersten Sitzung hat, hat auch der Analytiker einen Patienten (genauer: viele Patienten) bereits vor dem Erstgespräch vor seinem geistigen Auge. In anderen Worten, bevor der Analytiker dem Patienten persönlich begegnet, hat er bereits Informationen aus solchen Faktoren wie der Stimme des Patienten am Telefon, der Provenienz der Überweisung, seinen Beziehungen mit seinen gegenwärtigen Patienten etc. als Quellen bewußter und unbewußter Gefühle gegenüber dem Patienten, mit dem er in das erste analytische Gespräch geht, verarbeitet. Auch ist mit der Erwartung des ersten Gesprächs regelmäßig ein Moment der Spannung verbunden. Sowohl Patient wie auch Analytiker sind im Begriff, in ein interpersonelles Drama zu treten, für das bereits viele Entwürfe vorhanden sind (die inneren Dramen von Analytiker und Patient); und doch, soll die Arbeit produktiv sein, ist es notwendig, ein Drama zu schaffen, wie es keiner von beiden sich zuvor vorgestellt hat. Das Gefühl der Aufregung ist von einem Quentchen Angst begleitet. Sowohl für den Analytiker wie auch für den Patienten rührt die Gefahr für das erste Treffen zu einem Großteil von der Aussicht auf eine neue Begegnung mit der eigenen Innenwelt und der einer anderen Person her. Die Tiefen des Unbewußten aufzuwühlen ist immer eine gefährliche Sache. Von Therapeuten, die ihren Beruf noch nicht lange ausüben, wird diese Angst häufig mißverstanden. Sie halten sie für ihre Furcht, daß der Patient die Behandlung wieder abbrechen würde; tatsächlich fürchtet sich der Therapeut davor, daß der Patient bleiben will.

Eine Patientin beschrieb mir kürzlich mit ungewöhnlicher Klarheit ein Fragment ihres Gedankengangs vor der ersten Begegnung: „Wieviel soll ich gleich zu Beginn von den Dingen sagen, vor deren Preisgabe ich mich am meisten fürchte und für die ich mich am meisten schäme? Und wie soll ich es formulieren? Ich möchte nicht, daß er denkt, ich wäre so verrückt, so falsch, so selbstsüchtig, so verführerisch, daß er die Arbeit mit mir als äußerst unangenehm erlebt und bald eine Entschuldigung dafür findet, mich loszuwerden. Lohnt es sich für mich, mich auf diese Weise zu erniedrigen? War die Entscheidung, ihn konsultieren zu wollen, ein Fehler? Ich war von ihm enttäuscht, als ich mit ihm telefonierte. Ich wünsche, er wäre älter, mehr wie ein Großvater. Er machte einen leicht verstörten Eindruck, schien seine eigene Adresse nicht zu wissen. Seine Praxis ist in einer etwas heruntergekommenen Gegend. Möglicherweise hat er mit seiner Praxis Probleme.

Wenn ein potentieller Patient anruft, um sich über eine Arbeit mit mir im Rahmen einer Therapie oder Analyse zu erkundigen, schlage ich vor, daß wir uns die Zeit nehmen, uns zu einer Konsultation zu treffen. Ich verwende absichtlich das Wort Konsultation, um klarzustellen, daß dieses Treffen nicht zwangsläufig der Anfang einer kontinuierlichen, gemeinsamen Arbeit sein muß (obwohl ich das Treffen im Sinn einer analytischen Erfahrung intendiere: Mag dabei herauskommen, was wolle). Ich mache dies, da ich nicht im voraus wissen kann, ob ich, nachdem ich mit dem Patienten gesprochen habe, das Gefühl haben werde, ihm behilflich sein zu können und gerne mit ihm zu arbeiten. Zur Vielzahl von Faktoren, die in diese Entscheidungsfindung eingehen, gehört die Frage, ob ich das Gefühl habe, daß ich den Patienten im allgemeinen mag und er mir nicht gleichgültig ist.

Es ist wichtig, daß der Analytiker versucht, sein Denken zum Teil diagnostisch auszurichten, um das Wesen der vom Patienten benötigten analytischen Arbeit und die Schwierigkeiten, die dem analytischen Paar aller Wahrscheinlichkeit nach ins Haus stehen, zu konzeptualisieren. Ich bin jedoch, von einigen Ausnahmen abgesehen (wie drogen- und alkoholabhängige Patienten, sich in gewalttätiger Weise ausagierende Soziopathen und Patienten mit schweren organischen Schäden) im allgemeinen offen für die analytische Arbeit mit an unterschiedlichsten psychischen Störungen leidenden Patienten (vgl. Boyer, 1971; Giovacchini, 1969, 1979; Ogden, 1982b, 1986). Der Anspruch, man wäre in der Lage, mit jedem Patienten zu arbeiten, der an einer Analyse interessiert ist, scheint mir jedoch übertrieben. Ich meine, daß wir einem Patienten keinen guten Dienst erweisen, wenn wir uns einverstanden erklären, mit ihm zu arbeiten, obwohl es uns bewußt ist, daß wir keine Sympathie für ihn empfinden. Man hört manchmal, daß ein Analytiker seine negativen Gegenübertragungen analysieren können sollte, um fähig zu sein, mit jedem Patienten, der sich ansonsten für eine Analyse eignet, zu arbeiten. Das mag theoretisch richtig sein. In der Praxis jedoch glaube ich, daß die analytische Arbeit auch ohne den in einem solchen Fall notwendigen Versuch, das analytische Gebäude auf der Grundlage einer starken negativen Gegenübertragung (oder einer intensiven negativen Übertragung) zu errichten, schon schwierig genug ist. Meiner Erfahrung nach ist das so, ob jetzt Analytiker (oder Patient) erkennen oder nicht, daß diese Übertragungen irrational sind. Dieser warnende Hinweis scheint mir ebenso bei Fällen angebracht, bei denen es von Beginn an sehr intensive erotische Übertragungen oder Gegenübertragungen gibt.

Wenn ich anderseits mit einem Patienten oder einer Patientin über das Erstgespräch rede, bezeichne ich es nicht als „Evaluationsphase" oder „Begutachtungsperiode", da es mir scheint, daß dies die Vorstellung impliziert, der Patient solle bei diesem Anlaß verhältnismäßig passiv sein. Das würde mein Verständnis von der Funktion des Erstgesprächs, für das die Initiierung des analytischen Prozesses ein zentraler Punkt sein sollte, verfälschen. Das Wesen der Interaktion des ersten Treffens besteht nicht einfach darin, daß eine Person sich über eine andere ein Bild macht, oder daß zwei Menschen zu einer gegenseitigen Einschätzung gelangen. Vielmehr sehe ich die Interaktion als den Versuch zweier Menschen, analytische Bedeutung zu schaffen, wozu auch das Bemühen gehört, die Bewandtnisse des entscheidungsbildenden Prozesses, der Teil des Erstgesprächs ist, zu verstehen. Meine Absicht ist es, bei diesem Treffen die Interaktion zu fördern; dies stellt insofern für den Patienten eine analytische Erfahrung von einem gewissen Wert dar, als ihm dadurch das Gefühl vermittelt wird, was es bedeutet, eine Analyse zu machen.

Obwohl der Patient in der Zeit vor dem ersten Gespräch sehr anfällig für Übertragungsängste ist, sehe ich es nicht als Aufgabe des Analytikers an, dem Patienten beim Erstgespräch die Befangenheit zu nehmen. Im Gegenteil, ich glaube, daß es Aufgabe des Analytikers ist, dem Patienten dabei behilflich zu sein, keine wichtige Gelegenheit zu versäumen, die Übertragungsgedanken, -gefühle und -empfindungen, mit denen er gekämpft hat, zu erkennen und sie bis zu einem gewissen Grad zu verstehen.

Die Aufrechterhaltung psychischer Spannung im Rahmen des analytischen Gesprächs

Wie alle anderen analytischen Sitzungen beginnt das Erstgespräch im Wartezimmer. Der Patient wird als Herr oder Frau, Doktor etc. angesprochen und auch der Therapeut/die Therapeutin stellt sich vor. Der förmliche Charakter der Vorstellung ist mehr als lediglich eine etwas paradox erscheinende Äußerlichkeit: Die Beziehung, die zwei Menschen bei einer Analyse eingehen, ist eine der formellsten und gleichzeitig eine der intimsten Formen menschlicher Beziehungen, die es gibt. Die Förmlichkeit spiegelt den Respekt für den Analysanden und für den analytischen Prozeß. Auch ist sie ein Ausdruck der Tatsache, daß der Analytiker weder vorgibt, ein Freund des Patienten zu sein, noch dies anstrebt. (Wir bezahlen unseren Freunden kein Honorar, damit sie mit uns reden.) Von Anfang an wird daher klargestellt, daß die Intimität der analytischen Beziehung eine Intimität in einem formellen Kontext ist.

Therapeuten, die in ihrer Ausbildung noch nicht weit fortgeschritten sind, spüren oft den Impuls, dem Patienten die Befangenheit zu nehmen oder sich „menschlich" zu zeigen, wenn sie den Patienten vom Wartezimmer zum Therapieraum begleiten. Zum Beispiel könnte ein Therapeut, der die Gespanntheit der Situation beim Gang in den Therapieraum etwas auflockern möchte, sagen: „Ich hoffe, sie hatten keine Schwierigkeiten, einen Parkplatz zu finden. Das Parkplatzproblem ist in dieser Gegend besonders schlimm." Aus der Sicht des analytischen Prozesses sollte man auf solche Bemerkungen verzichten. Tatsächlich würde ein solches Verhalten eines Therapeuten aus der Perspektive der Diskussion in diesem Kapitel aus verschiedenen Gründen als „unfreundlich" erscheinen. Erstens teilt der Therapeut dem Patienten dabei sein unbewußtes Gefühl mit, daß der Patient „wie ein Kind" sei, dem es schwerfalle, sich in einer feindlichen Welt zurechtzufinden sowie auch die Tatsache, daß er selbst (der Therapeut) sich dafür verantwortlich und schuldig fühlt, daß er das Leben des Patienten nicht erleichtert. Eine solche Bemerkung würde den Patienten sogleich in die Schuld des Analytikers bringen und unter einen Druck setzen, die „Freundlichkeit" zu erwidern – d. h., dem Analytiker dabei behilflich zu sein, Gefühle des Unbehagens zu vermeiden. In der Bemerkung des Therapeuten läge auch ein verborgener Hinweis darauf, daß er sich nicht sicher ist, ob die Therapie, die er anbietet, die Mühe wert ist, die dem Patienten bevorsteht.

Außerdem ist diese Bemerkung ein „Diebstahl". Sie nimmt dem Patienten die Möglichkeit, sich dem Analytiker gegenüber auf die Art und Weise vorzustellen, die er bewußt und unbewußt wählt. Grundsätzlich steht dem Patienten eine unbegrenzte Anzahl von Möglichkeiten zur Verfügung, den analytischen Diskurs zu beginnen. Er wird sich einen Weg suchen, der für ihn ganz spezifisch ist und von keinem anderen Analysanden wiederholt werden wird. Man darf ihn nicht um die Gelegenheit bringen, die ersten Zeilen seines eigenen analytischen Dramas zu schreiben, indem man ihn schon mit den unbewußten Inhalten des Analytikers belastet, bevor er noch einen Fuß in das Therapiezimmer gesetzt hat. (Es wird dazu später noch genügend Zeit sein, da der Analytiker, ohne es zu wissen, unweigerlich zum Akteur in den unbewußten Phantasien des Patienten wird.)

Schließlich signalisiert eine solche Bemerkung dem Patienten etwas Unzutreffendes über das Wesen analytischer Erfahrung. Als Analytiker sind wir nicht darauf aus, Ängste (unsere eigenen oder die des Patienten) durch entspannungsfördernde Gesten wie Beruhigung, Geschenke etc. abzubauen. Da die Beibehaltung von psychischer Spannung nicht nur etwas ist, das wir von uns selbst fordern, sondern auch etwas, das wir u. a. vom Patienten verlangen, führt es nirgendwo hin, die analytische Beziehung mit der Bemühung zu beginnen, psychische Spannung aufzulösen. Es ist gleichgültig, ob später nochmals über die Situation gesprochen wird oder nicht, der Analysand registriert unbewußt die Tatsache, daß der Analytiker sich die Freiheit genommen hat, an seiner eigenen Angst zu arbeiten, indem er seine Gegenübertragungsgefühle behandelt.

Der Patient kommt zum Erstgespräch mit vielerlei (meist unartikuliert bleibenden) Fragen und Zweifeln darüber, was es bedeutet, eine Analyse zu machen, was es bedeutet, Analytiker zu sein und was es bedeutet, Analysand zu sein. Versuche des Analytikers, diese Fragen zu beantworten, indem er die freie Assoziation erklärt, die Verwendung der Couch, die Häufigkeit der Sitzungen, die Unterschiede zwischen Psychotherapie und Psychoanalyse, die Unterschiede zwischen den „psychoanalytischen Schulen" etc., sind nicht nur nutzlos, sondern beschränken auch immer wieder in hohem Maße die Gelegenheit des Patienten, sich selbst dem Analytiker in eigenen Worten vorzustellen. Die folgende klinische Skizze veranschaulicht die Tatsache, daß der Analytiker die eloquenteste Erklärung dafür, was es heißt, eine Analyse zu machen, dann gibt, wenn er sich selbst schlicht als Analytiker verhält.

Herr H., ein 42jähriger Fernsehproduzent, erklärte während des Erstgesprächs, daß er zu mir gekommen sei, weil er große Ängste und „zwanghafte Vorstellungen" über das Sterben habe, einschließlich der Furcht, im Schlaf zu ersticken und während eines Erdbebens in einer Falle zu sitzen und getötet zu werden. Den Patienten verfolgte auch der Gedanke, daß seine 6jährige Tochter, die leicht schwerhörig war, „sich im Leben schwertun" würde. Er sagte, er wisse, daß jede seiner Ängste übertrieben sei, daß dieses Wissen die Intensität der Angst aber nicht mindere.

Der Patient sagte, er sei schon von Kind an ängstlich gewesen. Herrn H.s Vater, Lehrer an einem College, war mit ihm nie zufrieden und bestand darauf, ihm allabendlich bei seinen Hausaufgaben zu „helfen". Das endete jedes Mal damit, daß der Vater den Sohn wegen dessen „unglaublicher Dummheit" anschrie.

Herr H. erzählte mir, daß sein Erfolg bei der Arbeit ihm als etwas Unwirkliches erschien. Es war ihm, als ob er sich unaufhörlich auf den Tag vorzubereiten hätte, an dem er nicht mehr den Lebensanforderungen entsprechen würde. Mit dem Ergebnis, daß er jeden Penny, den er verdiente, hortete. Er brachte einige Beispiele dafür, wie er sich gefährlich ausgeblutet vorkam, wenn er Geld ausgab. Ich sagte darauf, daß es schien, als ob er damit sagen wolle, daß die Vorstellung, für die Analyse zu bezahlen, ihn ängstige, weil es bedeuten würde, auf eines der seinem Gefühl nach wenigen Dinge, die ihm Schutz boten, verzichten zu müssen. Herr H. lächelte und sagte, daß er sich viele Gedanken darüber gemacht habe und daß die Aussicht, für die Analyse zahlen zu müssen, ihm wie ein Aderlaß erscheine, bei dem es zu einem Wettrennen zwischen seiner Heilung und seinem Ausbluten komme.

Als ich Herrn H. vor unserer zweiten Sitzung im Wartezimmer antraf, transpirierte er, und es hatte den Anschein, daß er auf mich wartete wie jemand, der in banger Sorge eine äußerst wichtige Nachricht erwartet, etwa ein Urteil. Gleich nach dem Betreten des Therapiezimmers durchmaß er dieses zügig, griff nach dem Telefon und sagte: „Ich habe meine Schlüssel im Auto eingeschlossen; darf ich meine Frau anrufen, um sie zu bitten, nach der Sitzung mit einem Ersatzschlüsselbund hierher zu kommen?" Ich sagte, daß ich dachte, es müsse ihm scheinen, als ob sein Leben von diesem Anruf abhänge, daß ich aber der Meinung war, daß wir beide über das sprechen sollten, was sich zwischen uns abspielte, bevor wir versuchten, es aus der Welt zu schaffen. Er setzte sich hin und sagte: „Eigentlich ist das, was gerade geschah, typisch für mich. Ich fuhr hierher, hatte mein Jausenpaket auf dem Rücksitz des Autos liegen und als ich ankam, sah ich in der Parkgarage ein Schild: ‚Lassen Sie die Schlüssel im Fahrzeug!' Bei dem Gedanken, mein Essen im unversperrten Auto zu lassen, hatte ich kein gutes Gefühl. Ich dachte, daß jemand sich daran zu schaffen machen könne und wollte das Auto nicht unversperrt lassen."

Ich sagte zu Herrn H., daß er offensichtlich, ohne sich im klaren darüber zu sein, beide beabsichtigten Handlungen ausgeführt hatte: er hatte sein Essen im Auto eingesperrt, so daß niemand daran herummanipulieren konnte und er war der signalisierten Anweisung nachgekommen, seine Schlüssel im Auto zu lassen. Er erzählte mir, daß er in Panik geraten sei, als es ihm klar wurde, daß seine Schlüssel im Auto eingesperrt waren und daß ihm sofort der Gedanke gekommen sei, seine Frau von meinem Büro aus anzurufen. Er sagte, daß ihm dieser Einfall große Erleichterung gebracht habe. Ich wiederholte seine Erkenntnis, daß er in diesem Augenblick sowohl an mich, als auch an seine Frau gedacht hatte. Er sagte, das sei richtig, er habe aber auch schon früher an mich gedacht, nämlich als er das Schild sah, das anscheinend irgendwie durch meine Einwirkung dorthin gelangt war.

Herr H. erklärte, daß auch seine Bitte, mein Telefon zu benutzen, für ihn charakteristisch sei. Er sagte, daß er praktisch ständig Angst habe, die Menschen wären böse auf ihn und daß er sich regelmäßig zu versichern versuche, daß die Menschen ihn mochten, indem er sie um kleine Gefälligkeiten bat. Zum Beispiel fragte er Arbeitskollegen öfters um Kleingeld oder einen Bleistift oder er fragte, wie man irgendwohin komme, obwohl er den Weg ganz genau wußte.

Er sagte mir, er sei überzeugt, daß ich bereits denke, er sei ein „echter Blödmann". (Ich nahm an, daß diesem Gefühl sowohl ein Wunsch wie auch eine Angst zugrunde lagen, unterbrach aber den Patienten hier nicht, da er mittendrin war, mich in die Reihe der Charaktere, die seine innere Objektwelt ausmachten, einzuführen.) Herr H. begann dann, ausführlicher über seine Eltern zu erzählen. Sein Vater war zehn Jahre zuvor gestorben, hatte aber sein ganzes Leben gelebt, als ob er sich an der Schwelle des Todes befände. Er hatte seit der Kindheit ein Nierenleiden und fürchtete sich vor dem Sterben. Der Patient sagte, daß er als Kind, wenn sein Vater mit ihm schrie, Angst davor gehabt habe, dieser würde sterben. Herr H. erzählte mir, daß sein Vater manchmal sehr freundlich sein konnte, und daß er ihn liebte, obwohl er ihm die meiste Zeit Angst einjagte.

Ich fragte den Patienten, ob er erwartet habe, ich würde ihn dafür anschreien, daß er die Schlüssel in seinem Wagen versperrt und mich um die Erlaubnis zum Telefonieren gefragt hatte. Er sagte, er habe dieses Gefühl auf eine diffuse Art gehabt, wisse aber nicht ganz, warum er sich so gefürchtet habe, während er in meinem Wartezimmer saß. (Mir kam der Gedanke, daß der Patient möglicherweise versucht hatte, seine Frau in der Absicht anzurufen, daß sie ihn vor mir schützen solle [wie seine Mutter ihn vor seinem Vater beschützt hatte] und mich vor ihm.)

Im Verlauf der folgenden analytischen Arbeit kamen viele Bedeutungsschichten dieses Ausagierens des Übertragungsgeschehens (der Patient bezeichnete das als „Telefonkapriole") an den Tag. Eines davon war der Wunsch des Patienten, wie ein hilfloser kleiner Bub behandelt zu werden und sich so gegen seine Gefühle zu schützen, eine mächtige, destruktive Person zu sein, die seinem Vater viel Leid zugefügt hatte und auch mir Leid zufügen würde. Ein zweiter Aspekt dieses Übertragungsgeschehens beinhaltete den Wunsch, mich dazu zu provozieren, ähnlich wie sein Vater zu handeln und ihn wegen seiner Dummheit anzuschreien. Zum Teil fürchtete er sich davor, daß ich so handeln würde und versuchte sich zu versichern, daß es nicht geschehen werde, anderseits bereitete ihm eine solch heftige Schelte ein sinnliches Vergnügen. Außerdem brachte ihm die Aussicht, bestraft zu werden,

Erleichterung, da er unbewußt fühlte, er verdiene das für das Verbrechen, von dem er sich einbildete, er hätte es seinem Vater gegenüber begangen (das eingebildete Verbrechen bestand darin, den Vater so provoziert zu haben, daß es ihn krank machte und letztendlich tötete). Es schien ihm auch, daß sein Vater durch das intensive kontrollierende Einmischen in sein Leben ihm gegenüber eine Form von Liebe gezeigt hätte. Unbewußt hoffte der Patient, mir diese Form von Liebe mittels der antizipierten Schelte zu entlocken. Im Verlauf der Analyse diente die „Telefonkapriole" immer wieder als Symbol des analytischen Prozesses.

Umschriebene Warnungen
(Cautionary Tales)

Im Erstgespräch halte ich von Anfang an Ausschau nach den „cautionary tales" des Patienten – d. h., seinen unbewußten Erklärungen für sein Gefühl, warum die Analyse ein gefährliches Unternehmen ist und den Gründen dafür, warum er fühlt, daß der Analyse mit Sicherheit der Erfolg versagt bleiben wird.[2] Wenn ich das sage, meine ich nicht mehr und nicht weniger, als daß ich nach der dominierenden Form der Übertragungsangst Ausschau halte (und sie für mich selbst und für den Patienten in Worte zu fassen versuche). Was auch immer das Wesen der Störungen des Patienten sein mag, seine Ängste werden sich in der Form der Gefahr des Eintritts in eine Beziehung mit dem Analytiker niederschlagen. Der Patient ist

---

[2] Ella Freeman Sharpe (1943) verwandte den Begriff *cautionary tales* zur Bezeichnung von Phantasien, die dem Zweck instinktmäßiger Impulskontrolle mittels unbewußter Selbstwarnungen vor körperlicher Destruktion dienten. In diesem Kapitel verwende ich den Begriff zur Bezeichnung einer begrenzteren und unterschiedlich konzeptualisierten Palette von Phantasien: den unbewußten Phantasien des Patienten, die sich um die Gefahren des Eintritts in die analytische Beziehung drehen (McKee, 1969).

unbewußt fest davon überzeugt (kann dies aber nicht artikulieren), daß seine Erfahrungen im Kleinkind- und frühen Kindheitsstadium ihn über die spezifische Art und Weise unterrichtet haben, in der unausweichlich jede seiner Objektbeziehungen schmerzhaft, enttäuschend, allzu stimulierend, zerstörend, einsam, unzuverlässig, erstickend, hypersexualisiert etc. werden wird. Es besteht für ihn kein Grund anzunehmen, daß die Beziehung, in die er gerade eintritt, sich davon irgendwie unterscheiden wird. Ohne Frage liegt der Analysand mit diesem Glauben sowohl richtig als auch falsch. Er liegt insofern richtig, als seine innere Objektwelt übertragungsgemäß unausweichlich zu einem lebenden intersubjektiven Drama auf der analytischen Bühne werden wird. Er liegt bis zu dem Grad falsch, als der analytische Kontext nicht mit dem originalen, psychisch-interpersonalen Kontext identisch sein wird, innerhalb dessen seine innere Objektwelt geschaffen wurde – d. h., mit dem Kontext von kleinkindlicher und kindlicher Phantasie und von Objektbeziehungen.

Alles, was der Analysand in den ersten Stunden sagt (und nicht sagt) kann im Licht einer an den Therapeuten gerichteten unbewußten Warnung gesehen werden, die sich auf die Gründe bezieht, warum weder der Analytiker, noch der Patient in diese verhängnisvolle und gefährliche Beziehung eintreten sollten. Der Patient spürt, daß die Analyse sowohl den Therapeuten wie auch ihn selbst gefährden wird und er sträubt sich vor allem deshalb, in die Beziehung einzutreten, weil er den Therapeuten schützen möchte. Aus dieser Perspektive gesehen ist der Analytiker Container für die Furcht des Patienten vor dem Beginn dieser Beziehung wie auch für die Hoffnungen des Patienten, daß innerer Wandel möglich ist und daß pathologische Bindungen an innere Objekte geändert werden können, ohne daß das Leben des Patienten geopfert werden muß. Der folgende Bericht eines analytischen Erstgesprächs veranschaulicht eine Spielart, wie Patienten unbewußt versuchen, die Gefahren, die sie antizipieren, für sich und für den Analytiker zu symbolisieren.

Ein Analysand beschrieb zu Beginn seines ersten Treffens seine inhaltslose Beziehung zu Frau und Kindern, die Langeweile, die ihm sein Job bereitete und die Freudlosigkeit, die sein Leben im allgemeinen bestimmte. Er sagte, daß sein Internist, der dachte, eine Analyse könne ihm nützen, ihn an mich überwiesen hatte. Obwohl Herr J. die trostlosen Umstände seines Lebens geschildert hatte, vermutete ich, daß es in seinem Leben Freuden gab, von denen er fühlte, daß er sie sowohl vor mir als auch vor sich selbst geheimhalten mußte. Ich hatte die Phantasie, daß Herr J. eine Affäre hatte – vielleicht mit einer Frau, vielleicht mit der Musik oder der Kunst oder daß er einer anderen Sache ein „leidenschaftliches Interesse" entgegenbrachte, vielleicht der Erinnerung einer Romanze aus der Kindheit. Diese Phantasie war nicht das Ergebnis von Intuition, sondern eine Reaktion auf etwas, das in der Art lag, wie der Patient sich selbst präsentierte. Im Rückblick fällt es leichter zu erkennen, daß mir dies durch seine Wortwahl, seinen Sprechrhythmus, seinen Gang, seinen Gesichtsausdruck etc. mitgeteilt worden war. Er benahm sich wie ein Mann, der ein Geheimnis hatte. Ich vermutete (ohne zu Herrn J. davon zu sprechen), daß er unbewußt zu fühlen schien, die Analyse würden Dinge enthalten, die Vergnügen bereiteten, und die er gut versteckt halten müßte. Daraus ergab sich für mich die Prognose, daß diese Analyse (sowohl für ihn wie auch für mich) über einen langen Zeitraum eine ziemlich trockene Angelegenheit werden würde.

Der Patient sagte, er sei von der Notwendigkeit einer Behandlung überzeugt und er wisse, daß seine Frau und Kinder davon profitierten, wenn er Hilfe bekäme. Nichtsdestoweniger hatte er extreme Schuldgefühle, weil er Geld, mit dem man Sachen hätte kaufen können, an denen sich die ganze Familie erfreut hätte, für die Analyse ausgab. Nachdem in der ersten Stunde einige Zeit verstrichen war, sagte ich, es schien, als ob der Patient das Gefühl habe, eine Analyse zu beginnen bedeute dasselbe wie eine Affäre zu haben. Er erzählte mir, ein wie hingebungsvoller Gatte er seiner Frau sei und daß er niemals die Idee ins Kalkül gezogen habe, tatsächlich eine Affäre zu haben. Er sagte jedoch, daß es seltsam sei, daß ich das, was ich sagte, gesagt habe, denn einige Tage zuvor, habe er gehört, wie er zum ersten Mal seiner Sekretärin gegenüber eine Bemerkung gemacht hatte, die so zweideutig war, daß man sie ohne weiteres als einen Antrag habe auffassen können. Die Sekretärin beschloß auf diesen zweideutigen Antrag nicht unmittelbar einzugehen. Er sagte, daß ihn die Episode einigermaßen irritiert habe und daß er zum ersten Mal seit Jahren frühzeitig von der Arbeit weggegangen sei.

In diesem Fall entschied ich mich dazu, einen Aspekt von dem, was ich für Herrn J.s dominierende Form der Übertragungsangst hielt (d. h., die zugänglichsten unbewußt/vorbewußten Bedeutungen der Übertragung und des Widerstands zu interpretieren. Das innere Drama, das der Patient augenscheinlich in die analytische Beziehung einbrachte, war eines, in dem es die Antizipation einer leidenschaftlichen Bindung und nachhaltiger Geheimnistuerei gab. Ich vermutete, daß Herr J. sich davor fürchtete, daß die Analyse innerhalb dieses Erfahrungsbereichs (der „Affäre") extrem schmerzhaft werden würde und vielleicht unmöglich weiterzuverfolgen.

Im Lauf der folgenden Jahre der Analyse wurde es dem Patienten möglich, diese Gefühle in der Form einer Kindheitsbeziehung zu begreifen, die er mit einem Kindermädchen gehabt hatte, das er sehr geliebt hatte; er hatte unbewußt gefühlt, daß er diese Liebe vor seiner Mutter verheimlichen müsse. Seine Zorn- und Schuldgefühle, wie auch seine Angst davor, in ähnlich unmögliche Verwicklungen zu geraten, hatten dazu geführt, daß Herr J. eine Charakterabwehr entwickelte, bei der er in allen Lebensbereichen eine gewisse Unbeteiligtheit und ein Desinteresse an den Tag legte. Die Vorstellung, daß er Dinge „einfach pro forma tat" stand im Anfangsstadium der Analyse im Dienste wichtiger Abwehrfunktionen.

Die zeitliche Abstimmung von Übertragungsinterpretationen

Aufgrund meines Interesses an im britischen psychoanalytischen Dialog entwickelten Vorstellungen, wurde ich oft gefragt, ob es stimme, daß Kleinianer die Übertragung vom Anbeginn der Analyse an interpretierten. Diese Frage stellt mich immer vor ein Rätsel. Was ist daran so ungewöhnlich, wenn man versucht, mit dem Patienten darüber zu sprechen, was er an der neuen Beziehung (der analytischen Beziehung) so furchterregend, aufregend, enttäuschend, nutzlos etc. findet? Im allgemeinen scheint mir ein Erstgespräch unvollständig zu sein, wenn die Übertragungsängste des Patienten nicht in irgendeiner Weise angesprochen werden. Man muß nicht Kleinianer sein, um mit seinem Patienten über das eigene gegenwärtige (und immer vorläufige) Verständnis von dem, was der Analysand beim Erstgespäch als störend empfindet, zu sprechen.[3]

Die folgende Geschichte dient als Veranschaulichung einer Situation, in der es Gegenübertragungswiderstände gab, eine Übertragungsangst beim Erstgespräch zu besprechen.

Ein 32jähriger Mann rief bei einer Therapeutin an, um einen Termin für eine Konsultation zu bekommen. Er sagte, daß er sich in Gefahr fühle, sich an Streitigkeiten zu beteiligen mit dem Ergebnis, daß er vielleicht jemanden schlagen würde. Herr N. sagte, er sei ein großer Mann, er spreche mit einer Donnerstimme und die Leute fürchteten sich häufig vor ihm, auch wenn er nicht zornig sei. Er sagte, daß er trotz allem hoffe, daß die Therapeutin sich vor ihm nicht fürchte, da er

---

[3] Gleichzeitig muß sich der Analytiker in jeder therapeutischen Situation von einer klinischen Beurteilung lenken lassen. Es gibt viele Beispiele, bei denen der Analytiker spürt, daß es nicht angebracht ist, zu „gescheit" (Winnicott, 1968, S. 86) zu sein oder zuviel zu wissen und er es sich deshalb versagt, selbst zaghafteste Andeutungen von dem, was er zu verstehen glaubt, anzubieten (vgl. Balint, 1968; Winnicott, 1971a, c).

kein gefährlicher Mensch sei und niemals jemanden angegriffen habe.

Als Herr N. zu seinem Erstgespräch erschien, war die Therapeutin überrascht, einen Patienten mit durchschnittlicher Statur vorzufinden. Er redete zwar, als ob er irgendwie unter Druck stand, seine Stimme war aber weder laut, noch einschüchternd. Die Therapeutin erfuhr, daß Herr N. Besitzer eines Einzelhandelsgeschäfts war, das er mit Erfolg führte. Er war das Kind einer psychotischen Mutter und wurde unmittelbar vor seinem ersten Geburtstag in Pflege gegeben. Herr N. hatte seitdem weder seine Mutter noch seinen Vater gesehen. Nachdem er innerhalb von fünf Jahren an fünf verschiedenen Pflegestellen war, wurde er schließlich von einem Paar adoptiert, bei dem er blieb, bis er mit achtzehn Jahren zur Armee ging. Während seiner Latenzperiode und Adoleszenz wurden seine Adoptiveltern zu Alkoholikern.

Die Therapeutin (die erst kurze Zeit vorher ihre Ausbildung beendet hatte) sprach mit dem Patienten nicht über seine implizite, ambivalente Warnung, daß es für sie ratsam wäre, mit ihm nichts zu tun zu haben. Wahrscheinlich glaubte die Therapeutin unbewußt, daß es Herrn N. für sie noch gefährlicher machen würde, wenn sie mit ihm über seine Angst vor dem eigenen destruktiven Potential sprach. Auch verleugnete sie die eigene Furcht vor dem Patienten, die es ihr unmöglich machte, über seine Warnung nachzudenken. (Andere Therapeuten hätten sich vielleicht sogar geweigert, diesen Patienten zu treffen und hätten sich so auf eine Übertragungs-Gegenübertragungs-Inszenierung des Patienten, in der er sich selbst als Gefahr für sowohl seine inneren wie auch seine äußeren Objekte erlebt, eingelassen.) Der Patient hatte schließlich – aus der Perspektive seiner unbewußten psychischen Realität – dafür gesorgt, daß seine leibliche Mutter psychotisch wurde, was dazu geführt hatte, daß sie ihn im Stich ließ; er war sowenig liebenswert (und möglicherweise sogar so gefährlich gewesen), daß er fünf Pflegeeltern dazu brachte, ihn wieder wegzugeben; und er hatte seine Adoptiveltern in den Alkoholismus getrieben.

Zu den nächsten vier, allwöchentlich stattfindenden Treffen kam der Patient von Mal zu Mal in einem zunehmend aufgeregten Zustand. Einige Tage nach dem fünften Treffen rief Herr N. die Therapeutin an und sagte, daß seine Unruhe nach jedem Treffen mit ihr zugenommen habe und jetzt unerträglich geworden sei. Er habe sich daher entschlossen, mit der Therapie aufzuhören. Die Therapeutin schlug vor, daß Herr N. noch einmal zu einem Treffen kommen solle, um mit ihr über diese Gefühle zu sprechen.

An diesem Punkt der Entwicklung entschloß sich die Therapeutin zu einer den Fall betreffenden Konsultation. Ich wies darauf hin, daß der Patient ganz von Anfang an angedeutet hatte, daß er sich davor fürchtete, sein Zorn (insbesondere in der mütterlichen Übertragung) würde der Therapeutin angst machen und ihr Schaden zufügen. Die unbewußte Angst der Therapeutin vor dem Patienten hatte sie dazu bewogen, Herrn N. wöchentliche Treffen vorzuschlagen, obwohl dieser durchblicken hatte lassen, daß er das Gefühl hatte, eine intensivere Therapie nötig zu haben und sich eine solche auch leisten zu können. Diese unbewußte Entscheidung der Therapeutin, einen sicheren Abstand zum Patienten herzustellen, hatte die Meinung des Patienten bestärkt, daß die Therapeutin ihn (aus gutem Grund) gefährlich finden würde und letztendlich sich weigern würde, ihn zu treffen. Mir schien es, als ob Herr N. die Therapeutin angerufen habe, um herauszufinden, ob sie beim vorherigen Treffen verletzt worden sei und daß ihn die Tatsache, daß sie ihn ersucht hatte, zu seinem nächsten Termin zu kommen, vorübergehend beruhigt hatte. Ich stellte die Hypothese auf, daß Herr N. von rasender Wut erfüllt war, weil sein inneres Mutterobjekt verrückt und nicht in der Lage war, ihn zu lieben und weil sie ihn im Stich gelassen hatte. Zugleich hatte er eine schreckliche Angst, daß sein Zorn seine Mutter verrückt gemacht hatte und und dazu geführt hatte, daß sie ihn im Stich ließ.

Herr N. eröffnete das Treffen, das dem Telefongespräch folgte, mit der an die Therapeutin gerichteten Frage: „Wie geht es Ihnen?" als die beiden vom Wartezimmer in das Therapiezimmer gingen. In diesem angekommen, sagte er, daß sein Herz poche. Die Therapeutin suggerierte, daß Herr N. darüber besorgt sei, daß er sie beim vorhergehenden Treffen erschreckt oder vielleicht verletzt habe und daß diese Möglichkeit ihm von Anbeginn an Sorgen bereitet habe. Diese Interpretation hatte eine beträchtliche Beruhigung des Patienten zur Folge. Im weiteren Verlauf dieser Sitzung schlug die Therapeutin vor, daß es (da der Patient auf jedes Treffen mit intensiven Angstzuständen reagierte) vielleicht zweckmäßig sei, sich in kürzeren Abständen zu treffen, um die Gründe für die Ängste des Patienten zu diskutieren. Zur Überraschung der Therapeutin schien Herr N. für diesen Vorschlag empfänglich zu sein. In gewissem Sinn wurde in diesem Fall der Beginn des analytischen Dialoges sechs oder sieben Sitzungen lang aufgeschoben, wobei der Grund dafür hauptsächlich eine nichtanalysierte Angst in der Gegenübertragung war, was zur Unfähigkeit der Therapeutin geführt hatte, die Übertragungsängste des Patienten zu bedenken oder zu interpretieren.

Der analytische Raum

Durch den Eintritt in die analytische Erfahrung (mit dem Erstgespräch beginnend), vergrößert sich der psychische Raum, der die „Matrix des Geistes" (Ogden, 1986) ausmacht, auf die Art und Weise, daß sich dieser Raum mehr oder weniger dem analytischen Raum angleicht; so wird der analytische Raum zum Raum, in dem der Patient denkt, fühlt und lebt. Auf subtile Weise werden die Ereignisse, die das Erleben des Patienten in Beziehung zu seinen inneren und äußeren Objekten ausmachen, die Ereignisse, die sein tägliches Leben bedeuten sowie seine Reaktionen auf diese Ereignisse, für ihn schließlich insofern wichtig, als sie zur analytischen Erfahrung beitragen. Letztendlich ist es nicht der individuelle psychische Raum des Patienten, sondern – in einem hohen Maße – der analytische Raum, der den Ort darstellt, an dem er sein unbewußtes inneres Drama erlebt. Die Entwicklung dieses Prozesses schließt das ein, was üblicherweise als Ausbildung der Übertragungsneurose und der Übertragungspsychose bezeichnet wird, ist aber keinesfalls darauf beschränkt.[4]

Was den analytischen Raum ausmacht, ist individuell für jedes analytische Paar verschieden. Genauso wie jede Mutter (oft zu ihrer eigenen Überraschung) lernt, daß die Schaffung eines Spielraumes bei jedem ihrer Kinder ein sehr unterschiedlicher Prozeß ist, muß der Analytiker lernen, daß der Prozeß der Schaffung eines analytischen Raumes bei keinem Analysanden gleich ist (Goldberg, 1989). Wie die Einzigartigkeit des Charakters eines jeden Kindes ganz bestimmte Aspekte des emotionalen Potentials der Mutter in Anspruch nimmt und aktiviert, so muß es der Analytiker zulassen, daß er von seinem Patienten, in der Realität wie in der Phantasie, geschaffen und geformt wird. Da das Kind bei der Schaffung seiner Mutter eine Rolle spielt, gibt es nicht zwei Kinder, die dieselbe Mutter haben. Ebenso haben niemals zwei Patienten den gleichen Analytiker. Der Analytiker erfährt sich bei jeder Analyse anders und verhält sich niemals vollkommen gleich. Zudem ist das keineswegs ein statisches Phänomen: Im Verlauf jeder Analyse ist der Analytiker einem psychischen Wandel unterworfen, der sich wieder in der Art und Weise niederschlägt, wie er die Analyse durchführt.

---

[4] Aus dieser Perspektive ist die Endphase einer Analyse nicht einfach eine Phase der Klärung der Bedeutung konflikthafter unbewußter Übertragungen. Genauso wichtig ist sie als Periode der „Einengung" des analytischen Raumes in einer Weise, daß der Patient schließlich erfährt, daß *er selbst* den Raum ausmacht, innerhalb dessen er lebt und in dem sich der analytische Prozeß fortsetzt. Wenn dies ausbleibt, erlebt der Patient die Aussicht auf das Ende der Analyse als gleichbedeutend mit dem Verlust seines Geistes oder dem Verlust des Raums, in dem er sich lebendig fühlt.

Bei Patienten mit ernstlicheren Störungen kann es vorkommen, daß sie den analytischen Raum als Vakuum erleben, der ihre geistigen Inhalte (die konkret als körperliche Teile oder Inhalte erfahren werden) aus ihnen herauszusaugen droht. Ein solcher Patient leitete unser erstes Treffen ein, indem er mich mit einer ununterbrochenen Serie von Obszönitäten bombardierte. Von der heftigen Attacke überrascht, beschloß ich, dem Patienten zu erlauben, seine Insulte fortzusetzen und nahm mir vor, den Einfluß, den er auf mich hatte, zu beobachten. Es wurde offensichtlich, daß sein verbales Sperrfeuer weit eher von Angst als von Feindseligkeit geprägt war. Nach ungefähr fünf Minuten sagte ich zu ihm, daß ich dachte, daß es für ihn nicht leicht sei, mit mir hier zu sein. Nach dieser Bemerkung beruhigte er sich. Weiters sagte ich, daß ich glaubte, er habe seinen Müll auf mich abgeladen, da es ihm nichts ausmache, einen Teil seines Selbst, den er nicht schätzte, loszuwerden. Ich sagte, daß ich vermutete, er habe wichtigere Dinge in seinem Innern, von denen er spüre, daß er sie beschützen müsse. Nach dieser Intervention war der Patient in der Lage, mir mehr über sich zu erzählen, wenn auch in psychotischer Manier. Ich wiederum besprach mit ihm das wenige aus seinen Erzählungen, von dem ich dachte, daß ich es verstand. Beinahe alles, was ich sagte, bezog sich auf die Furcht des Patienten, mit mir zu sein.

Ängstliches Fragen

Beim Erstgespräch stellen Analysanden oft direkte Fragen. Einige davon beantworte ich unmittelbar. Zum Beispiel antworte ich auf Fragen des Patienten über meine Ausbildung oder mein Honorar „mit selbstverständlich[er] Aufrichtigkeit" (Freud, 1931, S. 464). Die Mehrheit der Fragen beantworte ich jedoch nicht, einschließlich jener, ob ich auf etwas spezialisiert bin, mit welcher „psychoanalytischen Schule" ich in Verbindung gebracht werde, ob in meine Praxis mehr Männer oder mehr Frauen kommen, ob ich Homosexualität als Krankheit betrachte etc. Diese Art von Fragen werden als ziemlich unverhohlene Aussagen über Phantasien des Patienten behandelt, die spezifische Art und Weise betreffend, in der es mir aufgrund meiner eigenen psychischen Schwierigkeiten, wie z. B. der Angst vor Frauen oder Männern, der Angst vor Homosexualität oder Heterosexualität, dem Bedürfnis, andere zu beherrschen oder von ihnen beherrscht zu werden etc. nicht gelingen wird, ihn zu verstehen.

Wenn ein Patient beharrlich Frage auf Frage stellt, sage ich oft, daß das Warten auf das, was sich zwischen uns abspielen wird, ihm wahrscheinlich zu gefährlich erscheint; anstatt zu warten, scheint der Patient mit Hilfe der Antworten auf seine Fragen die Zukunft zu sondieren, wobei er sich die mit dem Warten verbundene Spannung erspart.

Sehr oft benutzt der Analysand Fragen, um den Analytiker dazu zu bringen, den analytischen Raum zu füllen: Ein solcher Patient hat das Gefühl, daß seine eigenen Inhalte beschämend, gefährlich, wertlos sind und/oder daß sie vor dem Analytiker geschützt werden müssen oder daß in seinem Inneren nichts existiert, mit dem der analytische Raum gefüllt werden kann. Bei anderen Patienten kommt es vor, daß sie sogleich verstummen und so den Analytiker einladen, den Raum mit seinen Fragen zu füllen – also auch mit seiner psychischen Organisation, seinen Assoziationsketten, seiner Neugierde etc. Unter solchen Umständen versuche ich mit dem Patienten über jenen Aspekt seiner Angst zu sprechen, von dem ich glaube, daß ich ihn verstehe. Indem ich das tue, mache ich deutlich, daß mein Verstehen etwas Vorläufiges ist und daß es aller Wahrscheinlichkeit nach in vieler Hinsicht unvollständig ist. Auf diese Weise lade ich den Patienten ein, mir zu sagen, was ihm von meinen Ausführungen richtig erscheint und womit ich seiner Meinung nach danebengegriffen habe.

Das Entstehen einer Geschichte

Es stellt sich oft die Frage, ob man sich beim Erstgespräch „eine Geschichte aneignet". Schon die Art und Weise der Formulierung dieser Frage scheint mir signifikant. Ich versuche nicht, mir von einem Patienten eine Geschichte (mit Hilfe einer Serie von Fragen) „anzueignen", sondern ich scheue im Gegenteil keine Mühe, dem Patienten die Möglichkeit zu bieten, daß er mir die bewußten und unbewußten Versionen seiner Geschichte auf seine Art vermitteln kann.[5] Der Patient ist zum Analytiker gekommen, um Hilfe in seinen psychischen Qualen zu finden, die er (der Patient) häufig nicht genau benennen kann. Man muß ihm alle Zeit und allen Raum der Welt zur Verfügung stellen, damit er dem Analytiker – auf welche Weise er auch immer dazu in der Lage sein mag – erzählen kann, was er über sich selbst weiß. Es ist wichtig, daß der Analytiker diese Bemühungen des Patienten nicht stört, indem er z. B. die „Tagesordnung" bestimmt, indem er Dinge macht, wie die Geschichte betreffende Daten zu sammeln, Empfehlungen zur Behandlung zu geben oder die „Grundregeln" der Analyse darzulegen (vgl. Freud, 1913; siehe auch Shapiro, 1984).

Wenn der Patient dem Analytiker, wie indirekt auch immer, über das Wesen seiner Qualen erzählt (und die Art

---

[5] Es ist wichtig, sich dessen bewußt zu sein, daß die Geschichte eines Patienten keine statische Entität ist, die allmählich zutage gefördert wird, sondern ein Aspekt der bewußten und unbewußten Konzeption des Patienten von sich selbst, die in einem kontinuierlichen Zustand der Evolution und des Flusses ist. In einem gewissen Sinn wird die Geschichte des Patienten im Verlauf der Analyse immerfort erschaffen und wiedererschaffen. Überdies darf auf keinen Fall angenommen werden, daß der Patient am Beginn der Analyse eine Geschichte hat (d. h., ein Gefühl für Geschichtlichkeit). In anderen Worten, wir können die Vorstellung nicht für selbstverständlich halten, daß es dem Patienten gelungen ist, sich ein Gefühl der Kontinuität seines Selbst über einen Zeitraum zu schaffen, so daß sich seine Vergangenheit anfühlt, als ob sie mit der Erfahrung von Selbst in der Gegenwart verbunden sei.

und Weise, wie er bewußt oder unbewußt erwartet, daß diese Qualen im Verlauf der Analyse sich verschlimmern werden), wird seine vergangene Erfahrung zweifach artikuliert. Erstens gibt der Patient, insoweit er dem Analytiker über sein Verständnis der Ursprünge seiner Schwierigkeiten erzählt, eine Form geschichtlicher Daten – und zwar die, die in der bewußten Vorstellung des Patienten seine Vergangenheit ausmachen. Zwangsläufig wird es dabei Lücken geben, manches wird vage bleiben und große Abschnitte der Lebenserfahrung des Patienten unerwähnt. Es kann z. B. vorkommen, daß ein Patient auf jegliche Bezugnahme auf ein bestimmtes Familienmitglied verzichtet, seine Erfahrungen auf sexuellem Gebiet nicht erwähnt oder sich über alles ausschweigt, was sich vor der gegenwärtigen Krise oder vor seiner Adoleszenz ereignet hat. Unter solchen Umständen könnte ich, wenn ich das Gefühl habe, daß der Patient mir erzählt hat, was er möchte und wozu er in der Lage ist, ihn fragen, ob es ihm aufgefallen ist, daß er z. B. seinen Vater in keiner Weise erwähnt hat. (Es handelt sich dabei im Grunde um einen Prozeß, bei dem die Beziehungen des Patienten zu seinen äußeren und inneren Objekten vom Gesichtspunkt des Widerstandes aus angesprochen werden; d. h., vom Gesichtspunkt der bewußten und unbewußten objektbezogenen Ängste des Patienten.)

Wie bei jeglicher Deutung von Widerständen steht nicht die Information „hinter" dem Widerstand im Zentrum des Interesses; es geht darum, wovor der Patient Angst hat, wenn er dem Analytiker über einen bestimmten Aspekt seines inneren Lebens erzählt und über die Art, wie er sich gegen diese Gefahr schützt. Aus dieser Perspektive ist der Akt des „Sich-Aneignens einer Geschichte" (indem man direkte Fragen stellt) eine Form des Sich-Hinwegsetzens über die Widerstände des Patienten, mit dem Ergebnis, daß dabei viel von dem, was für die Analyse von größter Wichtigkeit ist, verlorengeht, wie zum Beispiel eine Verständigung darüber, wer in der inneren Objektwelt des Patienten betrogen, verletzt, getötet werden würde, wer verlorenginge, wer eifersüchtig gemacht werden würde etc., falls der Patient über seine, „die Vergangenheit" betreffenden Gefühle spräche; oder welche Art des Verlusts der Kontrolle über die Beziehungen zu seinen inneren Objekten der Patient bei einer Preisgabe seines exklusiven Zugangs erleiden würde.

Die zweite Form persönlicher Geschichte, die der Patient bereitstellt sind Informationen, die unbewußt in der Form der Übertragungs-Gegenübertragungserfahrung übermittelt werden. Es handelt sich dabei um die „lebende Vergangenheit" des Patienten, eine Reihe von in der frühen Kindheit und der Kindheit begründeten Objektbeziehungen, die schließlich die Struktur der Gedanken des Patienten sowohl als Inhalt wie auch als Kontext seines psychischen Lebens bilden. Für die Analyse ist daher diese Vergangenheit von zentralem Interesse.

Selbstverständlich sind die zwei Formen der zur Diskussion stehenden Geschichte – die bewußt symbolisierte Vergangenheit und die unbewußte lebende Vergangenheit – eng miteinander verflochten. Da der inneren Objektwelt des Patienten in der Übertragung-Gegenübertragung während der Analyse ein intersubjektives Leben eingehaucht wird, haben sowohl Patient als auch Analytiker Gelegenheit, Formen der Bindung, Feindseligkeit, Eifersucht, des Neides etc., die die innere Objektwelt des Patienten bilden, direkt zu erleben. In der Übertragung-Gegenübertragung werden Vergangenheit und Gegenwart, die sich als „alte" Inhalte einander annähern, in einem neuen Kontext, nämlich dem der analytischen Beziehung, zum Leben erweckt.

Abschließende Bemerkungen

Die Ideen, die ich in diesem Kapitel erörtert habe, erheben keinen Anspruch darauf, mehr als nur Ideen zu sein. Sie sind weder als Regeln oder Richtlinien gedacht, noch wollen sie beispielhaft für die Führung des Erstgesprächs sein. Zugleich sind die hier erörterten Gedanken spezifischer Natur – es sind psychoanalytische Gedanken. Dies stellt eine die psychoanalytische Technik ausmachende dialektische Qualität dar: Die analytische Technik wird durch eine Reihe von Ideen bestimmt, von denen man grob gesprochen sagen kann, daß sie eine Methode oder eine Gruppe von Methoden bilden, die über Prinzipien verfügen, die dieser Gruppe von Methoden eine Geschlossenheit verleihen. Vom ersten Treffen an findet die analytische Praxis zwischen den Polen des Vorhersagbaren und des Nichtvorhersagbaren, des Disziplinierten und des Spontanen, des Methodischen und des Intuitiven statt.

Zusammenfassung

Das erste von Angesicht zu Angesicht stattfindende Treffen im Rahmen einer Analyse wird als Beginn des analytischen Prozesses angesehen und nicht nur als dessen Vorbereitung. Schon beim ersten Treffen wird all das, was dem Patienten vertraut ist, nicht mehr als selbstverständlich behandelt. Der Analysand gewinnt für sich eine Bedeutung, die er zuvor niemals hatte. Der Analytiker versucht, dem Patienten etwas davon mitzuteilen, was es bedeutet, in Analyse zu sein. Das geschieht nicht, indem er ihm die Analyse erklärt, sondern indem er sich als Analytiker verhält. Zu diesem Zweck wird psychische Spannung nicht durch Beruhigung oder Bestätigung, Suggestion, Übertragung oder Gegenübertragung, Ausagieren etc. aufgelöst. Alles, was der Patient beim Erstgespräch sagt (und nicht sagt) wird als unbewußte Warnung an den Analytiker (und an den Patienten) verstanden, die etwas darüber aussagt, warum der Patient unbewußt fühlt, daß jeder von ihnen beiden gut beraten wäre, nicht in diese verhängnisvolle und gefährliche Beziehung einzutreten. Der Analytiker versucht die Warnungen des Patienten als Übertragungsängste und Widerstände zu verstehen.

8

Verkennung und die Angst vor dem Nicht-Wissen

DIE Arbeit einer Gruppe britischer und französischer psychoanalytischer Denker, unter ihnen Bion, Lacan, McDougall, Tustin und Winnicott, hat mich dazu geführt, gewisse psychische Schwierigkeiten als unbewußte Furcht vor einem Nicht-Wissen zu verstehen. Dem Individuum ist es nicht möglich zu wissen, was es empfindet und deshalb weiß es auch nicht, wer es ist (falls es überhaupt jemand ist). Der Patient schafft für sich selbst (und in zweiter Linie für andere) regelmäßig die Illusion, daß es ihm möglich sei, Gedanken und Gefühle, Wünsche und Ängste zu produzieren, die sich anfühlen, als seien sie seine eigenen. Obwohl diese Illusion eine wirksame Abwehr gegen die schreckliche Angst des Nicht-Wissens, was man fühlt oder wer man ist, darstellt, verstärkt sie die Selbstentfremdung des Individuums. Die Illusion zu wissen wird durch die Schaffung einer großen Bandbreite von Ersatzbildungen ermöglicht, die den „potentiellen Raum" (Winnicott, 1971d) füllen, in dem andernfalls Begierde und Furcht, Appetit und Völlegefühl, Liebe und Haß entstünden.

Diese Verkennungen, die der Abwehr der Angst vor dem Nicht-Wissen dienen, stellen eine weniger extreme Form der Entfremdung von affektiver Erfahrung dar als „Alexithymie" (Nemiah, 1977), Zustände der „Nicht-Erfahrung" (Ogden,

1980, 1982b) und „affektentleerte" Zustände (McDougall, 1984), worin potentielle Gefühle und Phantasien aus der psychischen Sphäre ausgeschlossen werden. Es handelt sich dabei auch nicht um eine psychische Katastrophe vom Ausmaß einer schizophrenen Fragmentierung, bei der nur äußerst wenig von einem Selbst vorhanden ist, das die gewöhnlich die Erfahrung bildenden inneren und äußeren Stimuli schaffen, formen und organisieren kann. Die Patienten, auf die ich mich konzentrieren werde, haben die Fähigkeit, das Gefühl eines Selbst zu entwickeln, das ausreichend integriert und ausreichend begrenzt ist, um ihnen das Wissen zu ermöglichen, daß sie nicht wissen. Das heißt, es handelt sich dabei um Patienten, die sowohl in der Lage sind, die Anfänge von Gefühlen der Konfusion, Leere, Verzweiflung und Panik zu erfahren als auch eine Abwehr gegen diese beginnenden Gefühle zu mobilisieren.

Wir werden in der Folge erörtern, wie sich im Verlauf der Entwicklung des Kleinkindes im Kontext des Umgangs mit den Bedürfnissen durch das Mutter-Kind-Paar das Gefühl eines Selbst herausbildet. Wenn die Mutter sich ihre eigenen Wünsche und Ängste hinreichend eingestehen kann, wird sie sich weniger vor den von ihrem Kind erzeugten Spannungszuständen fürchten, die gerade im Begriff sind, sich zu Gefühlen zu entwickeln. Ist die Mutter in der Lage, die Spannung des Kindes längere Zeit zu ertragen, dann wird es ihr möglich sein, einen gegebenen Spannungszustand als einen Ausdruck dafür zu akzeptieren, daß das Kind lebt.

Einige Anmerkungen zur Theorie

Die Entwicklung des Konzepts der Verkennungen des eigenen inneren Zustands ist in gewissem Sinn synonym mit der Entwicklung der psychoanalytischen Theorie. Einer der Eckpfeiler, auf den Freud seine Theorie der Bedeutung psychischer Vorgänge gestellt hat, ist die Idee, daß man mehr weiß, als man denkt. Die Schaffung psychischer Abwehrmechanismen kann man als Organisation systematischer Verkennungen (z. B., es ist nicht mein Zorn, den ich fürchte, es ist deiner) sehen. Freud (1911b) erforschte bei seiner Diskussion der Fallgeschichte Schreber die Idee, daß die Psychose mit einer Verkennung des eigenen inneren Zustandes zusammenhängt, der äußeren Objekten zugeschrieben wird.

Es würde den Rahmen dieses Kapitels sprengen, auf die überaus zahlreichen Beiträge zur Frage der psychischen Verkennung und der damit verbundenen Abwehrmechanismen einzugehen oder sie auch nur aufzulisten. Auf den folgenden Seiten möchte ich jedoch in aller Kürze einige von französischen und britischen psychoanalytischen Denkern entwickelte Konzepte besprechen, die für die in diesem Kapitel entwickelten Ideen von besonderer Relevanz sind.

Lacan (1948) glaubte, daß Freud in seinen späteren Arbeiten „plötzlich nicht in der Lage scheint, die Existenz all dessen zu erkennen, was das Ich vernachlässigt, ausblendet, in den Empfindungen mißdeutet" (S. 22). Lacans (1953) Verständnis des Ich als psychischem Agens der *méconnaissance* (der Verkennung) leitet sich von seiner Konzeption der Positionierung des Ich in Beziehung sowohl zur Sprache als auch zu der imaginären und symbolischen Ordnung des Erlebens ab. Der Bereich des Imaginären ist jener der vitalen, unvermittelten, gelebten Erfahrung. In diesem Bereich gibt es keinen Raum zwischen einem selbst und der eigenen Erfahrung. Durch den Erwerb der Sprache wird es dem Individuum möglich, zwischen dem Selbst als interpretierendem Subjekt und der eigenen gelebten Erfahrung zu vermitteln. Da die Sprache und die Kette von Bedeutungsträgern, die die Sprache ausmachen, jedem Individuum vorausgeht, hat das gesamte Register der uns durch die Sprache zugänglich gemachten Symbole nichts mit uns als Individuen zu tun. Wir schaffen die Symbole nicht, die wir benutzen; wir ererben sie. Als Folge davon stellt die Sprache die Einzigartigkeit unserer gelebten Erfahrung nicht richtig dar: „Sie [die Sprache] ist anfällig für jede Entfremdung oder Lüge, sei sie vorsätzlich oder nicht, für alle Verzerrungen, die gerade in den Prinzipien der ‚symbolischen', konventionellen Dimension des Gruppenlebens eingeschrieben sind" (Lemaire, 1970, S. 57).

Indem wir ein Subjekt werden, das fähig ist, Symbole zu verwenden, um unsere Erfahrung zu interpretieren und wir nicht einfach in unserer gelebten sensorischen Erfahrung gefangen bleiben, tauschen wir eine Form des Gefangenseins gegen eine andere aus. Wir erwerben menschliche Subjektivität um den Preis tiefer Entfremdung von unserer unmittelbaren sensorischen Erfahrung (die jetzt durch die von uns zu ihrer Benennung verwendeten Symbole verzerrt und entstellt ist). Auf diese Weise lassen wir uns unwissentlich auf eine Form der Selbsttäuschung ein, indem wir für uns selbst die Illusion schaffen, daß wir unsere Erfahrung durch die Sprache ausdrücken, während wir nach Meinung Lacans in Wirklichkeit Dinge falsch benennen und unserer Erfahrung entfremdet werden.

Joyce McDougall, die Wesentliches zum psychoanalytischen Dialog in Frankreich beigetragen hat, diskutierte ihre Arbeit mit Patienten, von denen es schien, daß sie „sich über das Wesen ihrer affektiven Reaktionen in keiner Weise bewußt waren [und daher auch die Analytikerin im Unbewußten darüber ließen]" (1984, S. 388). McDougall versteht dieses Phänomen als Ausbreitung eines potentiellen Affektes in eine Vielzahl süchtig machender Handlungen wie Drogenmißbrauch, zwanghafte Sexualität, Bulimie, „unbeabsichtigte" Verletzungen und interpersonelle Krisen. Solche süchtig machenden Aktivitäten werden als zwanghafte Möglichkeit verstanden, sich gegen Ängste auf psychotischer Ebene zu verteidigen. Wenn die defensive Verwendung eines Affekts, der die Handlung ausbreitet, überstrapaziert wird, kommt es beim Individuum zu psychosomatischer Ausstoßung und „psychosomatischer Fehlinterpretation" (McDougall, 1989) von Ereignissen im psychischen Bereich. Unter solchen Umständen wird etwas, das zu einer symbolisch dargestellten affektiven Erfahrung werden hätte können, in den Bereich des Physiologischen abgeschoben und wird vom Bereich der bewußten und unbewußten psychischen Repräsentationen getrennt.

Eine solche Konzeption der Destruktion nicht nur psychischer Bedeutung, sondern auch des Apparates, der psychische Bedeutung schafft, stellt eine Weiterentwicklung der Arbeit von Wilfred Bion dar. Bion (1962) schlägt vor, daß es bei Schizophrenie (und in geringerem Maß bei allen Persönlichkeitsorganisationen) einen defensiven Angriff auf die psychischen Prozesse gibt, durch die der Erfahrung Bedeutung beigemessen wird. Dies stellt eine übergeordnete Abwehr dar, bei der psychische Schmerzen nicht nur durch defensive Bedeutungsänderungen (wie z. B. Projektion und Verschiebung) und interpersonale Ausstoßung von gefährdeten und gefährdenden inneren Objekten (projektive Identifikation) abgewehrt werden; zusätzlich werden die psychischen Prozesse, durch die die Bedeutung selbst geschaffen wird, angegriffen. Das Ergebnis ist ein Zustand der „Nicht-Erfahrung" (Ogden, 1980, 1982b), bei dem das Individuum teilweise in einem Zustand psychischer Leblosigkeit existiert – d. h., es gibt Abschnitte seiner Persönlichkeit, in denen selbst unbewußte Bedeutungen und Affekte nicht mehr ausgearbeitet werden.

In seinen Schriften entwickelte Winnicott das Konzept eines „potentiellen Raumes", in dem Selbsterfahrung geschaffen und erkannt wird (Winnicott, 1971d; siehe auch Ogden, 1985b, 1986). Der potentielle Raum ist der Ort, an dem das Objekt gleichzeitig geschaffen und entdeckt wird. D. h., das Objekt ist an diesem Ort gleichzeitig ein subjektives Objekt (ein in omnipotenter Weise geschaffenes Objekt) und ein objektiv wahrgenommenes Objekt (ein Objekt, das als außerhalb des Bereichs der eigenen Omnipotenz liegend erfahren wird). Die Frage des entweder – oder – ob das Objekt geschaffen oder entdeckt wurde – stellt sich nicht (Winnicott, 1951). Diese Frage ist einfach nicht Teil des emotionalen Sprachgutes dieses Erfahrungsbereichs. Wir bewegen uns weder durch diesen Geisteszustand hindurch, noch überwinden wir ihn. Es handelt sich nicht um eine Entwicklungsphase, sondern vielmehr um einen psychischen Raum zwischen Realität und Phantasie, der das ganze Leben hindurch erhalten bleibt. Es ist der Raum, in dem Spielen möglich ist; es ist der Raum, in dem wir im gewöhnlichsten Sinn des Wortes kreativ sind; es ist der Raum, in dem wir uns als lebend erfahren und als die Urheber unserer körperlichen Empfindungen, Gedanken, Gefühle und Wahrnehmungen. Wenn die Fähigkeit, potentiellen Raum zu schaffen, fehlt, ist man auf defensive Ersatzbildungen für die Erfahrung, am Leben zu sein, angewiesen (wie die Entwicklung der Persönlichkeitsorganisation eines Falschen Selbst [Winnicott, 1960b]).

Die von Winnicott (1974) beschriebene „Angst vor einem Zusammenbruch" stellt eine Form des Unvermögens, Erfahrung zu bilden, dar, bei der der Patient Angst hat, eine Katastrophe, die bereits stattgefunden hat, zum ersten Mal zu erleben. Das ganz frühe aus der Umwelt kommende Versagen, das die Katastrophe ausmachte, konnte zu dem damaligen Zeitpunkt nicht erlebt werden, denn es existierte noch kein Selbst, das dazu in der Lage gewesen wäre – d. h., das dazu fähig gewesen wäre, das Ereignis psychisch zu binden und zu integrieren, was jetzt dazu führt, daß der Patient für immer voll Angst seinen eigenen psychischen Zusammenbruch erwartet.

In diesem Kapitel behandle ich eine spezifische Facette des Phänomens der Entfremdung und Zerstörung von Erfahrung. Ich konzentriere mich auf die Angst, die mit der düsteren Bewußtheit verbunden ist, daß man nicht weiß, was man fühlt und daher nicht weiß, wer man ist. In diesem psychischen Zustand hat das Individuum weder Erfahrung psychosomatisch ausgegrenzt, noch frühe Erfahrung nicht psychisch verarbeitet und ist auch nicht in einen Zustand der „Nicht-Erfahrung" eingetreten. Die Patienten, deren Fallgeschichten hier besprochen werden, haben vielmehr häufig versucht, die Angst vor dem Nicht-Wissen mit Hilfe süchtig machender Handlungen abzuwehren, es ist ihnen das aber nicht zur Gänze gelungen. Die Form von Erfahrung, an der ich hier interessiert bin, ist eine, bei der das Individuum in ausreichendem Maße die Fähigkeit besitzt, einen Raum zu schaffen, in dem es so leben kann, daß es ihm möglich ist, zu wissen, daß es nicht weiß; es befreit sich niemals gänzlich von dieser schrecklichen Angst, so sehr es auch unbewußt versucht, sich selbst und den Analytiker dazu zu verlocken, sein systematisches Verkennen für echte Selbsterfahrung zu halten. Eine solche Erfahrung ist universell und manifestiert sich in einer großen Bandbreite von Formen, die die Persönlichkeitsorganisation des Individuums spiegeln.

Eine Entwicklungsperspektive

Zu Beginn ist die Beziehung des Kleinkindes mit seiner Mutter die Matrix innerhalb der psychische Spannung genügend lange aufrechterhalten wird, damit Bedeutungen geschaffen und Wünsche und Furcht erzeugt werden können. Zum Beispiel ist das, was einmal Hunger sein wird, anfangs nur ein physiologisches Geschehen (ein gewisser, durch Gruppen von Neuronen im Hirn angezeigter Blutzuckerspiegel). Dieses biologische Ereignis wird im Kontext der unbewußten und bewußten Reaktionen der Mutter auf das Kind zur Erfahrung von Hunger und Begehren (Appetit): Durch ihr Halten, Berühren, Stillen, Wiegen und Schaukeln des Kindes, ihre weitere Beschäftigung mit ihm, die ihr Verständnis (ihre bewußte und unbewußte Resonanz) für das Kind (Winnicott, 1967b) widerspiegeln. Ein solches Verstehen und solche Betreuungstätigkeiten sind die Folge einer entscheidenden, von der Mutter bereitgestellten psychischen Funktion: Es ist der psychische Prozeß, durch den die Mutter versucht, auf eine Art und Weise auf ihr Kind einzugehen, die den inneren Zustand des Kindes „richtig benennt" (oder ihm die richtige Form gibt).

Die Arbeiten von Bick (1968), Meltzer (1975) und Tustin (1981, 1986) haben der analytischen Theorie einen Weg bereitet, die früheste Organisation von Erfahrung in gefühlsdominierte Formen zu konzeptualisieren, einschließlich autistischer Formen („gefühlter Formen" [Tustin, 1984]) und autistischer Objekte (Tustin, 1980). In der Entwicklung des „normalen Autismus" (die ich als Weiterentwicklung der *autistisch-berührenden Position*) [siehe Kapitel 2 und 3] bezeichnet habe, erreicht das Kind im Kontext der Mutter-Kind-Beziehung den frühesten Sinn für Begrenzung, das Gefühl, einen Ort (genauer: eine Oberfläche) zu haben (zu sein), an dem die eigene Erfahrung stattfindet und sich ein Gefühl der Ordnung und eines Containments bildet.

In der frühesten Mutter-Kind-Beziehung muß die Mutter in der Lage sein, sich selbst in die sensorische Welt des Kindes zu versenken, während sie sich gestattet, in relative Formlosigkeit zu „deintegrieren". Dies stellt die sensorische Ebene primitiver Empathie dar. Die Mutter läßt es zu, daß ihre Identität als Person und als Mutter „sich verflüssigt" (Seale, 1987) und zwar auf eine Weise, die mit dem inneren Zustand des Kleinkindes parallel läuft. Diese „De-Integration" (Fordham, 1977) wird von der Mutter nicht als Desintegration erfahren, wenn sie in der Lage ist, für sich selbst eine generative dialektische Spannung zwischen dem Formlosen und dem Geformten, dem Primitiven und dem Reifen, dem Geheimnisvollen und dem Vertrauten, dem Geschehnis, zum ersten Mal Mutter zu werden und der Erfahrung, „bereits vorher dagewesen zu sein" (in ihrer Identifikation mit Facetten ihrer Erfahrung mit ihrer eigenen Mutter) zu schaffen. Auf diese Weise hilft die Mutter dem Kind, die Erfahrung von Form, Begrenzung, Rhythmus, kantigen Rändern, Härte, Weichheit etc. zu vermitteln.

Mutter und Kind müssen versuchen, mit den Belastungen fertig zu werden, die sich aus der sehr unpräzisen Methode des „Versuchs-und-Irrtums" ergeben, mit deren Hilfe jeder versucht, den anderen „kennenzulernen". Die Bemühungen der Mutter, ihr Kind zu verstehen, auf jede mögliche Art und Weise für sein Wohlbefinden zu sorgen und mit ihm zu interagieren, führen unausweichlich zu einer narzißtischen Verletzung der Mutter, da sie oft nicht genau weiß, was das Baby braucht und ob es, selbst wenn sie herausfinden kann, was es „will", in ihrer Kraft liegt, das bereitzustellen. Winnicotts (1974) Verwendung des Wortes *Agonien* zur Bezeichnung infantiler Ängste kann man mit gutem Recht auch auf die Schmerzen der Mutter bei ihrer Erfahrung des Nicht-Wissens übertragen.

Die Strukturalisierung der Verkennung

Die frühe Beziehung, die im analytischen Setting von zentralem Interesse ist, ist nicht die zwischen Mutter und Kind, sondern jene zwischen dem inneren Mutterobjekt und dem inneren Kindobjekt. Diese innere Objektbeziehung manifestiert sich in den Übertragungs-Gegenübertragungsphänomenen, die das analytische Drama bilden. Eine Mutter-Kind-Beziehung kann im analytischen Setting niemals direkt beobachtet werden, selbst wenn es sich bei der Patientin um eine Mutter handelt, die die gegenwärtigen Erfahrungen mit ihrem Kind beschreibt. Was wir statt dessen in der Analyse beobachten und zum Teil erfahren, ist eine Spiegelung innerer Objektbeziehungen (unserer eigenen, der des Patienten und eines Zusammenspiels zwischen den beiden). Wenn ich daher von der inneren Beziehung zwischen Mutter und Kleinkind spreche, darf nicht vergessen werden, daß die Patientin sowohl Mutter als auch Kind ist. Das ist deshalb so, weil die innere Objektbeziehung aus einer Beziehung zwischen zwei unbewußten Aspekten der Patientin besteht, einem, der mit dem Selbst identifiziert ist und einem anderen, der mit dem Objekt in der ursprünglichen Beziehung (Ogden, 1983) identifiziert ist. Wie autonom der Patientin auch ein inneres Objekt erscheinen mag, es kann kein eigenes Leben haben außer dem, das es von dem Aspekt des Selbst ableitet, der in diese Identifikation involviert ist. Im folgenden beschreibe ich eine Reihe von pathologischen inneren Mutter-Kind-Beziehungen, in denen die Patientin sowohl Mutter wie auch Kind ist, die falsch Benennende wie auch die falsch Benannte, die Verwirrte und die Verwirrende.

Das innere Objekt Mutter mag sich gegen das Gefühl des Nicht-Wissens mit Hilfe zwanghafter Abwehrmechanismen absichern, indem sie sich beispielsweise auf zeitlich streng geregelte (symbolische) Fütterungen des inneren Objekt Kindes verläßt. Auf diese Weise beruft sich die Mutter (in dieser inneren Objektbeziehung) auf einen unpersönlichen äußeren Befehl (die Uhr), um Hunger falsch benennen zu können. Auf das Kind reagiert sie, als ob es alle vier Stunden gestillt würde und als ob es zwischen den „fahrplanmäßig" festgelegten Fütterungen nicht hungrig wäre. Ein solch falsches Benennen erzeugt im Kind Verwirrung wie auch ein Gefühl, daß Hunger ein Geschehen ist, das von außen erzeugt wird. Im Extremfall wird dieser Abwehrmechanismus gegen das Nicht-Wissen ein wahnhafter, verfolgender autoritärer Ersatz des absoluten Wissens der Mutter, daß das Kind ein Potential hat, seine eigenen Gedanken, Gefühle und Empfindungen zu schaffen.

Mütter, die diese Art innerer Objektbeziehung in den aktuellen Beziehungen zu ihren eigenen Kindern inszenieren, haben nicht selten eine Tendenz zum „Psychologisieren" und unterbreiten verbale Interpretationen der unbewußten Gefühlszustände ihrer Kinder. Zum Beispiel sagte eine Mutter, die sich in Analyse befand, zu ihrem 7jährigen Kind, daß es, obwohl es behauptete, beim Lesenlernen sein Bestes zu geben, in Wahrheit auf sie zornig wäre und sich nicht anstrengte, da es genau wüßte, wie es sie auf die Palme bringen könnte. Solche „Interpretationen" können natürlich zum Teil zutreffend sein (aufgrund der universalen Präsenz solch unbewußter Gefühle wie Zorn, Eifersucht und Neid in einer Mutter-Kind-Beziehung); in den überwiegenden Fällen bewirken solche Bemerkungen allerdings ein falsches Benennen des inneren Zustandes des Kindes. Durch eine solche Interpretation wird im Kind das Gefühl ausgelöst, daß es keine

Ahnung hat, was es wirklich fühlt und daß nur seine Mutter fähig ist, das zu wissen. Das Verhalten dieser Patientin gegenüber ihrem Kind stellte eine Inszenierung einer inneren Objektbeziehung dar, die von ihrer eigenen Erfahrung mit einer Mutter hergeleitet war, die sich bei der Verkennung der kindlichen Gefühlszustände der Patientin fundamentalistischer religiöser Dogmen bedient hatte. Wenn sich eine solche Beziehung in der inneren Objektwelt eines Patienten etabliert, wird die Rolle dieser Art von innererem Mutterobjekt auf den Analytiker projiziert. Das führt schließlich dazu, daß der Patient das analytische Setting als extrem gefährlich und autoritär erfährt und daß er damit rechnet, daß der Analytiker seine Charakterstruktur (die Charakterstruktur des Patienten) auseinandernehmen wird (einschließlich seiner bewußten Selbsterfahrung) und die beschämende Wahrheit hinsichtlich seiner unbewußten Gedanken und Gefühle „interpretieren" wird.

Der Analytiker mag unwissentlich (als unbewußter Teilnehmer an der projektiven Identifikation des Patienten) dazu verleitet werden, die Rolle eines solchen autoritären inneren Mutterobjektes zu übernehmen (vgl. Ogden, 1982b). Unter solchen Umständen könnte der Analytiker beobachten, daß er „aktiver" und „gründlicher" interpretiert als üblich. Er mag zu der Ansicht kommen, daß die Analyse „festsitzt" und er mag über der schlechten Aussicht, daß der Patient jemals zu einer sinnvollen Einsicht kommt, verzweifeln. Der Analytiker mag rationalisieren, daß er sich dem Patienten gegenüber „schulmeisterlicher" zu verhalten habe, um ihm vorzuführen, was es heißt, „reflektierend und mit Tiefgang zu denken". Oder er kann sich dazu bewegt fühlen, eine Methode analytischen Denkens zu verfolgen, die von seiner „psychoanalytischen Schule" vertreten wird oder auf einer Idee von etwas basiert, das er vor kurzem gelesen hat. Sich auf eine analytische Ideologie zu verlassen ist eine gebräuchliche Methode, mit der Analytiker ihre Angst des Nicht-Wissens abwehren.

Balint (1968) hat vorgeschlagen, daß die Kleinsche Technik der „konsequenten Interpretation" ein Ausagieren der

Gegenübertragung der Rolle eines allwissenden inneren Objekts darstellt. Aus der Perspektive der in diesem Kapitel untersuchten Ideen stellt die unbewußte Identifikation des Analytikers mit der allwissenden Inneren-Objekt-Mutter eine Form der Abwehr gegen die Angst vor dem Nicht-Wissens, was es ist, das der Patient erwartet, dar. (Offensichtlich ist dies so, ob der Analytiker nun Kleinianer ist oder nicht.) Die innere Version, die der Patient von einer frühen Objektbeziehung hat, wird auf diese Weise im analytischen Setting nachgebildet und dies hat, wenn sie nicht in der Gegenübertragung und in der Übertragung analysiert wird, zur Folge, daß die unbewußte Überzeugung des Patienten bestärkt wird, daß es angesichts der Konfusion darüber, was er erlebt und wer er ist, nötig ist, omnipotente Ersatzbildungen zu benutzen.

Kandidaten der Psychoanalyse und andere in Ausbildung befindliche Psychotherapeuten benutzen oft diesen Typus unbewußter Identifikation mit einem omnipotenten inneren Objekt (z. B. mit einer idealisierten Version ihres eigenen Analytikers). Diese Identifikation dient als Abwehr gegen die Angst, daß der zukünftige Analytiker sich nicht als Analytiker fühlt, wenn er mit seinen Patienten ist. Searles (1987) hat über seine eigene Erfahrung während seiner Krankenhauspraxis als psychiatrischer Assistent berichtet, wo er sich im Gespräch mit seinen Patienten manchmal „aufrichtete", indem er ihnen in autoritärer Weise Interpretationen anbot, die ihm nur Stunden zuvor sein Analytiker gegeben hatte. Jahrzehnte später wurde ihm bewußt, daß er seinen eigenen Analytiker (genauer: seinen eigenen Internen-Objekt-Analytiker) genauso gestützt und von Selbstzweifeln erfüllt erlebt hatte. Diese Ebene eines tieferen Verständnisses spiegelt die Art, in der das allwissende innere Objekt als Ersatzbildung dient, die eine zugrundeliegende Verwirrung darüber kaschiert, wer man selbst ist und wer das Objekt.

Patienten können auch in die Rolle des allwissenden inneren Mutterobjekts schlüpfen, indem sie solche Dinge wie das hin und her Rutschen des Analytikers in seinem Stuhl als seine

Angst, seine sexuelle Erregung, seinen Zorn etc. kontrollierend interpretieren. Wenn der Analytiker dieser Form der „Interpretation" (die sich von einer Anklage nicht unterscheidet) ununterbrochen ausgesetzt wird, kann es vorkommen, daß er sich unbewußt mit dem inneren Kindobjekt (innerhalb des Patienten) identifiziert, das einer kontinuierlichen falschen Benennung seines inneren Zustands ausgesetzt ist. Eine unter solchen Umständen im Analytiker aufsteigende Angst kann ihn zu einer Form des Ausagierens der Gegenübertragung bringen, bei der er versucht, „dem Patienten beim Realitätstesten beizustehen", indem er dem Patienten gegenüber leugnet, daß er (der Analytiker) in Übereinstimmung mit den Interpretationen des Patienten fühlt oder handelt.

Eine zweite Form der Abwehr gegen die Angst des Nicht-Wissens, wie man den Gefühlszustand des Inneren-Objekt-Kindes verstehen kann, ist die unbewußte Bemühung von seiten des Patienten, zu handeln als ob er wüßte, was das Innere-Objekt-Kind erfährt. Auf diese Weise schafft er eine Ersatzbildung für das Gefühl, überhaupt nicht mehr zu wissen, wie er seine Fähigkeiten zum Verständnis und zum Umgang mit dem Inneren-Objekt-Kind einsetzen kann. Ein sich Verlassen auf ein solches Instrumentarium von Abwehrmechanismen kann zu einer eher stereotypen Form der Selbstkenntnis führen. Eine Mutter beschrieb während ihrer Analyse ihre Versuche, Mutter zu sein, indem sie in Büchern und im Fernsehen porträtierte Mütter imitierte, ihre Freundinnen, die Mütter waren, und indem sie auch die Art und Weise nachahmte, wie sie selbst vom Analytiker behandelt wurde. Sie nahm an jeder Veranstaltung der Eltern-Lehrer-Vertretung und des Wölfling-Clubs der Pfadfinder teil, organisierte Schwimm-, Tennis- und Musikstunden, backte gewissenhaft Kürbispasteten zum Erntedankfest und Dörrobstkuchen zu Weihnachten etc. Das schizophrene Kind einer anderen, ähnlichen Mutter sagte zu seiner Mutter: „Du warst ganz wie eine Mutter zu mir." Solche Mütter sind „Ganz-wie"-Mütter, erleben sich selbst jedoch nicht als Mütter (und werden auch von ihren Kindern nicht als Mütter erlebt). Die Selbstachtung solcher Mütter ist schwach; diese Frauen kollabieren häufig in eine Depression oder in einen schizoiden Rückzug, wenn sie emotional erschöpft sind von ihren Bemühungen, einen psychischen Zustand zu imitieren, dem sie sich gänzlich entfremdet fühlen.

Dr. M., ein 30jähriger Psychologe, bildete im Verlauf seiner Analyse eine Übertragung-Gegenübertragungs-Externalisierung einer inneren Objektbeziehung, wie sie gerade beschrieben wurde. Während der ersten zwei Jahre zweifelte ich häufig am Wert der Analyse, obwohl alles gut voranzugehen schien. Im dritten Jahr begann der Patient ironisch von mir als „dem perfekten Analytiker" zu sprechen. Er beschrieb, wie er von allen seinen Kollegen für sein ungewöhnliches Glück, mit mir arbeiten zu können, beneidet wurde. Erst vor kurzer Zeit hatte er begonnen, sich seiner festen Überzeugung bewußt zu werden, daß wir beide bei der Bemühung, unser Wissen um meine Plattheit und extreme emotionale Distanz zu verbergen, in einer Art geheimer Absprache handelten. Dr. M. erzählte einen Traum, in dem er das College abgeschlossen hatte, aber ein vollständiger Analphabet geblieben war. Im Traum war der Patient nicht in der Lage zu arbeiten, da er nicht lesen konnte; anderseits konnte er nicht zur Schule zurück aus Angst, seine Lehrer zu beschämen.

Dieser Traum stellte Dr. M.s aufkommendes Gefühl dar (das der unbewußte Kontext für die ganze Analyse gewesen war), daß er und ich diese Analyse nur pro forma machten. Schließlich würde er vorgeben müssen, „geheilt" zu sein, was bedeutete, daß er in absoluter Isolation, ohne die Hoffnung, jemals wieder das Gefühl einer echten Verbindung mit jemandem zu haben, leben würde. In diesem Fall erforderte die innere Objektbeziehung, die in der Übertragung-Gegenübertragung wiederbelebt wurde, die defensive Verwendung einer Illusion der Perfektion (das Verlassen auf Form als Ersatz für Inhalt) als Ersatz für die tatsächliche Arbeit des Analytikers und des Patienten, die ungeschickt und vage versuchten, miteinander zu sprechen.

Eine dritte Form der Abwehr gegen das schmerzliche Gefühl völliger Ratlosigkeit, das Erleben des inneren Kindobjekts betreffend, ist eine pathologische projektive Identifikation. Bei diesem Prozeß „kennt" man den andern, indem man ihn „in der Phantasie" mit seinen Gedanken, Gefühlen und Empfindungen besetzt und auf diese Weise das Problem der Äußerlichkeit (und Unberechenbarkeit) des anderen umgeht. Unter solchen Umständen mag eine Mutter, die ein inneres Drama in der Beziehung mit ihrem eigenen Kind in Szene setzt, sich dazu entschließen, ihr Kind stundenlang weinen zu lassen, weil sie „weiß", daß das Kind dermaßen tyrannisch ist (das sind die eigenen projizierten Gefühle der Mutter über sie selbst), daß es besonders wichtig ist, sich von einem solchen Baby-Hitler nicht schikanieren zu lassen. Unter diesen Umständen wehrt sich die Mutter nicht nur gegen die destruktive Kraft ihres eigenen tyrannischen inneren Kindobjekts, indem sie diese Gefühle in das tatsächliche Kind verlegt (und gleichzeitig eine unbewußte Beziehung mit diesem Teil ihrer inneren Objektwelt aufrechterhält); sie unterdrückt die Angst des Nicht-Wissens auch, indem sie das tatsächliche Kind als ein völlig bekanntes und vorhersagbares inneres Objekt erlebt, für das sie einen lange bestehenden, klar definierten Katalog von Abwehrmaßnahmen bereithält.

Man kann es in gewissem Sinn so sehen, daß die Übertragung im allgemeinen dazu dient, das unbekannte Objekt bekannt zu machen. Übertragung ist der Name, mit dem wir die Illusion benennen, daß das unbekannte Objekt bereits bekannt ist: Jede neue Objektbeziehung wird nach dem Bild vergangener Objektbeziehungen, mit denen man bereits vertraut ist, geformt. Das führt dazu, daß keine Begegnung als gänzlich neu erlebt wird. Übertragung schafft die Illusion, daß man bereits vorher da war. Ohne diese Illusion würden wir uns angesichts der Erfahrung mit einer neuen Person unerträglich nackt und unvorbereitet fühlen.

Affektverkennung: Eine klinische Illustration

Die 42jährige Frau R., die bereits beinahe drei Jahre in der Analyse war, unterbrach jedes Treffen mit Versuchen, mich mit Hilfe von Schmeicheleien, Überlistungsversuchen, Beschwörungen usw. dazu zu bringen, „[ihr] etwas Spezifisches" in der Form von Ratschlägen oder einer Einsicht zu geben. Sie hoffte, daß sie nach Verlassen meiner Praxis in der Lage sein werde, das, was ich ihr während des Treffens gegeben hatte, mit sich zu nehmen und in ihrem Leben außerhalb der Analyse anzuwenden. Wenn ich während einer ganzen Sitzung kein Wort sagte, betrachtete sie dieses Treffen als verlorene Zeit, da „nichts geschehen war". Frau R. reagierte auf jede Störung der analytischen Routine mit einer intensiven Zurschaustellung von Emotionen. Wenn ich zum Beispiel einige Minuten zu spät zum Beginn der Sitzung kam, konnte sie still weinen oder die ersten zehn bis fünfzehn Minuten in schweigendem Zorn vergehen lassen, um dann zu sagen, daß mein Zuspätkommen nur bedeuten könne, daß sie mir schnurzegal sei. Immer wieder wurde versucht, Inhalt und Intensität von Frau R.s Reaktionen zu analysieren. Sie brachte die gegenwärtige Gefühlspalette mit ihren Erlebnissen als Kind in Verbindung, als sie, wie es ihr schien, stundenlang auf ihre Mutter (eine Collegeprofessorin) gewartet hatte, während jene nach den Lehrveranstaltungen mit Studenten und Studentinnen sprach. Als die Patientin jedoch wiederholt auf dieses Bild ihres zornigen Wartens auf die Mutter zurückkam, war man, was das Material betraf, an einem toten Punkt angelangt. Ich sah, daß ich zunehmend verärgert wurde und mir kamen Phantasien in den Sinn, in denen ich sadistische Kommentare machte, wenn die Patientin als Reaktion auf eine Ankündigung einer Urlaubspause oder einer Terminverschiebung meinerseits (was selten geschah) zu weinen begann.

Am Ende des dritten Analysejahres kam ich einmal drei oder vier Minuten zu spät zum Beginn einer Sitzung. Frau R.

war sichtlich aus der Fassung, als ich sie im Wartezimmer antraf. Sie demonstrierte ihr gewohntes Verhaltensmuster, legte sich auf die Couch, kreuzte ihre Arme über der Brust und gab zehn Minuten lang keinen Ton von sich. Schließlich sagte sie, daß sie nicht wisse, warum sie die Analyse bei mir fortsetze. Ich müsse sie hassen, sonst würde ich sie nicht so lieblos behandeln. Ich fragte sie, ob sie in diesem Augenblick wirklich das Gefühl hätte, daß meine Verspätung eine Spiegelung der Tatsache sei, daß ich sie haßte. Sie antwortete aus einem Reflex heraus mit „ja", es war jedoch offensichtlich, daß sie von der Frage überrascht worden war. Nach einigen Minuten sagte sie, daß sie meine Verspätung in Wirklichkeit nicht gestört habe, auch wenn sie so getan habe als ob. Sie sagte, daß ihr ihr letztes Verhalten ein wenig als Schauspielerei erscheine, jedoch erst seit dem Zeitpunkt als ich ihr heute diese Frage gestellt hatte. Ich wies darauf hin, daß sie, indem sie vorgab, durch meine Verspätung demoralisiert zu sein, die Tatsache kaschierte, nicht zu wissen, was sie fühle.

In den folgenden Jahren, als die Analyse zunehmend einen authentischen Charakter gewann, war es möglich, eine Unmenge von Abwehrformen gegen die mit dem Gefühl des Nicht-Wissens verbundene Angst zu identifizieren. Die Patientin wurde sich klar darüber, daß ihre Bemühungen, eine Opernsängerin zu werden, stagnierten, da sie von Beginn ihrer Ausbildung an der Einübung verschiedener technischer Grundlagen aus dem Weg gegangen war. Sie konnte zu Beginn den Eindruck vermitteln, eine vollendete Sängerin zu sein, doch war es ihr nicht möglich, diesen Eindruck lange aufrechtzuerhalten. Die Unfähigkeit, mit ihrem Stimmtraining „von der Pike auf zu beginnen" und sich mit der Spannung des Nicht-Wissens abzufinden hatte Frau R.s Lernvermögen stark beeinträchtigt. Es war ihr eine Notwendigkeit gewesen, von Beginn an die Illusion zu erzeugen, schon weit fortgeschritten zu sein. Frau R. wurde auch bewußt, daß es ihr äußerst schwerfiel, ihre sensorische Erfahrung in zutreffender Weise zu identifizieren; das heißt beispielsweise zu wissen, ob sie zornig war oder ob sie körperliche Schmerzen empfand, in welchem Teil ihres Körpers der Schmerz seinen Ausgang nahm, ob eine gegebene Empfindung eine sexuelle Erregung oder das Bedürfnis zu urinieren spiegelte, ob sie hungrig war oder einsam etc.

Die Analyse konzentrierte sich dann auf Frau R.s Angst vor den „Zwischenräumen" in der Analysestunde, die zuvor durch das gefüllt worden waren, was sie „Schauspielerei" nannte oder durch ihr Flehen um etwas, das sie aus der Sitzung mit nach Hause nehmen konnte. Während der Phase der Arbeit, in der diese Angelegenheiten diskutiert wurden, begann Frau R. eine Sitzung mit der Aussage, daß sie sich weder künstlich erregen wolle, noch einen Wutanfall demonstrieren und es ihr daher schwerfalle zu wissen, was sie sagen solle. Später, während desselben Treffens, erzählte die Patientin folgenden Traum: Sie befand sich in der Ordination eines Zahnarztes, der zwei ihrer Backenzähne zog. Sie hatte nicht gewußt, daß er dies tun werde, hatte aber das Gefühl, daß sie ihm dazu irgendwie ihre Zustimmung gegeben hatte. Als er ihr die Zähne zeigte, machten sie den Eindruck von Musterexemplaren – sie waren perfekt geformt und hatten einen leuchtend weißen Zahnschmelz „wie aus einem Bilderbuch". Die Patientin fand es seltsam, daß sie keine Wurzeln hatten. Die Extraktion war nicht schmerzhaft gewesen und danach spürte sie anstelle von Schmerzen nur ein seltsam anmutendes Gefühl von leeren Zwischenräumen im hinteren Bereich der Mundhöhle. Die Löcher im Zahnfleisch schlossen sich rasch von selbst, ohne daß Stiche nötig waren. Mit Hilfe von Assoziationen war Frau R. in der Lage zu verstehen, daß die zwei Zähne zwei Spielarten ihres Verhaltens in der Analyse repräsentierten, von denen sie fühlte, daß sie sie aufzugeben im Begriffe war: die künstlichen Erregungen und die Wutanfälle. Sie sagte, daß ihr diese zwei Verhaltensweisen wie die Zähne als ein Verlust erschienen, der einen merkwürdigen Leerraum zurückließ. Außerdem war dieser Verlust ein Verlust von etwas, das nicht ganz real schien – wie „Bilderbuchzähne ohne

Wurzeln". Dieser Traum stellte den Beginn einer Phase der Analyse dar, bei der es der Patientin möglich wurde, ihr Angewiesensein auf Verkennungen als Abwehrmechanismus gegen die Erfahrung des Nicht-Wissens allmählich abzubauen.[1] Diese Verkennungen hatten den potentiellen Raum gefüllt, in dem beginnende Begierden und Ängste sich zu fühlbaren und benennbaren Gefühlen hätten entwickeln können.[2]

Verkennung als Dimension von Eßstörungen

Patienten, die an Eßstörungen leiden, einschließlich nervöser Anorexie und Bulimie berichten regelmäßig, daß ihr übermäßiges Essen oder ihre Weigerung zu essen mit Appetit nichts zu tun haben. Diese Patienten sind selten in der Lage, einen emotionalen/physiologischen Zustand herzustellen, den sie sinngemäß als Appetit, als Verlangen, Nahrung aufzunehmen erkennen. Die psychische Schwierigkeit, die der Unfähigkeit dieser Patienten, Appetit zu entwickeln, zugrunde liegt, beeinträchtigt beinahe jegliche Fähigkeit, Begierde zu entwickeln, einschließlich sexuellen Verlangens, Lernbegierde, Arbeitslust, des Verlangens, mit anderen Leuten zu sein und des Verlangens, allein zu sein.

---

[1] Der manifeste Inhalt dieses Traums läßt natürlich auf konflikthafte sexuelle und aggressive Bedeutungen schließen. Es war jedoch notwendig, zuerst die Erfahrung des Nicht-Wissens der Patientin dessen, was sie erlebte, zu analysieren, bevor es möglich wurde, den widersprüchlichen Inhalt dieser Erfahrung zu analysieren.

[2] Für den analytischen Prozeß ist es charakteristisch, daß jede Einsicht (jedes Erkennen) unmittelbar zum nächsten Widerstand (zur nächsten Verkennung) führt. Die Bewußtheit des Patienten um die Erfahrung des Nicht-Wissens und sein Verständnis davon stellen keine Ausnahme von diesem Prinzip dar. Immer wenn der Analysand seinen abgewehrten Zustand des Nicht-Wissens erkennt, wird das Gefühl der Verwirrung selbst im Dienst der Abwehr dessen, was der Patient bewußt und unbewußt weiß, aber nicht zu wissen wünscht, verwendet.

Im Verlauf meiner Arbeit mit an Eßstörungen leidenden Patienten schien mir die Idee immer einleuchtender, viele von diesen Patienten unter dem Gesichtspunkt zu betrachten, daß sie an einer Störung des Erkennens der Begierde litten. Ein wichtiger Aspekt der Erfahrung eines solchen Patienten ist seine unbewußte Angst davor, nicht zu wissen, was er begehrt. Dies bringt ihn dazu, die mit einer solchen Bewußtheit verbundene Panik abzuwehren, indem er sich verhält, als ob er Nahrung begehre. Der Patient mag dann zwanghaft (meist ritualistisch) essen und fühlt sich trotzdem niemals satt, da seine Nahrungsaufnahme nicht eine Reaktion auf eine Eßlust war. Vielmehr stellt das Essen einen Versuch dar, Nahrung zu verwenden, als ob sie das sei, was begehrt worden war, wobei das Individuum jedoch tatsächlich nicht weiß, was es heißt, Begierde zu fühlen. In einem solchen Fall verzehrte ein adoleszentes Mädchen in einem Zustand extremer, an Panik grenzender Angst mehrere Brotlaibe und zwei gekochte Hühner. Dies führte zu einer durch Überdehnung der Magenwände ausgelösten Behinderung der Blutzufuhr, die gangrenöse Veränderungen in ihrem Magen zur Folge hatte. Durch chirurgischen Eingriff mußten zwei Drittel ihres Magens entfernt werden. In der Vorwoche hatte das Mädchen ihrer Mutter erzählt, daß ihr alles farblos erscheine. Diese hatte darauf geantwortet, wenn einem im Herbst alles grau in grau erscheint, sei das etwas ganz Natürliches, das ginge jedem so.

Dieses junge Mädchen versuchte mit ihrer rasenden Esserei nicht einem Bedürfnis nachzukommen oder einer Begierde zu folgen; ihr Problem lag darin, daß sie keinen psychischen Raum schaffen konnte, in dem es möglich war, Bedürfnisse oder Begierden zu erzeugen. Die Patientin hatte daher in hohem Maße das Gefühl, daß sie bereits psychisch tot sei, und dieses Gefühl hatte sie in einen Zustand der Panik versetzt. Paradoxerweise wollte die Patientin ein Hungergefühl herstellen, indem sie voll Verzweiflung aß. Genauer gesagt aß sie, um die Illusion zu erzeugen, daß es ihr möglich wäre, ein Hungergefühl zu empfinden – als Beweis dafür, daß sie lebte.

Die frühe Beziehung zwischen der Patientin und ihrer Mutter war anscheinend durch die gleiche Angst, einen inneren Zustand der Patientin zu erkennen, gekennzeichnet, wie es sich in der Aussage der Mutter über die Allgegenwart des Gefühls des Grau-Seins, der Melancholie im Herbst, widerspiegelte. Die spärlichen Bedeutungsfragmente, die die Patientin ihrer eigenen Erfahrung zuschreiben konnte (in diesem Fall die Erfahrung einer farblosen, leblosen Depression) wurden in der Interaktion mit ihrer Mutter ihrer Bedeutung entleert (vgl. Bion, 1962). Die in einem inneren psychischen Raum geschaffenen Ansätze von Bedeutung wurden in eine universelle und daher unpersönliche Wahrheit umgewandelt. Dies hatte die Auswirkung, daß nicht nur die spärlichen geschaffenen Bedeutungsfragmente ausradiert wurden, sondern auch – und das war noch folgenschwerer – der innere psychische Raum, den es der Patientin (wenn auch nur in einer schwachen Dimension) herzustellen gelungen war.

Psychischer Wandel im Bereich von Erkennen und Verkennen

Es folgt ein Auszug aus der Analyse eines 46jährigen wissenschaftlichen Informatikers, der die Behandlung begann, ohne den Grund dafür zu wissen, warum er sich zu einer Therapie entschlossen hatte (zugleich schien er sich jedoch nicht darüber im klaren zu sein, daß er das nicht wußte). Während der Eingangsgespräche (bevor er die Couch zu benutzen begann), beschrieb Dr. L. Situationen, in denen ihm beklommen zumute war, z. B. während er darauf wartete, daß ihm in einem Restaurant ein Tisch zugewiesen wurde und bevor er Geschäftstelefonate abwickelte. Die Erklärungen, die der Patient für seine Unsicherheit in solchen Situationen vorbrachte, klangen wie wörtliche Auszüge aus seiner ausgedehnten Lektüre gemeinverständlicher Selbsthilfebücher.

Mit vierzig Jahren war Dr. L. international bekannt und

hatte aufgrund seiner Innovationen auf dem Gebiet der Computertechnologie ein beträchtliches Vermögen angehäuft. Obwohl der größte Teil seines Geldes auf sehr konservative Weise angelegt war, erschienen ihm sowohl seine finanzielle Situation wie auch sein Status als Forscher äußerst prekär. Diese Ängste brachten ihn dazu, daß er sich immer intensiver seiner Arbeit zuwandte. Erst nach sieben Monaten Analyse sagte er, daß er jede Nacht in einem Zustand extremer Angst erwachte. Er vermutete, daß diese Angst mit seiner Arbeit zusammenhing, war sich darüber aber nicht sicher, da es ihm nicht gelang, sich an seine Träume zu erinnern.

Es würde den Rahmen dieses Kapitels sprengen, die analytische Arbeit zu beschreiben, die dem folgenden psychischen Wandel zugrunde liegt. Ich möchte hier nur das Wesen psychischen Wandels auf dem Gebiet des Schaffens und Erkennens von Begierde veranschaulichen. Die folgende Beschreibung eines Traums, die Dr. L. zu Beginn des dritten Jahres der Analyse gab, ist die Illustration eines solchen Wandels.

Ich stand vor einem großen Haus und konnte durch die Fenster blickend an der Decke Risse ausmachen, die von dem Wasser herrührten, das durch das undichte Dach hereinsickerte. Zu meiner Überraschung kam der alte Mann, dem das Haus gehörte, heraus und lud mich ein, hineinzukommen und mit ihm zu plaudern. Er fragte mich, ob ich wußte, wer er sei. Ich wußte es nicht und sagte ihm das. Der alte Mann dankte mir dafür, daß ich die Wahrheit gesagt hatte. Er sagte mir, wer er war ... Ich kann mich nicht mehr an seinen Namen erinnern. Er erzählte mir, daß er in zwei Wochen sterben würde und all sein Geld mir vermachen möchte. Ich sagte, daß ich das Geld nicht wolle. Er hieß mich in das nächste Zimmer, das mit kostbaren alten Büchern ausstaffiert war und in dem sehr schöne antike Möbel standen. Er bot mir das ganze Haus an und alles, was darin war. Wieder sagte ich, daß ich es nicht wolle. Ich sagte ihm, ich könne dafür sorgen, daß die wasserdurchlässigen Stellen in Ordnung gebracht werden. Der alte Mann sagte, daß der abbröckelnde Anstrich Teil des Hauses sei, wie es ihm vertraut war, und daß er nicht wolle, daß daran etwas geändert werde. Ich sagte ihm, daß am Haus ein größerer Schaden entstehen könne. Der alte Mann war sehr ruhig und erklärte, daß er ein glückliches Leben gelebt habe, daß er in zwei Wochen sterben würde und daß das keine Rolle spiele.

Dr. L. sagte, daß er von diesem Traum mit einem Gefühl tiefer Zufriedenheit aufgewacht war, welches er mit Erinnerungen an seinen Großvater mütterlicherseits in Verbindung brachte. Dr. L. erzählte, wie sein Großvater im Alter von 85 liebevoll in seinem Garten gewerkt hatte, wie er an einem Tag Blumensamen gesät hatte, am nächsten Tag Samen für Kopfsalat, am dritten Tag wieder Blumensamen, diesmal für andere Blumen etc. Eines Tages sagte der Patient, der damals ungefähr sechs Jahre alt war, zu seinem Großvater, der gerade Blumensamen versäte: „Opa, erst gestern hast du gerade in dieser Reihe Karottensamen gesät." Darauf lachte der Großvater und sagte: „Bobby, das verstehst du nicht. Es kommt auf das Säen an und nicht auf das Wachsen."

Der Traum mit dem ungewöhnlichen alten Mann und dem Haus und die Assoziationen zu diesem Traum stellten eine stufenweise Änderung der vormaligen Affektverkennungen dar. Dr. L. sagte, daß es für ihn „läuternd" gewesen sei, sich im Traum als Person zu erleben, die in einer Sprache sprach, die „bis ins Innerste drang", im Gegensatz zu dem „Bullshit", mit dem er, wie es ihm schien, üblicherweise sein Leben füllte. „Ich wußte nicht, wer der alte Mann war und sagte das einfach. Ich spürte einen Schimmer von Versuchung, sein Geld und all seine anderen Schätze zu akzeptieren, aber ich wollte sein Geld wirklich nicht. Normalerweise hätte ich gedacht, daß es sein Geld war, das ich wollte. Ich kann mir vorstellen, mich so zu verhalten, daß er den Eindruck gehabt hätte, es war das, hinter dem ich her war.[3] Tatsächlich wollte ich einfach mit ihm sein. Der alte Mann und ich boten einan-

---

[3] Ich habe den Großteil des ersten Analysejahres benötigt, um der Art und Weise bewußt zu werden, mit der Dr. L. mich unbewußt in Verkennungen seines inneren Zustandes zu locken versuchte, und zwar, indem er diese falsch etikettierte, indem er mir ein irreführendes Bild von sich selbst und seinen Beziehungen vermittelte, wobei er wichtige Details unterschlug und mich so dazu brachte, daß ich glaubte, er wisse, was sich in einer zwischenmenschlichen Situation abspielte, was aber nicht zutraf etc.

der Dinge an, die der andere nicht wollte oder für die er keine Verwendung hatte. Was mir so viel bedeutete, war die Art, wie sich einer dem anderen erklärte. Ich spürte, wie all die Spannung in mir nachließ, als der alte Mann sagte, er habe in dem Haus, wie es war, gelebt und wolle nicht, daß man daran etwas verändere."

Im Laufe des Treffens wurde der Traum als eine Darstellung der Art und Weise verstanden, in der Dr. L. wünschte, daß wir beide miteinander sprechen konnten. Im Traum hatte sich der Patient in kurzer Zeit von seiner gewohnten Isolation befreit gefühlt, die aus einer Anhäufung von Schichten von falschen Benennungen und Verkennungen seines eigenen inneren Zustandes und dem des anderen resultierten.[4] Die defensiven inneren Verkennungen hatten es ihm unmöglich gemacht, zu fühlen, daß er von dem, was er anderen Menschen gegenüber fühlte (und diese ihm gegenüber) etwas verstand. Diese Verkennungen waren dafür verantwortlich, daß der Patient sich allein und von einem Selbst (und dem anderen) getrennt fühlte, das er nur dunkel kannte.

Im Verlauf der folgenden Monate der Analyse wurde es Dr. L. immer klarer, warum er überhaupt zu mir in die Analyse gekommen war und warum er die Analyse fortsetzte. Obwohl es ihm nicht bewußt war, hatte seine Beklommenheit, wenn er in Restaurants ging oder bevor er ein geschäftliches Telefongespräch führte, zum Teil die Antizipation der qualvollen Verwirrung und Einsamkeit gespiegelt, die er fühlen würde, wenn er mit Menschen sprach. Unbewußt erwartete

---

[4] Wenn das Individuum nicht in der Lage ist zu wissen, was es fühlt, ist es ihm auch nicht möglich zu wissen, was es ist, das der andere erlebt. Es ist dies nichts anderes, als eine andere Art, den Sachverhalt darzulegen, daß in der zur Diskussion stehenden inneren Objektbeziehung das Individuum sowohl inneres Mutterobjekt als auch inneres Kindobjekt ist, wobei beide Gegenstand der Verkennung wie auch Verkennende sind. Das Ergebnis ist ein Gefühl der Entfremdung vom anderen, die sowohl durch die Selbst- wie auch durch die Objektkomponente der inneren Objektbeziehung erfahren wird.

er, daß wieder einmal nur die Illusion da sein werde, daß zwei Menschen miteinander sprechen.

Allmählich stellte Dr. L. eine Verbindung zwischen der Palette der gerade besprochenen Gefühle und einem anhaltenden Gefühl der Isolation während seiner Kindheit her. Es schien ihm damals, daß das Handeln seiner Eltern einer Logik folgte, die er nicht nachvollziehen konnte. Im Verlauf der Analyse gelang es Dr. L. diese starken, aber zuvor gänzlich unbemerkten, im Hintergrund existierenden Gefühle aus der Kindheit wiederzuerleben und zu artikulieren. Bei der Besprechung dessen, was derzeit in seinem Leben vor sich ging, kam es immer wieder vor, daß der Patient Bemerkungen machte wie „Was soll das?" „Das ergibt doch keinen Sinn. Warum sieht das niemand?" „Was ist das für ein Unsinn?" „Gibt es denn niemanden, der wenigstens über ein bißchen gesunden Menschenverstand verfügt?" Solche Gefühle wurden zunehmend in der Übertragung erlebt, zum Beispiel im Zusammenhang mit meiner Strategie, dem Patienten Stunden, die er versäumt hatte, zu verrechnen. Diese Gefühle der Empörung hatten eine wichtige Abwehrfunktion: Für den Patienten war das Gefühl wichtig, besser als irgend jemand anders zu wissen, „wo es lang ging". Dadurch konnten die Gefühle des Patienten verborgen werden, daß er völlig verwirrt war und abgeschnitten von einem klar begründeten Sinn, was er fühlte, was er wollte oder warum er es wollte – und, noch wichtiger, was es in einem tiefliegenden und instinktivem Sinn bedeutete, Begierden und Ängste, die sich wie seine eigenen anfühlten, zu erfahren (und zu benennen).

Im weiteren Verlauf der Analyse erlebte mich der Patient zunehmend als auf beunruhigende Weise kaum existierend und beliebig formbar. Dr. L. fühlte sich während der Sitzungen ziemlich allein und sagte, die Bemühung, mit mir eine Beziehung zu unterhalten, gleiche einem „Versuch, ein Haus auf einem Fundament aus Gelee zu bauen". Ein Gefühl, daß er keine Ahnung hatte, wer ich war, ließ ihn nicht mehr los. Der Patient rief in mir (mit Hilfe von etwas, das ich später als projektive Identifikation verstand) ein Gefühl der Distanz hervor, wie ich es im Umgang mit Patienten selten erlebt hatte. Es schien ganz konkret so, als ob die Couch sehr weit von meinem Stuhl entfernt stehe. Ich fand es damals äußerst schwierig, mich auf das zu konzentrieren, was Dr. L. sagte. Das Gefühl der Isolation, das der Patient im Umgang mit mir hatte, wurde schließlich unter dem Aspekt seiner inneren Beziehung mit einer schizoiden Mutter, die „den Anschein erweckte, vorhanden zu sein, bis man bemerkte, daß sie unfähig war, zu denken" verstanden.

Zusammenfassung

In diesem Kapitel habe ich eine Palette von unbewußten, pathologischen inneren Objektbeziehungen erörtert, bei denen Verkennungen des Affekts eine zentrale Rolle spielen. Diese inneren Objektbeziehungen setzen jene zeitlose subjektive Erfahrung des Kindes unaufhörlich fort, in der die Mutter Schwierigkeiten hatte, die inneren Zustände des Kindes zu erkennen und darauf zu antworten. Innere Objektbeziehungen werden so verstanden, daß sie zwei unbewußte Aspekte des Ich miteinbeziehen, wobei einer mit dem Selbst identifiziert ist und der andere mit dem Objekt der ursprünglichen Objektbeziehung. Folglich ist der Patient in der zur Diskussion stehenden inneren Objektbeziehung sowohl Mutter als auch Kind, sowohl Gegenstand einer Verkennung als auch Verkennender. Im Kontext dieser inneren Beziehung erlebt der Patient Ängste, Entfremdung und Verzweiflung in Verbindung mit dem Gefühl des Nicht-Wissens, was es ist, das er fühlt oder wer er ist, wenn er überhaupt jemand ist. Ersatzbildungen werden benutzt, um die Illusion zu erzeugen, daß das Individuum weiß, was es fühlt. Beispiele solcher Ersatzbildungen enthalten nachfolgende Formen der Kontrolle der eigenen inneren und äußeren Objekte: zwanghafte, autoritäre und „Als-ob"-Formen sowie solche des Falschen Selbst und der projektiven Identifikation. Diese Ersatzbildungen helfen das Gefühl des Nicht-Wissens abzuwehren, haben aber auch den Effekt, den potentiellen Raum zu füllen, in dem Gefühlszustände (die man als seine eigenen erlebt) gedeihen können.

Im analytischen Setting werden innere Objektbeziehungen externalisiert und erhalten durch das Medium der Übertragung-Gegenübertragung intersubjektives Leben. Die analytische Arbeit an der Angst des Nicht-Wissens des eigenen inneren Zustandes und ihrer Abwehrmechanismen wurde an klinischen Beispielen veranschaulicht.

Literaturverzeichnis

Anthony, J. (1958). An experimental approach to the psychopathology of childhood: autism. *British Journal of Medical Psychology* 31:211–225.
Anzieu, D. (1970). Skin ego. In *Psychoanalysis in France,* S. 17–32. New York: International Universities Press, 1980.
Applegarth, A. (1985). A reconsideration of the Oedipal phase in the female. Presented at the meeting of the American Psychoanalytic Association, Denver, May.
Balint, M. (1955). Friendly expanses-horrid empty spaces. *International Journal of Psycho-Analysis* 36:225–241
— (1968). *The Basic Fault.* London: Tavistock.
Bibring, E. (1947). The so-called English School of psychoanalysis. *Psychoanalytic Quarterly* 16:69–93.
Bick, E. (1968). The experience of the skin in early object relations. *International Journal of Psycho-Analysis* 49: 484–486.
— (1986). Further considerations on the function of the skin in early object relations. *British Journal of Psychotherapy* 2:292–299.
Bion, W. R. (1957). Differentiation of the psychotic from the non-psychotic personalities. In *Second Thoughts,* S. 43–64. New York: Jason Aronson, 1967.
— (1959a). *Experiences in Groups.* New York: Basic Books.
— (1959b). Attacks on linking. *International Journal of Psycho-Analysis* 40:308–315.
— (1962). *Learning from Experience.* New York: Basic Books.
— (1963). *Elements of Psycho-Analysis.* London: Heinemann.
Bollas, C. (1979). The transformational object. *International Journal of Psycho-Analysis* 60:97–108.
Borges, J. L. (1960). Borges and I. In *Labyrinths,* S. 246–247. New York: New Directions, 1964.
Bower, T. G. R. (1977). The object in the world of the infant. *Scientific American* 225:30–48.
Boyer, L. B. (1971). Psychoanalytic technique in the treatment of characterological and schizophrenic disorders. *International Journal of Psycho-Analysis* 52:67–86.

(1983). *The Regressed Patient.* New York: Jason Aronson.
(1986). Persönliche Mitteilung.
(1987). Countertransference and technique in working with the regressed patient: further remarks. In *Master Clinicians on Treating the Regressed Patient,* ed. L. B. Boyer and P. L. Giovacchini. Northvale, NJ: Jason Aronson, 1989.

Boyer, L. B. and Giovacchini, P. L. (1967). *Psychoanalytic Treatment of Schizophrenic, Borderline and Characterological Disorders.* New York: Jason Aronson.

Brazelton, T. B. (1981). On Becoming a Familiy: *The Growth of Attachment.* New York: Delta/Seymour Lawrence.

Chassaguet-Smirgel, J. (1964). Feminine Guilt and the Oedipus complex. In *Female Sexuality,* ed. J. Chasseguet-Smirgel, S. 94–134. Ann Arbor: University of Michigan Press, 1970.

(1984a). The archaic matrix of the Oedipus complex. In *Sexuality and Mind. The Role of the Father and Mother in the Psyche,* S. 74–91. New York: New York University Press, 1986.

(1984b). *Creativity and Perversion.* New York: W. W. Norton.

Chodorow, N. (1978). *The Reproduction of Mothering: Psychoanalysis and the Sociology of Gender.* Berkeley: University of California Press.

Chomsky, N. (1957). *Syntactic Structures.* The Hague: Mouton.

(1968). *Language and Mind.* New York: Harcourt, Brace and World.

Eigen, M. (1985). Toward Bion's starting point: between catastrophe and faith. *International Journal of Psycho-analysis* 66:321–330.

Eimas, P. (1975). Speech perception in early infancy. In *Infant Perception: From Sensation to Cognition*, vol. 2, ed. L. B. Cohen and P. Salapatek, S. 193–228. New York: Academic Press.

Eliot, T. S. (1950). Letter to Helen Gardner. In *The Art of T. S. Eliot,* edited H. Gardner, S. 57. New York: E. P. Dutton.

Fairbairn, W. R. D. (1940). Schizoid factors in the personality. In *Psychoanalytic Studies of the Personality,* S. 3–27. Boston: Routledge and Kegan Paul, 1952.

(1941). A revised psychopathology of the psychoses and psychoneuroses. In *Psychoanalytic Studies of the Personality,* S. 28–58. Boston: Routledge and Kegan Paul, 1952.

(1943). The repression and the return of bad objects (with special reference to the „war neuroses"). In *Psychoanalytic Studies of the Personality.* S 59–81. Boston: Routledge and Kegan Paul, 1952.

(1944) Endopsychic structure considered in terms of object-relationships. In *Psychoanalytic Studies of the Personality,* S. 82–136. Boston: Routledge and Kegan Paul, 1952.

(1946). Object-relationships and dynamic structure. In *Psychoanalytic*

Studies of the Personality, S. 137–151. Boston: Routledge and Kegan Paul, 1952.
— (1952). *Psychoanalytic Studies of the Personality.* London: Routledge and Kegan Paul.
Fenichel, O. (1945). *The Psychoanalytic Theory of Neurosis.* New York: W. W. Norton.
Fordham, M. (1977). *Autism and the Self.* London: Heinemann.
Freud, S. (1897). *Briefe an Wilhelm Fließ.1887–1904.* Hg. v. J. M. Masson. Ffm 1986. Brief 142.
— (1905). Drei Abhandlungen zu Sexualtheorie. *Gesammelte Werke* 5:29–145.
— (1910). Über einen besonderen Typus der Objektwahl beim Manne. *Gesammelte Werke* 8:66–77.
— (1911a). Formulierungen über die zwei Prinzipien des psychischen Geschehens. *Gesammelte Werke* 8:230–238.
— (1911b). Psychoanalytische Bemerkungen über einen autobiographisch beschriebenen Fall von Paranoia (Dementia Paranoides). *Gesammelte Werke* 8:240–320.
— (1913). Zur Einleitung der Behandlung. *Gesammelte Werke* 8:454–478.
— (1916–17). Vorlesungen zur Einführung in die Psychoanalyse XXIII: Die Wege der Symptombildung. *Gesammelte Werke* 11:372–391.
— (1921). Massenpsychologie und Ich-Analyse. *Gesammelte Werke* 13:73–161.
— (1923). Das Ich und das Es. *Gesammelte Werke* 13:237–289.
— (1925). Einige psychische Folgen des anatomischen Geschlechtsunterschiedes. *Gesammelte Werke* 14:17–30.
— (1931). Über die weibliche Sexualität. *Gesammelte Werke* 14:515–537.
— (1933). Neue Folge der Vorlesungen zur Einführung in die Psychoanalyse: XXXIII. Die Weiblichkeit. *Gesammelte Werke* 15:119–145.
Gaddini, E. (1969). On imitation. *International Journal of Psycho-Analysis* 50:475–484.
— (1987) Notes on the mind-body question. *International Journal of Psycho-Analysis* 68:315–330.
Gaddini, R. (1978). Transitional object origins and the psycho-somatic symptom. In *Between Reality and Fantasy*, ed. S. E. Grolnick, L. Barkin, and W. Muensterberger, S. 109–131. New York: Jason Aronson.
— (1987). Early care and the roots of internalization. *International Review of Psycho-Analysis* 14:321–334.
Gaddini, R., and Gaddini, E. (1959). Rumination in infancy. In *Dynamic Psychopathology in Childhood*, ed. L. Jessner and E. Pavenstedt, S. 166–185. New York: Grune & Stratton.
Galenson, E., and Roiphe, H. (1974). The emergence of genital awareness during the second year of life. In *Sex and Differences in Behavior,*

ed. R. Friedman, R. Richart, and R. Vandeivides, S. 223–231. New York: Wiley.
Giovacchini, P. L. (1969). The influence of interpretation upon schizophrenic patients. *International Journal of Psycho-Analysis* 50:179–186.
— (1979). *Treatment of Primitive Mental States.* New York: Jason Aronson.
Goldberg, P. (1989). Actively seeking the holding environment. *Contemporary Psychoanalysis* 25:448–476.
Green, A. (1975). The analyst, symbolization, and absence in the analytic setting. (On changes in analytic practice and analytic experience). *International Journal of Psycho-Analysis* 56:1–22.
— (1983). The dead mother. In *On Private Madness,* S. 142–173. New York: International Universities Press, 1986.
Grotstein, J. (1978). Inner Space: its dimensions and its coordinates. *International Journal of Psycho-Analysis* 59:55–61.
— (1981) *Splitting and Projective Identification.* New York: Jason Aronson.
— (1983). A proposed revision of the psychoanalytic concept of primitive mental states: II. The borderline syndrome – Section I. Disorders of autistic safety and symbiotic relatedness. *Contemporary Psychoanalysis* 19:570–604.
— (1985). A proposed revision of the psychoanalytic concept of the death instinct. *Yearbook of Psychoanalysis and Psychotherapy* 1:299–326. Hillsdale, NJ: New Concept Press.
— (1987). Schizophrenia as a disorder of self-regulation and interactional regulation. Presented at the Boyer House Foundation Conference: The Regressed Patient, San Francisco, March 21.
Guntrip, H. (1961). *Personality Structure and Human Interaction.* New York: International Universities Press.
— (1969). *Schizoid Phenomena, Object Relations and the Self.* New York: International Universities Press.
Habermas, J. (1968). *Knowledge and Human Interests.* Trans.; J. Shapiro. Boston: Beacon Press, 1971.
Hegel, G. W. F. (1807). *Phenomenology of Spirit.* Trans., A. B. Miller. London: Oxford University Press, 1977.
Heimann, P. (1971). Re-evaluation of the Oedipus complex – the early stages. *International Journal of Psycho-Analysis* 33:84–92.
Horney, K. (1926). The flight from womanhood: the masculinity complex in women as viewed by men and by women. In *Feminine Psychology,* S. 54–70. New York: W. W. Norton, 1967.
Isaacs, S. (1952). The nature and function of phantasy. In *Developments in Psycho-Analysis,* ed. M. Klein, P. Heimann, S. Isaacs, and J. Rivière, S. 67–121. London: Hogarth Press.
Jacobson, E. (1964). *The Self and the Object World.* New York: International Universities Press.

Jones, E. (1953). Early Female Sexuality. *International Journal of Psycho-Analysis* 16:263–273.
Kanner, L. (1944). Early infantile autism. *Journal of Pediatrics* 25:211–217.
Kernberg, O. (1976). *Object Relations Theory and Clinical Psychoanalysis.* New York: Jason Aronson.
Klein, M. (1928). Early stages of the Oedipus conflict. *International Journal of Psycho-Analysis* 9:167–180.
— (1935). A contribution to the psychogenesis of manic-depressiv states. In *Contributions to Psycho-Analysis,* 1921–1945, S. 282–311. London: Hogarth Press.
— (1946). Notes on some schizoid mechanisms. In *Envy and Gratitude and Other Works, 1946–1963,* S. 1–24. New York: Delacorte, 1975.
— (1948). On the theory of anxiety and guilt. In *Envy and Gratitude and Other Works, 1946–1963,* S. 25–42. New York: Delacorte, 1975.
— (1952a). Mutual influences in the development of ego and id. In *Envy and Gratitude and Other Works, 1946–1963,* S. 57–60. New York: Delacorte, 1975.
— (1952b). Some theoretical conclusions regarding the emotional life of the infant. In *Envy and Gratitude and Other Works, 1946–1963,* S. 61–93. New York: Delacorte, 1975.
— (1955). On identification. In *Envy and Gratitude and Other Works, 1946–1963,* S. 141–175. New York: Delacorte, 1975.
— (1957). Envy and gratitude. In *Envy and Gratitude and Other Works, 1946–1963,* S. 176–234. New York: Delacorte, 1975.
— (1958). On the development of mental functioning. In *Envy and Gratitude and Other Works,* 1946–1963, S. 236–246. New York: Delacorte, 1975.
— (1975). *Envy and Gratitude and Other Works, 1946–1963.* New York: Delacorte.
Klein, S. (1980). Autistic phenomena in neurotic patients. *International Journal of Psycho-Analysis* 61:395–401.
Kohut, H. (1971). *The Analysis of the Self.* New York: International Universities Press.
Kojève, A. (1934–1935). *Introduction to the Reading of Hegel.* Trans., J. H. Nichols, Jr. Ithaca, NY: Cornell University Press, 1969.
Lacan, J. (1948). Aggressivity in psychoanalysis. In *Écrits,* S. 8–29. New York: W. W. Norton, 1977.
— (1953). The function and field of speech and language in psychoanalysis. In *Écrits,* S. 30–113. New York: W. W. Norton, 1977.
— (1956–1957). Les formations de l'inconscient. (Seminars summarized by J.-B. Pontalis.) *Bulletin de Psychologie.*
— (1958). The signification of the phallus. In *Écrits,* S. 281–291. New York: W. W. Norton, 1977.

Laplanche, J., and Pontalis, J.-B. (1967). *The Language of Psycho-Analysis.* Trans. D. Nicholson-Smith. New York: W. W. Norton, 1973.

Lemaire, A. (1970). *Jacques Lacan.* Trans. D. Macey. Boston: Routledge and Kegan Paul.

Leonard, M. (1966). Fathers and daughters: the significance of „fathering" in the psychosexual development of the girl. *International Journal of Psycho-Analysis* 47:325–334.

Lewin, B. (1950). *The Psychoanalysis of Elation.* New York: The Psychoanalytic Quarterly Press.

Little, M. (1958). On delusional transference (transference psychosis). *International Journal of Psycho-Analysis* 39: 134–138.

Loewald, H. (1979). The waning of the Oedipus complex. In *Papers on Psychoanalysis,* S. 384–404. New Haven: Yale University Press.

Mahler, M. (1952). On childhood psychoses and schizophrenia: autistic and symbiotic infantile psychoses. *Psychoanalytic Study of the Child* 7:286–305.

— (1968). *On Human Symbiosis and the Vicissitudes of Individuation.* Vol. 1. New York: International Universities Press.

Mayer, E. (1985). „Everybody must be just like me": observations on female castration anxiety. *International Journal of Psycho-Analysis* 66:331–348.

McDougall, J. (1974). The psychosoma and the psychoanalytic process. *International Review of Psycho-Analysis* 1:437–459.

— (1980). The primal scene and the perverse scenario. In *A Plea for a Measure of Abnormality,* S. 53–86. New York: International Universities Press.

— (1982). The staging of the irrepresentable: „A child is being eaten." In *Theaters of the Mind: Illusion and Truth on the Psychoanalytic Stage,* S. 81–106. New York: Basic Books, 1985.

— (1984). The „dis-affected" patient: reflections on affect pathology. *Psychoanalytic Quarterly* 53:386–409.

— (1986). Identifications, neoneeds, and neosexualities. *International Journal of Psycho-Analysis* 67:19–32.

— (1989). Persönliche Mitteilung.

McKee, B. (1969). Persönliche Mitteilung.

Meltzer, D. (1975). Adhesive identification. *Contemporary Psychoanalysis* 11:289–310.

— (1986). Discussion of Esther Bick's paper „Further considerations on the fundation of the skin in early object relations." *British Journal of Psychotherapy* 2:300–301.

Meltzer, D., Bremner, J., Hoxter, S., Weddell, D., and Wittenberg, I. (1975). *Explorations in Autism.* Perthshire, Scotland: Clunie Press.

Milner, M. (1969). *The Hands of the Living God.* London: Hogarth Press.
Nemiah, J. (1977). Alexithymia: a theoretical statement. *Psychotherapy and Psychosomatics* 28:199–206.
Ogden, T. (1979). On projective identification. *International Journal of Psycho-Analysis* 60:357–373.
— (1980). On the nature of schizophrenic conflict. *International Journal of Psycho-Analysis* 61:513–533.
— (1982a). Treatment of the schizophrenic state of nonexperience In *Technical Factors in the Treatment of the Severely Disturbed Patient*, ed. P. L. Giovacchini and L. B. Boyer, S. 217–260. New York: Jason Aronson.
— (1982b). *Projective Identification and Psychotherapeutic Technique.* New York: Jason Aronson.
— (1983). The concept of internal object relations. *International Journal of Psycho-Analysis* 64:181–198.
— (1984). Instinct, phantasy and psychological deep structure: a reinterpretation of aspects of the work of Melanie Klein. *Contemporary Psychoanalysis* 20:500–525.
— (1985a). The mother, the infant and the matrix: interpretations of aspects of Donald Winnicott. *Contemporary Psychoanalysis* 21:346–371.
— (1985b). On potential space. *International Journal of Psychoanalysis* 66:129–141.
— (1986). *The Matrix of the Mind: Object relations and the Psychoanalytic Dialogue.* Northvale, NJ: Jason Aronson.
Parens, H., Pollock, L., Stern, J., and Kramer, S. (1976). On the girls entry into the Oedipus complex. *Journal of the American Psychoanalytic Association* 24 (suppl): 79–107.
Rosenfeld, D. (1984). Hypochondrias, somatic delusion and body scheme in psychoanalytic practice. *International Journal of Psycho-Analysis* 65:377–388.
Sachs, L. (1977). Two cases of Oedipal conflict beginning at eighteen months. *International Journal of Psycho-Analysis* 58:57–66.
Sander, L. (1964). Adaptive relations in early mother-child interactions. *Journal of the American Academy of Child Psychiatry* 3:231–264.
Schafer, R. (1968). *Aspects of Internalization.* New York: International Universities Press.
— (1974). Problems in Freud's psychology of women. *Journal of the American Psychoanalytic Association* 22:459–485.
Seale, A. (1987). Persönliche Mitteilung.
Searles, H. (1959). Oedipal love in the countertransference. *International Journal of Psycho-Analysis* 40:180–190.
— (1960). *The Nonhuman Environment.* New York: International Universities Press.
— (1963). Transference psychosis in the psychotherapy of chronic schizo-

phrenia. In *Collected Papers on Schizophrenia and Related Subjects,* S. 654–716. New York: International Universities Press, 1965.

— (1966). *Collected Papers on Schizophrenia and Related Subjects.* New York: International Universities Press.

— (1979). Jealousy involving an internal object. In *Advances in Psychotherapy of the Borderline Patient,* ed. J. Le Boit and A. Capponi, S. 347–404. New York: Jason Aronson.

— (1982). Some aspects of separation and loss in psychoanalythic therapy with borderline patients. In *My Work with Borderline Patients,* S. 287–326. Northvale, NJ: Jason Aronson, 1986.

— (1987). Concerning unconscious identifications. In *Master Clinicians on Treating the Regressed Patient,* ed. L. B. Boyer and P. L. Giovacchini. Northvale, NJ: Jason Aronson, 1989.

Segal, H. (1957). Notes on symbol formation. *International Journal of Psycho-Analysis* 38:391–397.

Shapiro, S. (1984). The initial assessment of the patient: a psychoanalytic approach. *International Review of Psycho-Analysis* 11:11–25.

Sharpe, E. (1943). Cautionary tales. In *Collected Papers on Psycho-Analysis,* S. 170–180. London: Hogarth Press, 1950.

Spitz, R. (1965). *The First Year of Life.* New York: International Universities Press.

Stern, D. (1977). *The First Relationship: Infant and Mother.* Cambridge: Harvard University Press.

— (1983). The early development of schemas of self, other and „self with other." In *Reflections on Self Psychology,* ed. J. Lichtenberg and S. Kaplan, S. 49–84. Hillsdale, NJ: Analytic Press.

— (1985). *The Interpersonal World of the Infant.* New York: Basic Books.

Stoller, R. (1973). Symbiosis anxiety and the development of masculinity. Presented at the Fourth Annual Margaret S. Mahler Symposium, Philadelphia, May.

Trevarthan, C. (1979). Communication and cooperation in early infancy: a description of primary intersubjectivity. In *Before Speech,* ed. M. Bellowa. Cambridge: Cambridge University Press.

Tustin, F. (1972). *Autism and Childhood Psychosis.* London: Hogarth Press.

— (1980). Autistic objects. *International Review of Psycho-Analysis* 7:27–40.

— (1981). *Autistic States in Children.* Boston: Routledge and Kegan Paul.

— (1984). Autistic shapes. *International Review of Psycho-Analysis* 279–290.

— (1986). *Autistic Barriers in Neurotic Paients.* New Haven: Yale University Press, 1987.

Winnicott, D. W. (1949). *The Child, the Family and the Outside World.* Baltimore: Penguin Books, 1964.

— (1951). Transitional objects and transitional phenomena. In *Playing and Reality,* S. 1–25. New York: Basic Books, 1971.

(1952). Psychoses and child care. In *Through Paediatrics to Psycho-Analysis,* S. 219–228. New York: Basic Books, 1975.
(1954). The depressive position in normal development. In *Through Paediatrics to Psycho-Analysis,* S. 262–277. New York: Basic Books, 1975.
(1956). Primary maternal preoccupation. In *Through Paediatrics to Psycho-Analysis,* S. 300–305. New York: Basic Books, 1975.
(1958). The capacity to be alone. In *The Maturational Processes and the Facilitating Environment,* S. 29–36. New York: International Universities Press, 1965.
(1960a). The theory of the parent-infant relationship. In *The Maturational Processes and the Facilitating Environment,* S. 37–55. New York: International Universities Press, 1965.
(1960b). Ego disortion in terms and false self. In *The Maturational Process and the Facilitating Environment,* S. 140–152. New York: International Universities Press, 1965.
(1962). Ego integration in child development. In *The Maturational Processes and the Facilitating Environment,* S. 56–63. New York: International Universities Press, 1965.
(1963a). The development of the capacity for concern. In *The Maturational Processes and the Facilitating Environment,* S. 73–82. New York: International Universities Press, 1965.
(1963b). Communicating and not communicating leading to a study of certain opposites. In *The Maturational Processes and the Facilitating Environment,* S. 179–192. New York: International Universities Press, 1965.
(1965). Letter to Michael Fordham, 15 July 1965. In *The Spontaneous Gesture: Selected Letters of D. W. Winnicott,* ed. F. R. Rodman, S. 150–151. Cambridge: Harvard University Press, 1987.
(1967a). The location of cultural experience. In *Playing and Reality,* S. 95–103. New York: Basic Books, 1971.
(1967b). Mirror-role of mother and family in child development. In *Playing and Reality,* S. 111–118. New York: Basic Books, 1971.
(1968). The use of an object and relating through identifications. In *Playing and Reality,* S. 86–94. New York: Basic Books, 1971.
(1971a). *Playing and Reality.* New York: Basic Books.
(1971b). Playing: a theoretical statement. In *Playing and Reality,* S. 38–52. New York: Basic Books.
(1971c). Playing: creative activity and the search for the self. In *Playing and Reality,* S. 53–64. New York: Basic Books.
(1971d). The place where we live. In *Playing and Reality,* S. 104–110. New York: Basic Books.
(1974). Fear of breakdown. *International Review of Psycho-Analysis* 1:103–107.

Index

Abwehrmechanismen
  im autistisch-berührenden Modus 72–76
  im paranoid-schizoiden Modus 23
  manische 24 f.
  pathologische projektive Identifikation 213
  Spaltung *siehe* Spaltung
  und homosexuelle Objektwahl 126
  Verkennungen 199–225
  zwanghafte 69 f., 208 f.
Abwesenheit eines Dritten 167
Adhäsive Gleichsetzung 41 Anm.
Adhäsive Identifikation 41 Anm., 74
Agonien 207
Alexithymie 199
Allwissendes inneres Objekt 210 f.
Analytische Bedeutung 172–177
Analytische Erfahrung 10 f.
Analytischer Raum 190–192
Analytisches Gespräch 171–197
  psychische Spannung 177–183
Angst
  im autistisch-berührenden Modus 70–72
  dominierende Form der 16
  Angst erzeugendes Hinauszögern 75 f.
  und die Hautoberfläche 4
  Kastrations- 113, 116
  vor dem Nicht-Wissen 199–225
  und paranoid-schizoider Modus 19
  schizoide Angst 88 f.

Übertragungs- 8, 177
unbewußte 16
vor dem Nicht-Wissen
Ängstliches Fragen 192 f.
Anthony, J. 50, 57 Anm., 227
Anzieu, D. 50, 227
Applegarth, A. 116, 227
Ausagieren der Übertragung 182
Autismus
  normaler 52 f., 57 Anm., 206
  pathologischer *siehe* Pathologischer Autismus
Autistisch-berührende Position 4 f., 49–84
  und Begrenzung 206
  Internalisierung in der 76–80
Autistisch-berührender Modus 30–46
  Abwehrmechanismen im 72–76
  und Angst 70–72, 80–84
  und empfindungsdominierte Erfahrung 54–61
  und Gegenübertragung 45 f.
  und pathologischer Autismus 61–70
Autistische Formen 36–38, 43, 56–58
Autistische Objekte 36–39, 43, 58

Balint, M. 93, 187 Anm., 209 f., 227
Begierde
  Erkennen von 217 f.
  und die Illusion zu wissen 199
  und psychischer Wandel 220–224

Berührung von Oberflächen 33
Bibring, E. 148, 227
Bick, E. 10, 31, 40, 41 Anm., 49, 70, 205, 227
  über „Bildung einer zweiten Haut" 41, 73
  „Bildung einer zweiten Haut" 41 f., 73–75, 78
  pathologische 41 f.
  und Supervision 79 f.
  übliche Formen der 42
Bion, W. R. 4, 39, 39 Anm., 45 f., 108, 147, 199, 203, 219, 227
  Konzept des „Container" 2 Anm., 31
  „namenloses Grauen" 40
  über projektive Identifikation 26, 49
Bisexualität 140
Bollas, C. 53, 227
Borges, J. L. 9, 227
Begrenzung, 55 f.
Bower, T. G. R. 50, 53, 227
Boyer, L. B. 39, 43 Anm., 175, 227 f.
Brazelton, T. B. 50, 53, 228

Chasseguet-Smirgel, J. 112, 147 f., 228
Chodorow, N. 120, 153 Anm., 228
Chomsky, N. 147, 228
„Container"
  Konzept des 2 Anm., 31

Depressiver Modus
  Erleben im 11–18
  Hochschätzung des 29 f.
Dreiheit 153
  Abwesenheit von/Abwesenheit eines Dritten 167 f.

Endphase einer Analyse 191 Anm.
Eigen, M. 29 f., 228
Eigentliche Symbolbildung 11 f., 81
Eimas, P. 50, 53, 228

Einsamkeit 14
Ekzem bei Kindern 42
Eliot, T. S. 4, 85, 171, 228
Empathie 14, 17, 206
Entdeckung der „äußeren Welt" 117–119
Entwicklung der Frau 111–141
  und Geschlechtsidentität 139–141
  Kontext der 117–119
  ödipaler Roman 112–116
  Übergangsbeziehung 119–132
Erfahrung/Erleben
  im autistisch-berührenden Modus 30–46
  im depressiven Modus 11–18
  empfindungsdominierte(s) 54
  im paranoid-schizoiden Modus 18–30
  die primitive Organisation von 51
  sensorischer „Boden" von 46
  Struktur 9–47
Eßstörungen 217–219

Fairbairn, W. R. D. 4 f., 49, 82, 87 Anm., 90, 110, 147, 228 f.
  über libidinöses Ich 91, 92 Anm.
  über schizoide Angst 88
  „Schizoide Faktoren der Persönlichkeit" 85
  über Selbstverdammnis 124 Anm.
Fallgeschichte Schreber 201
Falsches Selbst 77, 90, 204, 224
Faulkner, W. 107 f.
Fenichel, O. 77, 229
Fliess, W. 143 Anm.
Fordham, M. 50, 78, 206, 229
„Formloses Grauen" 40, 43, 47

Gaddini, E. 50, 63, 70, 77, 77 Anm., 229
Gaddini, R. 50, 63, 229
Galenson, E. 148, 229 f.
Gegenübertragung(en)

Ausagieren der 109
negative 176
und allwissendes inneres Objekt 210
und autistisch-berührender Modus 45
und Übertragungsangst 187–190
und weibliche Therapeuten 135–138
Geschichte
Entstehen einer 194 f.–196
Geschichtlichkeit 13, 28, 46, 81, 194 Anm.
Geschlechtsidentität 139–141
Giovacchini, P. L. 39, 175, 230
Goldberg, P. 191, 230
Green, A. 121 f., 148, 155, 230
Grotstein, J. 23, 25, 46, 50, 72, 117, 230
„Grundregel(n)"
Boyer 43 Anm.
Freud 194
Shapiro 194
Guntrip, H. 89–92, 92 Anm., 230

Habermas, J. 88, 230
„Halten" bzw. „Gehaltenwerden" 35, 58
Hautoberfläche
und Angst 4
und Berührung 33 f.
sensorische Wahrnehmungen 36, 62
Hegel, G. W. F. 88, 230
Heimann, P. 148, 230
Hinauszögern einer Aufgabe 75 f.
Homosexualität 126, 126 Anm., 166, 193
Horney, K. 112, 230
Hunger 205, 208

Ich
körperliches 51
unbewußtes 91 f.
und Verkennung 201

Imitation 74, 76 f., 77 Anm., 79
Internalisierung 76–80
Interpretation
„auf tieferer Ebene" 136
„konsequente" 209 f.
durch Mütter 208
Nutzbarmachung von 39
durch Patienten 211
zeitliche Abstimmung von Übertragungsinterpretationen 187–190
Interventionen 22
Inzest 156, 157 Anm.
Isaacs, S. 230

Jacobson, E. 147, 230
Jones, E. 112, 231

Kajakfahren 82
Kanner, L. 50, 231
Kastrationsangst 113, 116
Kernberg, O. 147, 231
„Kesser Vater" 141
Kindheitserinnerungen 137, 151–153
Klein, M. 4, 9 f., 9 Anm., 25, 49 f., 85, 112, 147 f., 231
depressive Position von 11 f.
paranoid-schizoide Position von 18 f.
über schizoide Angst 89 Anm.
Klein, S. 50, 52, 231
Kohut, H. 147, 231
Kojève, A. 88, 231
Konsultation 175

Lacan, J. 18, 120 Anm., 153 Anm., 199, 201, 231
Laplanche, J. 146 Anm., 232
„Latente Psychose" 104
Lemaire, A. 202, 232
Leonard, M. 133, 232

Lernen
   und die Angst vor dem Nicht-Wissen 215 f.
   Zufälle des Lernens 8
Lewin, B. 117, 147, 232
Little, M. 21, 232
Loewald, H. 15, 24, 27, 156, 232

Mahler, M. 50, 52 f., 53 Anm., 147, 232
Mayer, E. 116, 232
McDougall, J. 39 Anm., 82, 148, 168, 199 f., 202, 232
   über den Ödipuskomplex 156
   über perverse Sexualität 168 Anm.
   über psychosexuelle Struktur 126 Anm.
Meltzer, D. 10, 31, 40, 54, 205 f., 232
   über *adhäsive Identifikation* 73 f.
   klinische Arbeit 49 f.
McKee, B. 183 Anm., 232
Milner, M. 50, 233
Mutter
   Aspekte der Beziehung zur 117–119
   „De-Integration" der 206
   illusionäre sexuelle Identität mit der 165
   „Ganz-wie"-Mütter 211f
   phallische 137 f.
   präödipale 148–150
   mit Tendenz zum „Psychologisieren" 208
   Übergangsbeziehung zur 119–124
   Als Umwelt 117 f.
   Unfähigkeit der Mutter sich als ödipales Übergangsobjekt zur Verfügung zu stellen 125

Nemiah, J. 199, 39 Anm., 233
„Nicht-Erfahrung" 199 f., 203
Normaler Autismus 52 f., 57 Anm., 206

Objektbeziehungen
   ganze 12 f.
   und narzißtische Wunde 133
   ödipale Übergangsbeziehung 154 f.
   schizoide 86–89
Ödipales Dilemma 28 f.
Ödipale Übergangsbeziehung 6 f.
   in der Entwicklung der Frau 111–141
   in der Entwicklung des Mannes 154–157
Ödipuskomplex 6 f.
   in der Entwicklung der Frau 111–141
   in der Entwicklung des Mannes 143–170
   negativer 123
   die Perspektive Freuds 145–148
   und psychisches Wachstum 27 f.
   Übergangsbeziehung 119–132
   Untergang des 15, 232
Ödipus-Mythos 3
Ogden, Th. H. 15 f., 80, 149, 175, 207, 209, 233
   über depressive Position 55
   über Gegenübertragung 135
   über Konzept einer *psychischen Tiefenstruktur* 147
   über „Matrix des Geistes" 117, 190, 233

über „Nicht-Erfahrung" 199, 203
über projektive Identifikation 25
über „Spielraum" 140
über Übergangsphänomene 115, 119
über „zweite Haut" 78
Omnipotentes Denken 14, 19, 23 f., 87, 104, 151 Anm., 157 Anm.

Paranoid-schizoider Modus
 Definition 151 Anm.
 Erlebnis im paranoid-schizoiden Modus 18–30
 und Phantasien über die Urszene 151
Parens, H. 112, 116, 148, 233
Pathologischer Autismus 52
 und autistisch-berührende Erfahrung 61–70
 und psychische Leblosigkeit 54
Patient(en)
 ängstliches Fragen des 192 f.
 erste Zeilen des analytischen Dramas 178
 Geschichte des 194–196
 in der Rolle des allwissenden inneren Objekts 210 f.
 Stimme des 173
 umschriebene Warnungen des 183–186
Penisneid 116
Periodizität und Rhythmus 36
Perverse Sexualität 168
Phantasie(en)
 kompensierende omnipotente 24
 Masturbations- 106
 Realität und Phantasie 118
 umschriebene Warnungen 183–186

über die Urszene 7, 144–147, 150–153, 156 f., 167 f.
 Zeitlosigkeit von 27
Phantasien über die Urszene 7, 144–147, 156 f.
 als entsetzliche Erfahrung 167 f.
 als Organisationskräfte von Objektbeziehungen 150–153
Pontalis, J.-B. 146 Anm., 232
Potentieller Raum 203 f.
 Abwesenheit eines 62 f.
 Füllen des 199
Projektive Identifikation 25 f.
 und Imitation 77 f.
 pathologische 213
Psychische Tiefenstruktur 147
Psychisches Wachstum 27 f.
Psychoanalytisches Erstgespräch 171–197
„Psychosomatische Fehlinterpretation" 202 f.

„Queen", die 141

Rhythmus
 des „Dialoges beim liebkosenden Singsang" 55 f.
 Periodizität und 36
 und Seinskontinuität 56
Roiphe, H. 148, 229
Rosenfeld, D. 40, 50, 70, 233
Rumination des Kindes 63

Sachs, L. 148, 233
Sander, L. 50, 233
Schafer, R. 77 Anm., 114, 233

„Schall und Wahn" (Faulkner) 107 f.
„Schizoide Faktoren der Persönlichkeit" (Fairbairn) 85
Schizoide Position 85–110
Schuld 13 f., 23 f., 30
Seale, A. 206, 233
Searles, H. 21, 25, 147, 233 f.
 über allwissendes inneres Objekt 210
 über Eifersucht und Therapeuten 136
 über ödipale Liebe 139
Segal, H. 11 f., 20, 81, 151 Anm., 234
Selbst
 Falsches 77, 90, 204
 Wahres 90 f.
Selbstbestrafung 24 f.
Sexuelle Bedeutung 150–153
Shapiro, S. 194, 234
Sharpe, E. F. 183 Anm., 234
Spaltung 127
 defensive 19 f.
 exzessive 89 Anm.
 von Wahrem und Falschem Selbst 90
Spielraum
 und Ödipuskomplex 140
 Schaffung eines Spielraumes 191
Spitz, R. 42, 50, 117, 147, 234
Sprache 201 f.
Stern, D. 33 Anm., 50, 53 f., 53 Anm., 147, 234
Stoller, R. 112, 153 Anm., 234
Subjekte
 Diskurs zwischen Subjekten 15 f.
 versus Objekte 13 f.
Subjektive andere 14
Subjektives Objekt 118

Symbolische Gleichsetzung 20 f., 151 Anm.

Therapeut
 Eifersucht des Therapeuten 136
 männlicher 138 f.
 als phallische Mutter 137 f.
 weiblicher 135 f.
Trauern 14
Träume mit unmöglichen Entscheidungssituationen 137, 140
„Träumerei" 45 f., 108
„Traumkino" 116
Traurigkeit 14 f.
Trevarthan, C. 50, 53, 234
Tustin, F. 10, 31, 43, 49 f., 52, 70, 199, 205 f., 234
 über *adhäsive Gleichsetzung* 41 Anm.
 und Angst im autistisch-berührenden Modus 70
 über autistische Formen und Objekte 56–58
 über Hautoberfläche 36 f.
 über Separatheit 54

Übergangsobjekte
 Schaffung und Entdeckung 37
 Beziehung zu 118
Übergangsphänomene 61 f.
Übertragung 213
 im depressiven Modus 14 f.
 vor dem ersten Treffen 173
 und Illusion 213
 phallische Mutter 137 f.
 im paranoid-schizoiden Modus 21

Überdeterminiertheit 135 Anm.
  „wahnhafte" 21
Übertragungsangst 8
Übertragungsinterpretation(en)
  190
  und bedrängende Vorstellungen
  von Homosexualität 166
  und umschriebene Warnungen
  185 f.
  zeitliche Abstimmung von
  187–190
Umschriebene Warnungen
  183–186

Vater
  gesunde ödipale Romanze mit
  dem 133 f.
  Kraft des 120 Anm.
  narzißtische Abhängigkeit vom
  134
Verkennungen 199–225
  und Eßstörungen 217–219
  Strukturalisierung von
  207–213
Verleugnung 24 f.
„Wahnhafte" Übertragung 21

Wahres Selbst 90

Winnicott, D. W. 4, 37, 49, 77,
  111, 140, 148, 150, 199, 203 f.,
  234 f.
  über „Entdeckung der äußeren
  Welt" 117
  über „Erfahrung des Selbst" 33
  über frühe psychische Organisation 90
  über „Halten" 35, 65
  über Imitation 78
  und klinische Beurteilung 187
  Anm.
  Konzept der *Agonien* 207
  Konzept des „Spielraumes" 140
  Persönlichkeitsorganisation
  eines falschen Selbst 204
  „Potentieller Raum", 62, 203
  über projektive Identifikation
  26
  über Subjektivität 56
  über Übergangsphänomene
  49, 61 f., 115, 154

Copyrightvermerk[*]

Certain chapters in this book are based on prior publications of the author. He gratefully acknowledges permission from the following journals to reprint this previously published material.

Chapter 2: „On the dialectical structure of experience: some clinical and theoretical implications," *Contemporary Psychoanalysis* 24:17–45, 1988 (copyright © W. A. White Institute). This paper was originally written as a contribution to *Master Clinicians on Treating the Regressed Patient*, ed. L. B. Boyer and P. L. Giovacchini. Northvale, NJ: Jason Aronson, 1989.

Chapter 3: „On the concept of an autistic-contiguous position", *The International Journal of Psycho-Analysis* 70:127–140, 1989 (copyright © Institute of Psycho-Analysis).

Chapter 5: „The transitional Oedipal relationship in female development", *The International Journal of Psycho-Analysis* 68:485–498, 1987 (copyright © Institute of Psycho-Analysis).

Chapter 6: „The threshold of the male Oedipus complex," *The Bulletin of the Menninger Clinic* 53:394–413, 1989 (copyright © The Menninger Foundation).

Chapter 8: „Misrecognitions and the fear of not knowing", *The Psychoanalytic Quarterly* 57:643–666, 1988 (copyright © The Psychoanalytic Quarterly, Inc.).

Jason Aronson Inc. gratefully acknowledges permission from New Directions Publishing Corporation to reprint an excerpt from *Labyrinths* by Jorge Luis Borges. Copyright © 1962, 1964 by New Directions Publishing Corporation. The publisher also gratefully acknowledges permission from Harcourt Brace, Jovanovich, Inc. to reprint excerpts from *Four Quartets*. Copyright © by T. S. Eliot and renewed 1971 by Esme Valerie Eliot.

Copyright © 1989 by Thomas H. Ogden, M. D.

---

[*] Aus der amerikanischen Originalausgabe („The Primitive Edge of Experience", S. IV. © Jason Aronson, Inc. 1992)

SpringerPsychotherapie

Gerhard Stumm, Alfred Pritz (Hrsg.)

Wörterbuch der Psychotherapie

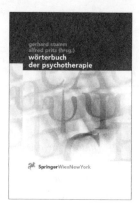

Unter Mitarbeit von
Martin Voracek und Paul Gumhalter.
2000. X, 854 Seiten.
Gebunden DM 158,–, öS 1106,–
ISBN 3-211-83248-3

Das **Wörterbuch der Psychotherapie** beschreibt methodenübergreifend und methodenbezogen in

- 1315 Stichworten die wesentlichen Begriffe der modernen Psychotherapie;
- 360 Autoren/innen aus 14 Ländern haben sich an diesem Werk beteiligt;
- 51 Fachbereiche bzw. psychotherapeutische Ansätze sind miteinbezogen;
- Die Begriffe sind mit Querverweisen vernetzt und bieten
- 4500 weiterführende Quellenangaben.

Das **Wörterbuch der Psychotherapie** ist ein wertvolles Nachschlagewerk für alle, die im psychotherapeutischen bzw. psychosozialen Bereich tätig sind oder sich dafür interessieren.

 SpringerWienNewYork

A-1201 Wien, Sachsenplatz 4–6, P.O.Box 89, Fax +43.1.330 24 26, e-mail: books@springer.at, **www.springer.at**
D-69126 Heidelberg, Haberstraße 7, Fax +49.6221.345-229, e-mail: orders@springer.de
USA, Secaucus, NJ 07096-2485, P.O. Box 2485, Fax +1.201.348-4505, e-mail: orders@springer-ny.com
EBS, Japan, Tokyo 113, 3–13, Hongo 3-chome, Bunkyo-ku, Fax +81.3.38 18 08 64, e-mail: orders@svt-ebs.co.jp

SpringerPsychotherapie

A.-R. Laireiter (Hrsg.)

Diagnostik in der Psychotherapie

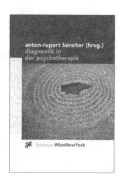

2000. X, 501 Seiten.
35 Abbildungen.
Gebunden DM 128,–, öS 896,–
ISBN 3-211-83385-4

Die Diagnostik ist zentraler Bestandteil einer jeden psychotherapeutischen Behandlung und hat eine Reihe wichtiger Aufgaben:
zu Beginn einer Behandlung
- Beschreibung und Identifikation der zu behandelnden Probleme
- Klassifikation der Störung
- Selektion geeigneter Behandlungsstrategien
- Prognose des Behandlungsverlaufs, des Erfolges und der Entwicklung der Symptomatik

während der Behandlung
- Prozeß- und Verlaufskontrolle
- Veränderungsmessung

und an ihrem Ende
- Abschlußbeurteilung
- Evaluation des Erfolges
- Erfassung der Stabilität

Darüber hinaus ist Diagnostik mit einer Reihe formaler Aufgaben verknüpft, insbesondere der Dokumentation und Qualitätssicherung, aber auch mit der professionellen Kooperation mit Patienten, Ärzten, Psychologen und den Krankenkassen.

Das **Lehrbuch** bietet die erste systematische Darstellung und wendet sich insbesondere an Psychotherapeuten, Psychologen, Psychiater sowie an Studenten und Ausbildungskandidaten.

 SpringerWienNewYork

A-1201 Wien, Sachsenplatz 4–6, P.O.Box 89, Fax +43.1.330 24 26, e-mail: books@springer.at, **www.springer.at**
D-69126 Heidelberg, Haberstraße 7, Fax +49.6221.345-229, e-mail: orders@springer.de
USA, Secaucus, NJ 07096-2485, P.O. Box 2485, Fax +1.201.348-4505, e-mail: orders@springer-ny.com
EBS, Japan, Tokyo 113, 3–13, Hongo 3-chome, Bunkyo-ku, Fax +81.3.38 18 08 64, e-mail: orders@svt-ebs.co.jp

SpringerPsychotherapie

Hans Morschitzky

Angststörungen

Diagnostik, Erklärungsmodelle, Therapie und Selbsthilfe bei krankhafter Angst

1998. XVII, 607 Seiten.
Gebunden DM 98,–, öS 686,–
ISBN 3-211-83072-3

„... ein hochkompetent geschriebenes Buch, das fast alle Aspekte unseres derzeitigen Wissens bezüglich der Diagnostik, Erklärungsmodelle, Therapie und Selbsthilfe bei krankhafter Angst in einerseits kompetenter, aber ebenso für den interessierten ‚Laien' nachvollziehbarer Weise darstellt ... Das Buch schließt damit u. E. eine bisher noch vorhandene Lücke auf dem deutschsprachigen Markt, insofern es als ‚Fachbuch für Fachleute und Betroffene' gelten kann, das durchgehend lesbar bleibt und sehr wohl auch als Nachschlagewerk für Spezialfragestellungen genutzt werden kann. Dem Autor kann für die hinter dem Buch stehende immense gedankliche und schriftstellerische Leistung nicht genug gedankt werden, dem Verlag dafür, daß er dieses Buch in einer so solide gedruckten und gebundenen Form für einen – wie wir meinen – ausgesprochen günstigen Preis anbietet, der den Erwerb auch Betroffenenkreisen ermöglichen sollte."

Psychiatrische Praxis

„... ein gewichtiges Buch ... Den größten Gewinn wird der fachlich geschulte Leser aus den Kapiteln des Buches ziehen, in denen der Autor ein integriertes Therapiekonzept bei Angststörungen vorstellt, in dem kognitive, gestalttherapeutische, humanistische und körperorientierte Methoden mit einem tiefenpsychologischen Verständnis verschmolzen werden."

psychosozial

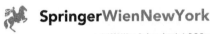

SpringerWienNewYork

A-1201 Wien, Sachsenplatz 4–6, P.O.Box 89, Fax +43.1.330 24 26, e-mail: books@springer.at, **www.springer.at**
D-69126 Heidelberg, Haberstraße 7, Fax +49.6221.345-229, e-mail: orders@springer.de
USA, Secaucus, NJ 07096-2485, P.O. Box 2485, Fax +1.201.348-4505, e-mail: orders@springer-ny.com
EBS, Japan, Tokyo 113, 3–13, Hongo 3-chome, Bunkyo-ku, Fax +81.3.38 18 08 64, e-mail: orders@svt-ebs.co.jp

SpringerMedizin

O. Frischenschlager, M. Hexel,
W. Kantner-Rumplmair, M. Ringler,
W. Söllner, U. V. Wisiak (Hrsg.)

Lehrbuch der Psychosozialen Medizin

Grundlagen der Medizinischen Psychologie, Psychosomatik, Psychotherapie und Medizinischen Soziologie

1995. XIV, 960 Seiten. 34 Abbildungen.
Broschiert DM 98,–, öS 686,–
ISBN 3-211-82653-X

Das Lehrbuch der Psychosozialen Medizin bietet eine Einführung in jene psychologischen Fachgebiete, die für Medizinstudenten und Ärzte von vordringlichem Interesse sind.
Vor allem richtet es sich an Studierende der Gebiete Medizin, Psychotherapie, Psychologie, Soziologie, Krankenpflege und Sozialarbeit. Es ist in neun Abschnitte gegliedert, wobei zu jedem Kapitel Lehrziele, Prüfungsfragen und weiterführende Literatur und – wann immer möglich – Fallbeispiele aus der Praxis diskutiert werden, um das Selbststudium zu erleichtern. Ein Glossar am Ende des Buches erläutert die wichtigsten Fachbegriffe.

„... Es ist ein umfassendes Viel-Autoren-Werk geworden, das einerseits den Studenten die Grundlagen aller psychosozialen Fächer in der Medizin vorstellen, andererseits auch ein disziplinenübergreifendes Lehrbuch sein will."

Krankenhauspsychiatrie

Inhalt
Gesundheit und Krankheit • Psyche-Körper, Grundlagen der Psychosomatik • Psychologische Modelle der menschlichen Entwicklung • Die Interaktion zwischen Arzt und Patient • Erleben von Krankheit • Angewandte Medizinpsychologie • Prävention und psychosoziale Interventionsformen in der Medizin • Grundlagen der Psychotherapie • Grundlagen der Medizinsoziologie

SpringerWienNewYork

A-1201 Wien, Sachsenplatz 4–6, P.O.Box 89, Fax +43.1.330 24 26, e-mail: books@springer.at, **www.springer.at**
D-69126 Heidelberg, Haberstraße 7, Fax +49.6221.345-229, e-mail: orders@springer.de
USA, Secaucus, NJ 07096-2485, P.O. Box 2485, Fax +1.201.348-4505, e-mail: orders@springer-ny.com
EBS, Japan, Tokyo 113, 3–13, Hongo 3-chome, Bunkyo-ku, Fax +81.3.38 18 08 64, e-mail: orders@svt-ebs.co.jp

Springer-Verlag und Umwelt

ALS INTERNATIONALER WISSENSCHAFTLICHER VERLAG sind wir uns unserer besonderen Verpflichtung der Umwelt gegenüber bewußt und beziehen umweltorientierte Grundsätze in Unternehmensentscheidungen mit ein.

VON UNSEREN GESCHÄFTSPARTNERN (DRUCKEREIEN, Papierfabriken, Verpackungsherstellern usw.) verlangen wir, daß sie sowohl beim Herstellungsprozeß selbst als auch beim Einsatz der zur Verwendung kommenden Materialien ökologische Gesichtspunkte berücksichtigen.

DAS FÜR DIESES BUCH VERWENDETE PAPIER IST AUS chlorfrei hergestelltem Zellstoff gefertigt und im pH-Wert neutral.